KB231857

아름다움과 건강을 만드는 시간

데일리 발레 클래스

아름다움과 건강을 만드는 시간

데일리 발레 클래스

/ **임혜경** 지음 /

북스토리

contents
◇◇◇◇◇◇◇◇◇◇

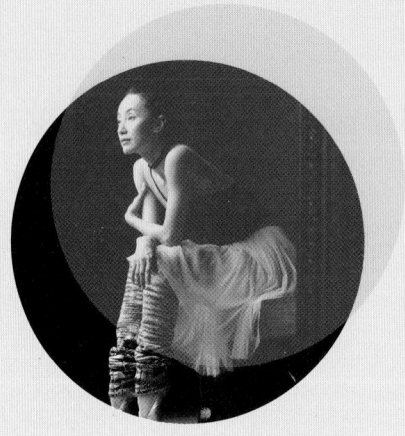

PART 03
내 몸을 아름답게 깨워주는
발레 스트레칭

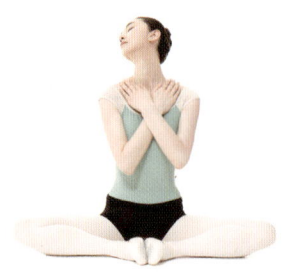

PART 04
탄력이 가득한
라인을 살리는 바 동작

PART 05
우아한 선율이 흐르는
센터 동작

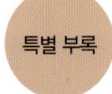

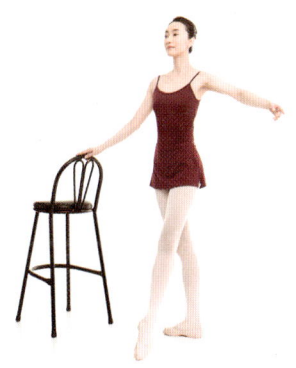

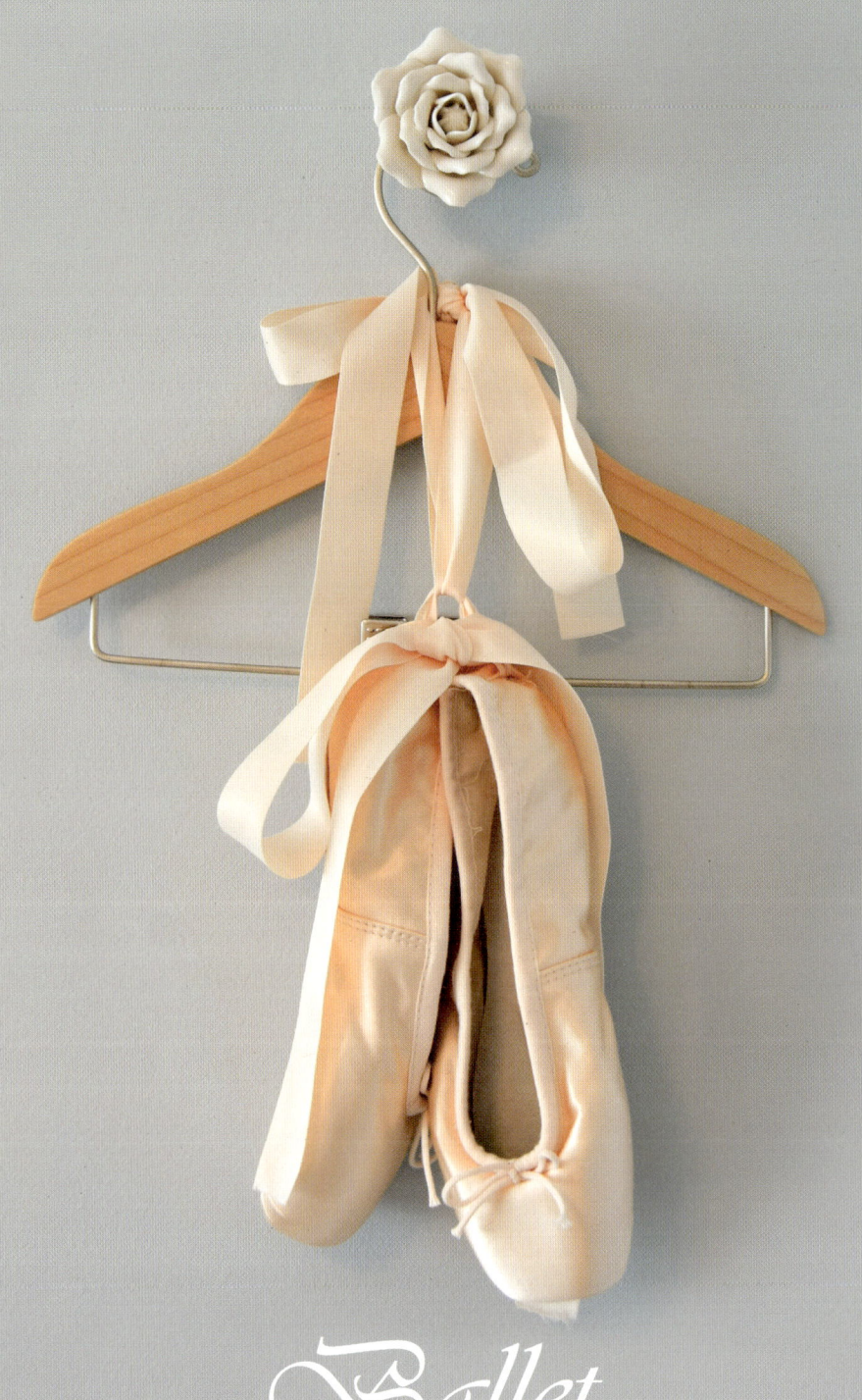

Ballet

그녀들, 발레에 빠지다

프리마 발레리나가 꿈이었던 나는 대학 졸업과 동시에 뉴욕 맨해튼으로 건너갔다. 어느 날 한 발레 스튜디오에 영화 〈백야〉 〈지젤〉로도 잘 알려진 발레의 전설 미하일 바리시니코프Mikhail Baryshnikov와 알렉산드라 페리Alessandra Ferri 등의 세계적 발레리나, 발레리노들이 발레 클래스를 하러 온다는 소문을 듣게 되었다. 나는 그분들을 가까이 볼 수 있다는 설레는 마음에 그 발레 스튜디오를 찾았다. 그때 내 눈에 더 많이 들어온 사람은 미하일 바리시니코프가 아닌, 그분 앞에서 당당히 발레 클래스를 즐기던 대머리 중년 아저씨와 곱게 늙은 할머니였다. 당시 우리나라에서는 발레는 어려운 예술이라는 인식이 있어 소수의 사람들만 발레 공연을 보던 터라 일반인들이 발레 스타들과 함께 발레를 취미 겸 운동 삼아 하는 모습, 그것도 젊은 층도 아닌 분들이 발레를 하는 모습은 그 자체가 내게는 문화 충격이었다. 물론 발레가 감상의 대상뿐만 아니라 누구나 할 수 있고, 건강하고 아름다운 심신을 위해 아주 좋은 예술 운동이라는 것을 인식하고 대중화되어 있던 북미, 유럽 사람들에겐 지극히 자연스러운 모습이었으리라.

15세기 초 이탈리아 왕실에서 처음 탄생했을 때부터 발레는 왕족과 귀족들의 여흥을 위한 춤뿐만 아니라 몸 예절, 품격 있는 자태를 위한 필수 교양이었다. 그후 일반 대중들에게도 널리 보급되면서 공연 예술로, 또 예술 운동으로도 자연스럽게 자리 잡았다. 남다른 자태를 고수했던 영화배우 오드리 헵번Audrey Hepburn부터 사라 제시카 파커Sarah Jessica Parker 등 건강미와 아름다움을 대표하

✦✦

는 수많은 여자 셀러브리티들은 실제 발레를 전공했다. 심지어 제임스 딘James Byron Dean, 아놀드 슈왈제네거Arnold Schwarzenegger, 러시아 블라드미르 푸틴Vladimir Vladimirovich Putin 대통령까지 발레를 꾸준히 해왔다고 한다. 발레가 그만큼 우아하고 당당한 자세, 균형 잡힌 아름다운 몸매를 만드는 동시에 체력과 근력을 상당히 높일 수 있는 최고의 예술 운동이라는 얘기다.

최근 10년 동안 우리나라도 발레에 대한 대중의 시선이 급속도로 친숙해졌다. 이제는 매진 사례를 기록하는 공연도 잦아지고, 언론 매체나 패션 화보, 광고에 등장하는 발레리나들을 자주 볼 수 있다. 또한 발레 스커트와 발레 포인 슈즈 등의 발레 소품을 이용한 패션 아이템들이 유행하고 발레 마니아들도 점점 늘고 있는 추세다. 이런 영향으로 '여성들의 로망' '닮고 싶은 바디' '다이어트의 최종목표'라는 표현을 단 발레리나의 몸에 대한 기사도 여러 번 접할 수 있었다.

아우라가 느껴지는 자태, 긴 목선과 우아하게 떨어지는 어깨선 등 가녀리지만 건강미 넘치는 발레리나들의 몸매에 이목이 집중되고, 이를 탄생시킨 발레리나의 '발레 클래스'가 서서히 알려지면서 여성들의 관심거리로 급부상 중이다. 최근에는 발레를 취미로 하는 단계를 넘어서, 하나를 하더라도 제대로 알고 즐기자는 적극적인 분들도 많아졌다. 그래서 발레 클래스를 오래 한 분들은 포인 슈즈를 신은 모습까지도 자연스럽기만 하다. 발레가 어렵다는 고정관념을 버리고 발레 클래스의 문을 두드린 그녀들, 발레의 매력에 푹 빠진 그녀들의 몸과 마음은 아름다움 그 자체다. 전신을 섬세하게 운동시켜주면서 '아름다운 품격'까지 더해, 음악과 춤이라는 예술적 감성까지 되살아나게 해주니 발레는 정말 최고의 운동이라 할 수 있다.

이 책에서는 발레의 '기본자세'를 비롯해, 근력과 유연성을 차분히 기를 수 있는 '발레 스트레칭', 본격적인 발레 동작을 배우는 '바 동작'과 '센터 동작'을 단계별로 나눠 구성했고, 더불어 이 모든 동작을 영상으로 볼 수 있는 DVD를 함께 구성했다. 그리하여 집이나 작은 공간, 또 시간의 제약 없이 발레리나와 일대일 발레 클래스를 함께하는 경험을 줄 수 있기에, 나중에 발레 스튜디오를 찾더라도 어려움 없이 자신감 있게 발레 클래스를 즐길 수 있을 것이다.

통통한 몸매가 창피해서 용기가 나질 않는다는 분들, 하고 싶어도 시간이 없거나 발레 클래스 스케줄과 맞지 않아 못 배우는 분들은 이 책이 많은 도움이 될 것이다. 가정에서, 사무실에서, 그리고 대중교통을 기다리는 순간까지, 일상생활 곳곳에서 발레의 선율을 만들며 아름다운 몸과 마음으로 변화된 자신을 만나게 될 것이다.

가장 먼저 발레는 어렵다는 편견부터 버리고, 당신도 발레리나처럼 아름다운 몸 라인을 갖게 될 것이라는 확신을 갖고 지금 당장 시작해보자.

좀 더 많은 사람들이 발레를 즐기고, 자신감 있는 삶의 활력소가 되길 소망하며, 이 책이 나오기까지 많은 도움을 준 가족, 피아니스트 송효연 님, 촬영감독 박성호 님께 특별한 감사의 마음을 전한다.

책과 DVD 활용법

이 책에 소개된 프로그램은 집이나 작은 공간에서 할 수 있는 '발레 스트레칭'과 서서 한 팔로 중심을 잡고 하는 '바 동작', 두 팔을 이용한 '센터 동작'으로 구성되어 있는 '미니 발레 클래스'다.

책에서는 각 개별 동작을 자세히 배울 수 있도록 사진과 설명으로 구성했고, DVD에서는 책에서 배운 동작들을 이용해 충분한 연습이 될 수 있도록 순서를 연결지어 피아노 반주와 함께 약 1시간 분량의 실제 발레 클래스를 선보인다.

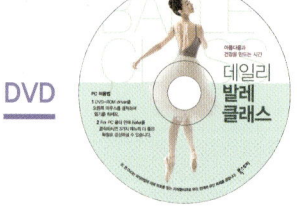

DVD

먼저 DVD를 보고 전체적인 흐름을 편하게 훑어나가자. 그런 후에 책을 천천히 넘기며 읽어나가면 머릿속에 영상에서 본 자세와 동작의 연결, 느낌, 빠르기가 남아 있어 동작에 대한 이해도가 더욱 높아질 수 있다.

특히 정지된 사진에서는 볼 수 없는 음악과 조화된 느낌, 동작의 성격, 동작 사이의 연결을 어떻게 하는지도 눈여겨보길 바란다. 매일매일 DVD를 보면서 시간 제약 없이 집에서도 발레리나와 함께 일대일 발레 클래스를 즐길 수 있을 것이다.

✶✶✶

**발레
스트레칭**

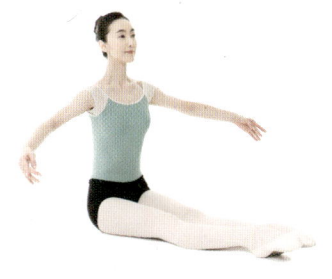

발레 스트레칭은 발레 기초 동작을 응용한 스트레칭으로, 매트 위에 눕거나 앉거나 서서 하는 동작을 바닥부터 편안하게 누워서 시작하면서 기본자세를 익힐 수 있다.

허리, 등, 목, 어깨 스트레칭 등의 '워밍업 스트레칭'에서부터 다리를 올리거나 무릎을 구부리거나 원을 그리는 등의 '누워서 하는 스트레칭', 발의 포인, 플렉스 동작이나 다리를 벌리는 등의 '앉아서 하는 스트레칭', 그리고 팔 연결 동작과 상체 스트레칭 등의 '서서 하는 스트레칭'의 4가지로 나누어 구성했다.

특히 턴아웃 자세와 호흡을 익혀, 유연성, 근력을 차분히 높일 수 있는 발레 입문 첫 단계이다.

바 동작

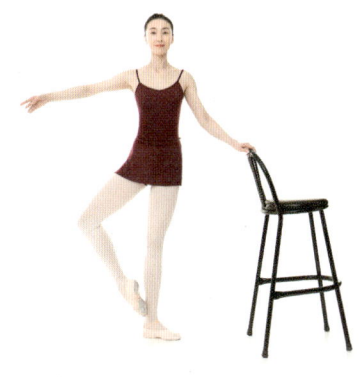

스탠딩 자세에서 한 팔로 바를 잡고 하는 본격적인 발레 동작 연습 단계이다.

준비를 알리는 팔 동작을 시작으로 무릎 구부리기에서부터 뒤꿈치를 올리거나 다리를 펴거나 던지는 등의 'STEP 1', 원을 그리거나 다리를 올리거나 무릎을 동시에 구부리고 펴는 등의 'STEP 2',

그리고 무릎을 끌어올려 다리를 올리거나 다리를 크게 던지는 등의 'STEP 3'의 3가지로 나누어 구성했다. 이 순서대로 따라 하면 몸의 근력과 유연성을 단계적으로 높이면서 섬세하고 우아한 자태를 완성하는 데 도움이 될 것이다.

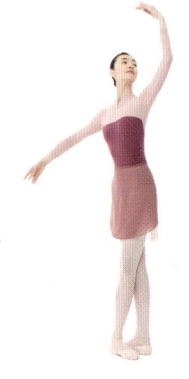

센터 동작

센터에서의 연습은 넓은 공간을 활용해 다양한 동작을 하는 순서지만, 이 책에서는 '시선과 함께하는 두 팔 동작'으로 시작해서 '에쁠르망에서 하는 상체 동작'으로 구성했다. 바에서 손을 떼고 상체와 팔 동작을 선율이 흐르듯 시선, 손끝까지 세심하게 연결하면 자연스레 우아한 몸짓이 스며들게 될 것이다. 시선, 상체와 팔의 부드러운 연결은 전신을 좀 더 길게 쓸 수 있는 섬세한 감각을 길러주고, 내 몸으로 음악을 표현하고 선을 만드는 예술적 감각을 높여줄 것이다.

바와 센터 동작은 좀 더 전문적인 발레 동작이라고 구분할 수 있다. 그래서 누구나 접근하기 쉬운 동작들로 구성되어 있는 '발레 스트레칭'을 통해 발레 동작에 필요한 자세와 기초 체력을 충분히 키운 후, 본격적인 발레 동작을 하는 '바 동작'과 '센터 동작'에 들어가는 것이 효율성을 높일 수 있다.

Tip 발레 스트레칭, 바 동작, 센터 동작을 따라 하면서 동작의 이해를 돕기 위해 부가적인 설명으로 Tip을 넣어, 독자들의 눈높이에 맞춰 쉽게 설명하였다.

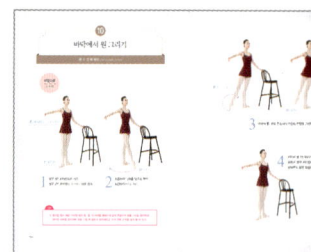

Plus와 Point 부가적인 정보나 최근 흐름을 다룬 정보를 Plus로 정리했고, 자세의 중요한 포인트나 놓치지 말아야 할 부분들은 Point로 정리하여 이해를 도왔다.

발레 기본 용어 정리

발레는 프랑스어가 세계적 발레 공통어로 사용되고 있다. 발레 용어들 중 이 책에서 주로 나오는 기본적인 발레 용어를 중심으로 간단하게 정리했다. 꼭 알아야 할 용어들인 만큼 동작의 특징을 금세 파악하고 좀 더 쉽게 암기할 수 있도록 귀여운 일러스트를 더해 정리했다.

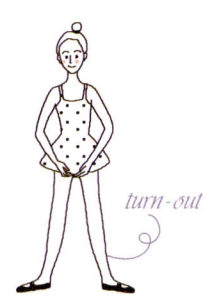

turn-out

특별 부록

바쁜 일상생활 속에서 발레 클래스를 활용해보는 방법이다. 오랜 시간 의자에 앉아 있을 때나 집안일을 할 때, 또는 틈새 시간을 이용해서 하루 10분이라도 스트레칭을 하고 발레 동작을 습관화하는 방법을 제시했다.
또한 다이어트 효과가 배가 되는 식이 조절 몇 가지를 소개하여 평소 식습관을 함께 조절해가며 운동과 몸을 가꿀 수 있게 했다.

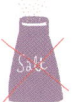

활용법

빨리 진도를 나가고 싶은 분이더라도 동작들이 몸에 충분히 배도록 단계적인 기간 차이를 두도록 하자. 사람마다 그 기준은 조금씩 차이가 나지만, 매일 한다면 처음 한 달 정도는 DVD와 함께 '발레 스트레칭'만 한다. 그다음 한 달 정도는 '발레 스트레칭'과, '바 동작'에서 안내한 동작을 두 팔로 의자를 잡거나 중심을 잡을 수 있도록 해서 먼저 다리 동작에 익숙해지게 한다. 마지막 한 달은 '발레 스트레칭', 한 팔로만 의자를 잡는 완전한 '바 동작' '센터 동작'까지 모든 동작을 차례대로 익혀나가는 방법이다. 이렇게 자세, 유연성, 근력을 차곡차곡 쌓아 모든 동작을 몸에 익힌 후에 매일 1시간의 발레 클래스를 즐긴다면, 여러분 누구나 체력을 겸비한 우아한 자태를 만들 수 있다.

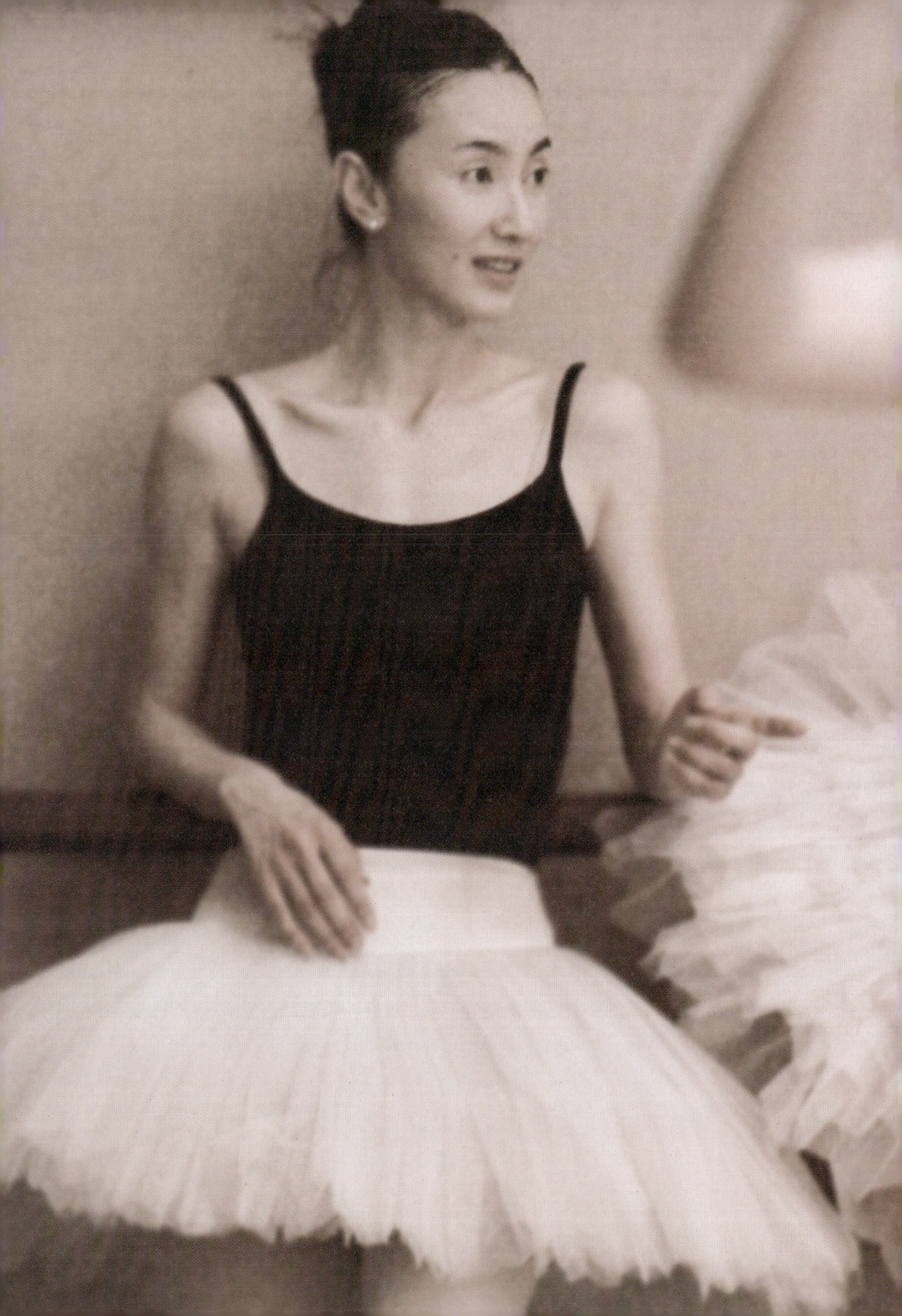

PART
01

아름다운 라인을 만드는
발레의 매력

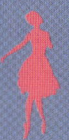

발레 클래스는 발레를 처음 하는 분들에겐 몸에 무리를 주지 않으면서도
발레의 재미를 느낄 수 있도록 체계화된 프로그램이기도 하다.
기초 체력이나 유연성이 많이 떨어지는 분들, 격렬한 운동을 싫어하는 분들,
그리고 빠른 회복을 원하는 출산한 산모들까지도 발레를 통해 근력과 유연성을
차분히 높이면서 몸 라인을 아름답게 가꿀 수 있다.

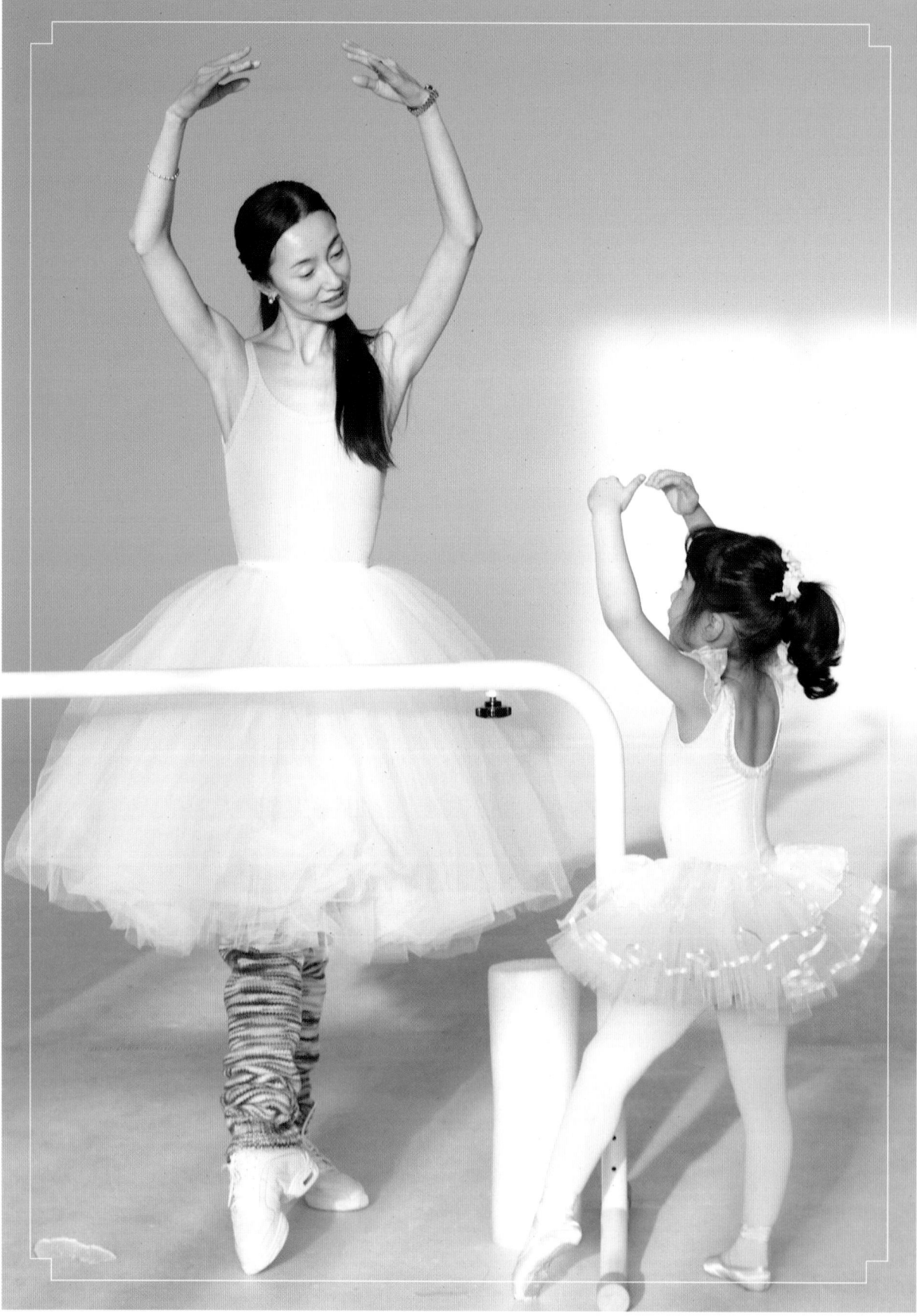

누구나 시작할 수 있는, 어렵지 않은 발레

아름다운 자태를 살리는 가장 체계화된 건강 프로그램

많은 사람들이 발레를 작품으로 감상할 때는 공연에 도취되어 그 아름다움에 매혹되지만, 막상 발레를 직접 한다고 생각하면 너무 어렵지 않을까 하는 약간의 두려움과 망설임을 갖는다. 발끝을 바깥으로 돌리는 독특한 자세와 왠지 대단한 유연성이 필요할 것 같은 동작들, 발끝으로 서는 것도 모자라 아무렇지도 않게 다리를 번쩍 들어 올리며 온갖 화려한 테크닉을 선보이는 발레리나들의 모습이 떠오르기 때문이다. '사람 몸이 어떻게 저렇게 되지? 발레는 아무나 못해!' 하고 지레 겁을 먹고 나오는 상관없는 운동으로 생각하고 만다. 하지만 이것은 최고의 기량과 예술적 표현으로 관객을 만나야 하는 발레리나의 몫으로, 기교 있는 발레 동작들에 대한 선입견이 만든 오해일 수 있다. 그러니 걱정은 일단 붙들어 매도 된다.

발레 클래스의 기본 목적은 발을 비틀어 서거나 다리를 무조건 높이 드는 데 있지 않다. 반듯한 몸자세를 만들고, 그 자세에서 팔다리를 곱고 길게 움직일 수 있는 관절의 힘, 그리고 근력과 유연성을 차분히 길러주는 데 있다. 그리고 발레를 처음 하는 분들에겐 몸에 무리를 주지 않으면서도 발레의 재미를 느낄 수 있도록 체계화된 프로그램이기도 하다.

기초 체력이나 유연성이 많이 떨어지는 분들, 격렬한 운동을 싫어하는 분들, 그리고 빠른 회복을 원하는 출산한 산모들까지도 발레를 통해 근력과 유연성을 차분히 높이면서 몸 라인을 아름답게 가꿀 수 있다. 때문에 꼼꼼하고 섬세한 여성적 취향에도 참 잘 맞는다.

발레 동작들은 한 번 그 느낌과 자세를 익혀두면 일상생활에서도 충분히 활용할 수 있으며, 그 자태가 쉽게 무너지지 않는다.

예를 들면 복부와 엉덩이를 조이고 어깨를 내려 반듯하게 서 있는 자세나 발뒤꿈치를 들어주는 것은 발레를 할 때만 할 수 있는 게 아니라 수시로, 평생 할 수 있는 동작이다. 70세에 가까운 연배의 대선배님들을 보면 여전히 그 자태가 아름답게 살아 있음을 볼 수 있다. 그 발레리나 선배님들을 처음 만나는 사람들은 나이를 가늠하기 어려워하는데, 연륜은 느껴지지만 몸에는 꼿꼿함이 살아 있고 아름다운 자태를 잃지 않았으니 헷갈릴 수밖에 없는 것이다. 그래서 한편으로는 다행이라 생각한다. 나도 선배님들처럼 아름다운 자태로 나이 들어갈 수 있을 테니까.

발레 클래스는 발레리나나 젊은 세대 혹은 여자만이 할 수 있는 전유물이 아니다. 자신을 사랑하고 아끼는 이라면 누구나 할 수 있는 가장 이상적인 건강 프로그램이라고 말하고 싶다. 실제 발레 클래스를 취미로 하고 있는 분들은 자세 교정, 몸매 관리, 다이어트, 체력 증진 등 많은 부분에 도움이 되는 것은 물론, 발레 자체의 매력 또한 매우 크다고 입을 모은다. 이제는 발레가 발레리나에게만 적합한 아름답고 우아한 동작일 뿐이라는 고정관념을 과감히 깨버렸으면 좋겠다.

예쁘고 건강하게 자라길 바라는 유·소년기, 가장 활발히 활동하고 운동 능력의 효과를 최고로 높일 수 있는 청·장년기, 흐트러진 관절과 몸의 균형, 우울증 등 빠른 회복이 필요한 출산 후 여성들, 기초대사량과 근육의 탄력이 급격히 떨어지고 정신적으로나 신체적으로도 더욱 건강 관리에 힘써야 하는 중·노년기까지 발레는 누구에게나 최선의 답이 되어줄 것이다.

자신의 몸에 맞는 수위의 동작으로 꾸준한 관리를 해준다면 심신의 건강을 돌보고 아름다운 몸 라인을 살려, 보다 자신감 있는 하루하루를 만들어갈 수 있을 것이다.

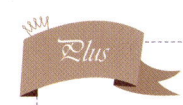 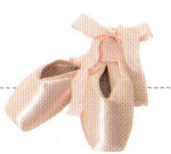

태교와 임산부에게도 좋은 발레

임신 4개월부터 조산이나 특이소견이 없는 임신부라면 몸 상태에 따라 스트레칭 위주의 발레 동작을 할 수 있다. 점프나 턴 등 몸에 무리가 가는 동작만 피해주면 된다. 나 또한 임신 기간에 출산 직전까지 발레를 꾸준히 했었다. 발레할 때 충분한 호흡은 산소 공급량을 늘려 태아의 뇌 발달에도 좋고, 좋은 음악과 함께하는 엄마의 발레 움직임은 더없이 좋은 음악 태교이자 운동 태교가 된다.

특히 발레 동작은 평소 사용하지 않는 골반 근육을 사용하기에 분만 시 골반이 쉽게 벌어질 수 있도록 하여 출산에도 많은 도움이 된다. 이런 장점 때문에 최근에는 임산부들도 발레 클래스를 찾는 경우가 많다.

기본자세만으로도 우아한 선을 살린다

몸의 태가 살아나는 '체형 교정' 효과 & 중력을 부정하는 '안티 에이징' 효과

주변 지인들을 만나면 "발레리나들은 그냥 서 있을 때나 앉아 있을 때나 어떤 아우라가 느껴져요" "발레 자세가 몸에 배서 그런 건지, 태가 남달라요"라는 말을 자주 듣곤 한다. 자세에 대한 이야기는 그 뒤로 혈액순환이 안 되서 붓고 저릴 때도 있고 목, 어깨, 허리가 너무 뻐근하고 어쩔 땐 찢어질 것처럼 아프다는, 본인들의 자세 때문에 생기는 근육 통증에 대한 이야기로 자연스럽게 이어진다. 식이 조절에 신경을 써도 아랫배가 점점 나오고 등이 둔해 보이고 목도 점점 짧아지는 것 같아 스트레스가 이만저만이 아니라는 하소연과 함께. 이분들은 피아니스트, 소설가, 치과의사 등 모두 장시간 앉아서 작업을 해야 하는 직업을 가진 분들이다. 앉아서 일에 집중하다 보면 골반이 눌리거나 틀어지고, 등은 굽고 어깨가 말린 잘못된 자세가 굳어져 만성적인 통증으로까지 이어지는 악순환이 반복되는 것이다. 비단 이분들뿐이겠는가. 공부, 사무, 집안일을 하다 보면 어느새 장시간 잘못된 자세에 노출되어, 자신도 모르는 사이에 구부정한 자세가 몸에 배서 몸의 선을 망치거나 경직된 자세가 될 수 있다.

이런 분들께는 몸을 바로 세워 근력을 기르게 하고, 몸의 각 부위를 정리하는 법을 깨닫게 하는 발레의 기본자세가 큰 도움이 된다. 발레의 가장 큰 효과는 바로 '체형 교정'이다. 머리부터 발끝까지 꼿꼿하고 우아한 자세가 발레리나의 트레이드마크인 것처럼 발레를 통해 굽은 등과 말린 어깨를 바르게 교정할 수 있다.

실제 발레의 기본자세만으로도 많은 분들의 몸의 태가 살아나는 과정이 놀랍다. 그렇다면 반듯하고 바른 자세를 취하려면 어떻게 해야 할까?

흐트러진 머리를 가지런히 빗어서 위로 단아하게 묶는다고 해야 할까. 이 말은 긴장감은 하나도 없이 밑으로 꺼져 있는 배나 짓눌린 허리, 골반을 바로 세우는 것이다. 그리고 목이 짧아 보일 정도로 올라가 있거나 말린 어깨를 내려서, 목선부터 등의 뒤태까지도 살아나게끔 복부와 척추의 힘을 길러 전신의 반듯한 자세를 만든다는 얘기다.

우선 똑바로 서서 두 무릎을 붙이고 엉덩이를 조여, 배를 등에다 붙인다는 느낌으로 허리를 위로 곧추세워보자. 그러면 엉덩이가 들어가면서 아랫배를 타이트하게 모아 위로 끌어올려 주게 되고, 꼬리뼈부터 굽었던 어깨까지 시원하게 펴지는 것을 느끼게 된다. 여기서 중요한 것은 엉덩이를 조이고 배를 등에다 붙인다는 점이다. 그렇지 않으면 아무리 허리를 세워도 엉덩이는 뒤로 빠지고 갈비뼈가 벌어지면서 척추가 짓눌리기 쉽다.

다음은 숨을 입으로 후~ 하고 내뱉으면서 어깨를 살짝 들어 뒤로 둥글린 다음 최대한 귀에서 멀리한다는 느낌으로 밑으로 지그시 눌러준다. 그러면 어깨가 내려가는 건 물론, 목이 위로 세워지면서 길어지는 느낌을 받을 것이다. 또 복부가 한 번 더 단단해지면서 벌어진 갈비뼈는 복부와 함께 모아주게 되고, 날개뼈라 불리는 견갑골이 등 가운데로 차분하게 모아지게 된다. 이 부분이 바로 우아한 선을 만들 수 있는 키포인트다.

이렇게 정리가 된 후, 양어깨 끝과 골반 끝을 연결해 직사각형을 머릿속으로 만든다. 코로 들이마시고 입으로 내쉬는 호흡을 하며 이 직사각형을 유지하면 반듯한 발레의 몸자세가 만들어진다. 몸은 다 연결되어 있기 때문에 이렇게 몸자세를 먼저 제대로 만들어주면, 엉덩이를 조이고 있어 무릎도 힘 있게 펼 수 있고, 다리 근육도 덩달아 위로 끌어올리게 된다.

이렇듯 발레는 중력을 부정하는 것에서부터 출발한다. 20대 중반만 지나도 중력에 의해 몸 전반의 탄력이 떨어지는데, 이때 발레의 기본자세는 각 부위를 디테일하게 정리해서 전신을 위로 당겨주는 '안티 에이징' 효과를 가져온다.

물론 기본자세인데도 처음에는 생각한 것처럼 쉽게 정리가 되지 않는다. 그래서 처음하는 분들은 이 자세를 만들고 유지하는 것만으로도 "벌써 땀 나요! 이것만으로도 운동이 상당히 되네요!"라고들 한다. 그만큼 발레의 기본자세는 목선과 어깨선을 곱게 하고, 복부, 척추, 골반의 힘을 길러주며, 허리와 등 라인을 살리고 엉덩이와 다리의 탄력을 높일 수 있는 첫 단추이자 섬세한 작업인 것이다. 발레 하면 제일 먼저 몸의 태가 살아나는 '자세 교정' 효과가 탁월하다는 이유도 여기에 있다.

기본자세가 점차 몸에 배게 되면 아랫배에 긴장감을 갖고 허리를 편 바른 자세가 오히려 더 편하게 느껴질 것이다. 내 자세에 품격이 생겼기 때문에 흐트러진 자세는 오히려 찜찜하기까지 하다. 갈비뼈, 위, 아랫배를 하나로 모으는 습관은 갈빗대를 점점 모아주기 때문에 벌어진 몸통을 작게 만들어주기도 한다. 그리고 목을 길게 하고 어깨를 시원하게 내릴 수 있으니 목선과 어깨선이 고와지고, 승모근목과 어깨를 이어주는 근육 긴장과 어깨가 경직되면서 생길 수 있는 통증도 완화시켜주는 효과가 있다. 또 등 근육을 타이트하게 조일 수 있으니 등에 탄력이 생긴다. 구부정한 자세로 인해 온몸에 붙어 있던 미운 군살들과도 이제 안녕!

다음 장부터 차근차근 이 자세에서 발끝을 바깥쪽으로 벌리는 '턴아웃turn out' 자세와 팔다리의 근력을 높이고 선을 곱게 하는 다양한 동작들을 배워볼 것이다. 발레의 기본자세는 일상생활에도 충분히 활용할 수 있어 서 있을 때, 걸을 때,

앉아 있을 때도 몸의 선을 우아하게 가꿀 수 있으며, 동시에 칼로리 소모에도 많은 도움이 된다. 또 자세가 바르면 관절 건강, 혈액순환, 신체 균형 등 온몸의 건강에 좋은 영향을 미치니 두말하면 잔소리다.

발레리나들도 이 자세가 없으면 우아한 자태를 만들지 못한다. 항상 기본자세가 몸에 배고, 이 자세를 신경 쓰기 때문에 일상생활에서도 몸매 관리가 자연스럽게 이어진다는 점을 기억하자.

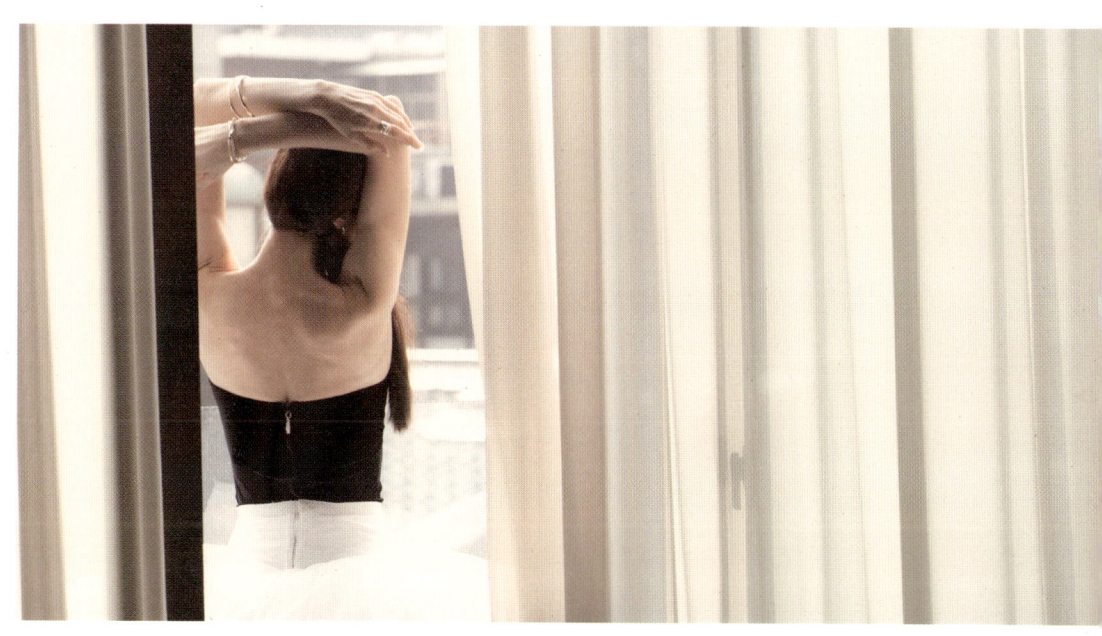

같은 몸무게, 같은 근육량이라도
가늘고, 길고, 섬세하게

탄력이 가득한 섬세한 라인 완성

발레리나들의 몸이 아름다운 것은 긴 목선과 우아하게 떨어지는 어깨선, 잔 근육으로 빚어진 등, 가늘지만 탄력 있는 팔과 다리, 가녀리면서도 건강미 넘치는 몸매가 그 이유일 것이다.

특히 근육을 탄력 있고, 길고 섬세하게 만들어주는 발레 동작 덕분에 발레리나들의 몸은 마른 편이지만 비쩍 마른 몸과는 개념부터 다르다. 같은 몸무게라 해도 지방과 근육의 부피는 15퍼센트 정도 차이가 난다. 물론 느낌과 모양도 큰 차이를 보인다. 물컹함과 밀도감이 있는 탱탱함의 차이, 느껴지는가? 그래서 같은 몸무게라도 운동을 꾸준히 한 사람들은 근육량이 많아 탄력 있고 좀 더 슬림한 몸을 갖게 된다.

발레는 특별한 기구 없이 내 근육을 이용해 지구력, 근력을 키울 수 있는 동작들로 이루어져 있다. 그래서 발레리나들은 마라톤 선수, 연장전을 뛰는 축구선수의 체력과 비교될 정도로 기초 체력이 높고, 평균 체지방률이 10~15퍼센트로 근육량이 많다.

근육량이 비슷하더라도 운동 종류에 따라 몸에 배는 근육의 모습들은 제각기 다르다. 축구, 스피드 스케이트 선수는 허벅지에 근육이 더 발달하고, 보디빌더들은 몸 전체에 돌출된 근육들이 돋보인다. 같은 시간을 투자해서 운동을 하더라도 발레를 했을 때가 유독 근육이 예쁘면서 가늘고 길게 만들어지는데, 그건 바로 근육의 쓰임과 동작이 다르기 때문이다.

사람의 근육은 크기가 다양한 많은 종류의 근육들이 서로 복잡하게 연결되어 안과 밖으로 겹을 이루면서 각 관절을 둘러싸고 있다. 그중에 안쪽 근육은 평상시엔 웬만해선 잘 쓰지 않아 짧고 약하고 얇다. 그런데 발레는 발끝을 바깥으로 벌리는 턴아웃 자세에서 전신을 골고루 움직이는 동작들이 이 안쪽 근육을 자극해, 전신의 근육을 탄탄하고 가늘고 길게 한다. 즉 발레 동작들은 몸의 반듯한 자세앙어깨 끝과 골반 끝을 연결해 직사각형을 만들고, 이 직사각형이 흐트러지지 않는 상태에서 머리, 몸통, 팔다리 각 관절을 섬세하게 다루면서, 손끝, 발끝, 머리끝까지 정확한 방향에서 최대한 길게 쓰게 한다. 때문에 관절들을 이어주는 근육들을 유연하고 튼튼하게 만들어준다.

평소 안 쓰던 안쪽 근육을 길고 탄탄하게 차오르게 하고, 늘 사용해서 뭉치거나 크게 발달하기 쉬운 바깥 근육을 얇고 작게 만들어주기 때문에, 발레는 하면 할수록 움츠려져 있던 관절들이 길게 펴지면서 힘이 생기고, 근육들이 균형 있게 맞춰지면서 탄탄하고 가늘고 길어진다. 그 결과 각 부위의 몸 라인이 섬세하게 살아나고 탱탱한 탄력감이 느껴지는 것이다.

이 섬세한 라인들은 예술적 표현을 극대화하는 데도 큰 영향을 미친다. 그래서 리듬체조 선수, 피겨스케이팅 선수, 수중발레 선수, 뮤지컬 배우 등 다른 분야의 전문가들도 발레 클래스를 따로 배우면서 발레의 장점을 이용해 각자의 분야에서 활용도를 높이고 있다. 이분들도 분명 알고 있다. 발레가 얼마나 도움이 되고 특별한지를.

타고난 몸의 비율이나 이미 성장이 멈춘 키를 바꿀 수는 없을 것이다. 하지만 근육을 어떻게 쓰고 어떻게 만드느냐에 따라 짧은 목, 넓은 몸통을 얼마든지 더 길게 보이고, 섬세하고 예쁘게 만들 수는 있다. 발레를 시작해서 열심히 한 분들이 "팔다리가 길어지면서 키도 좀 커진 거 같아요" "목선이 길어지고 몸통도 작

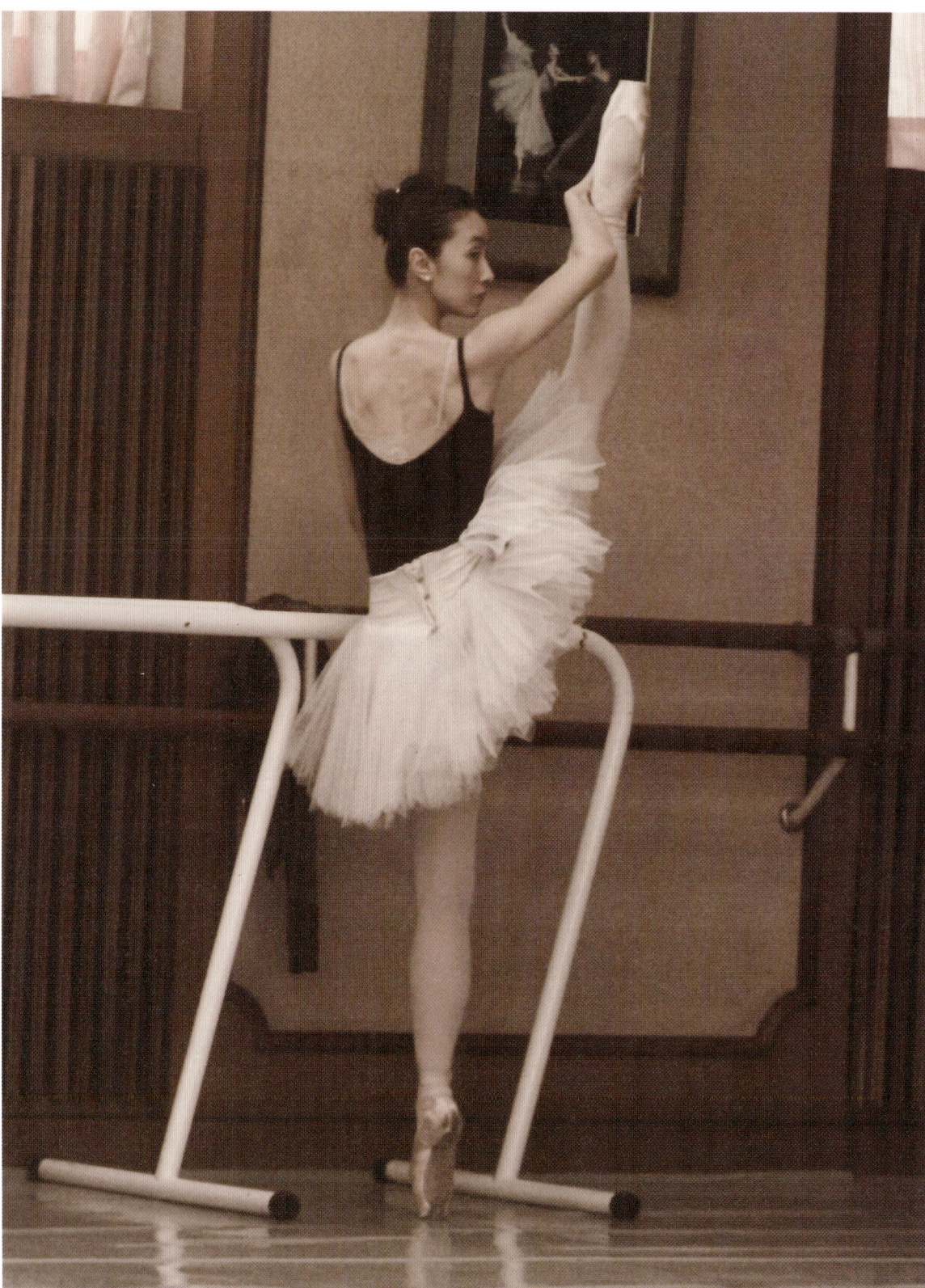

아진 거 같아요!"라며 즐거운 목소리를 낸다.

또 체중은 그대로인데도 살이 빠진 것같이 보일 것이다. 실제 몸무게는 크게 차이가 없지만 사이즈는 확연히 달라지기도 한다. 목선과 팔다리가 길어지면서 키가 조금 커 보이기도 하고, 몸통이 작아지면서 뒤태가 살아나는 것인데, 발레의 기본자세와 주요 동작들에 아름다운 라인을 완성하는 비밀이 숨어 있기 때문이다.

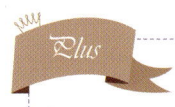

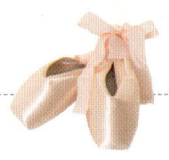

예비 신부들이 발레를 선호하는 이유

웨딩드레스를 입기 전 예비 신부들은 몸매 관리에 각별히 신경이 쓰인다. 깡마르게 살만 빠져서도 안 되고 탄력 있고 균형 잡힌 몸의 라인이 아름답게 보여야 하기 때문에 우아한 자세로 목선과 어깨가 예뻐지는 발레를 특히 선호한다.

발레는 많은 근력을 요구하면서도 에너지 소비가 큰 유산소 운동의 효과까지 있다. 여기에 반듯한 기본자세를 유지하면서 근육의 긴장과 이완을 반복하므로 '군살 제거' 효과도 크다. 잔 근육은 발달시키면서 몸 라인이 슬림해 보이는 다이어트를 하고자 한다면 발레가 탁월한 선택이 되어줄 수 있다.

균형 잡힌 몸매에 탄탄한 근력 더하기

근력과 유산소, 유연성까지 한 번에 잡다

어떤 운동이든 꾸준히 하는 것이 우리 몸에 좋을 수밖에 없다. 한데 이왕이면 3대 운동인 '근력 운동' '스트레칭' '유산소 운동'을 골고루 균형 있게 해주면 훨씬 더 효과적이다.

근력 운동은 근력을 높여 체력과 운동 능력을 높이는 것이다. 근력 운동을 통해 근육량이 많아지면 기초대사량이 높아지면서 칼로리 소모량이 늘어난다. 그래서 같은 양의 음식을 섭취해도 근육량이 많은 사람은 살이 잘 찌지 않는 것이다. 다이어트 시에도 근력 운동을 꾸준히 하면 나중에 요요현상을 막을 수 있다.

스트레칭은 경직된 근육을 이완시키고 통증 완화, 부상 예방과 유연성을 높이는 데 도움이 된다. 유산소 운동은 체내 유해산소를 없애주고, 심폐 기능에도 도움이 되면서 체지방을 연소시키는 운동으로, 체중 감량에 도움이 된다. 그러므로 이 세 가지 운동을 골고루 했을 때 몸 안팎으로 더 높은 효과를 볼 수 있는 것은 당연하다.

혹시 발레리나들이 연습하는 장면을 본 적이 있는가? 뛰지도 않고 제자리에서 하는 바BAR, 기둥 모양의 중심을 잡을 수 있는 보조 기구 동작만으로도 구슬땀을 흠뻑 흘리며 숨을 가쁘게 쉬는 경우가 많다. 그 이유는 이 책에서 소개하게 될 발레 클래스를 살펴보면 금방 알 수 있다.

'발레 스트레칭'과 '바 동작' 그리고 '센터 동작'까지 앞서 말한 근력 운동, 스트레칭, 유산소 운동의 세 가지 운동 효과를 동시에 얻을 수 있는 단계적인 프로그램을 갖고 있기 때문이다.

　발레 동작은 엉덩이, 복부 등의 근육을 타이트하게 모아주고 척추를 길게 쓰는 기본자세를 항상 유지해야 다음 동작을 정확한 자세로 할 수 있기 때문에 모든 동작에서 계속 윗몸일으키기를 하는 것과 같은 효과를 내는데, 이때 몸통 부분이 단단해지고 강해지는 근력 운동이 이루어진다.

　팔 동작들은 근육의 섬세한 힘으로 정확한 자세와 방향으로 연결시키고, 가슴과 등 한가운데서부터 멀리 뻗으면서 팔꿈치, 손목, 손가락 순으로 움직였을 때 목선과 어깨선이 살고 우아하고 부드럽게 보인다. 정교한 자세로 최대한 길고 부드럽고 우아하게 보이기 위해서는 더 많은 에너지와 근력이 필요한데, 이는 마치 아령을 들고 근력 운동을 하는 것과 다를 바 없다.

　다리 동작들도 턴아웃 자세로 골반부터 발끝에 이르기까지 구부리기, 펴기, 돌리기를 할 수 있는 각 관절을 이용한 다양한 동작들로 구성되어 있다. 처음에는 지면에서 경직된 근육을 풀어가며 부드럽게 천천히 진행하고, 발, 종아리, 무릎, 허벅지, 엉덩이, 골반에 이르기까지 각 부위의 유연성과 힘을 기르도록 위치를 공중으로 조금씩 높여간다. 또한 단계적으로 진행되는 각 동작마다 '절도 있게' '강하게' '부드럽게' '천천히' '빠르게' 등의 음악과 함께 표현할 수 있는 다양한 과제가 주어진다. 이 모든 동작들을 정확한 방향에서 최대한 긴 선을 만들면서 밸런스를 유지하려면 단지 관절만 무성의하게 움직여서는 안 되며, 반드시 나의 근력으로 만들고 움직여야 한다.

　이 때문에 밸런스와 자세를 만들기 위한 집중력과 리듬을 타면서 근육의 이완과 수축을 활발하게 해주는 발레 동작들은 웨이트 기구 없이도 각 부위의 근력을 높일 수 있는 상당한 근력 운동이 되는 것이다. 원래 근력 운동은 바른 자세에서 대근육부터 시작해 소근육을 자극하는 순서로 할 때 가장 효과적인데,

발레 클래스에서는 이 순서는 기본이고 결과적으로 아름다운 몸 라인까지 만들어낼 수 있다. 따라서 단계적으로 나뉜 동작들을 꾸준히 하게 되면 근육은 길고 섬세하게 만들어지면서 동시에 상당한 지구력과 근력이 쌓이게 된다. 이러한 이유로 발레를 '나의 근력을 이용해 나의 근력을 키우는 운동'이라 말하며, 발레리나들의 근력이 다른 운동선수 못지않다고 하는 것이다.

발레 클래스에서 팔다리를 조화롭게 연결시키고 긴 선과 정확한 자세를 만들며 밸런스를 요하는 동작들을 꾸준히 하게 되면, 몸 중심을 유지시키는 힘과 균형 감각을 높일 수 있다. 활발한 호흡으로 상당한 에너지 소모가 되어 빨리 뛰기를 하지 않더라도 유산소 운동이 되면서 체지방이 빠지고 심폐 기능은 강화된다. 그리고 발레 동작은 항상 스트레칭을 동반해 움직이므로 당연히 유연성을 높일 수밖에 없다.

이처럼 발레 동작들은 몸을 아름답게 하면서 상당한 체력을 키워주는 만큼 그 안에 모든 게 담겨 있어서 참 부지런하다. 그래서 고맙다.

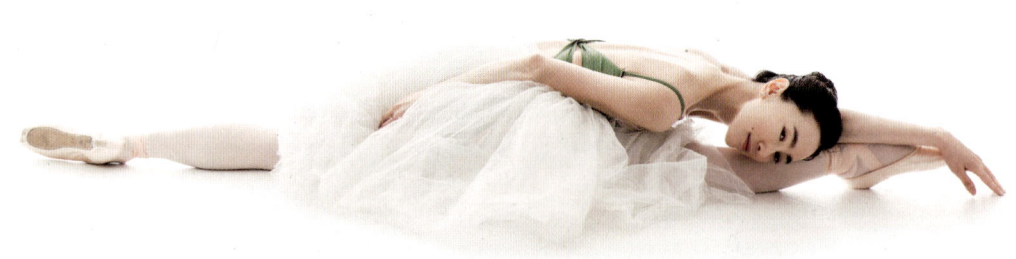

몸에 선율이 흐르다

예술과 운동이 만나는 발레, 심신을 위한 최고의 운동

발레는 운동으로도 다양한 장점을 가지고 있지만, 운동이기 이전에 예술이라는 점 때문에 더욱 매력적으로 다가온다. 특히 발레는 항상 음악과 함께하는 예술이다. 음악의 리듬과 템포에 맞춰 몸으로 감정을 표현할 수 있기에 발레는 몸뿐 아니라 정서적으로도 특별한 즐거움을 안겨준다. 음악의 멜로디와 리듬을 몸으로 표현하기에 근육을 키우면서도 음악적 감수성이 녹아들어간다. 그래서 음악성과 표현력이 뛰어난 발레리나일수록 몸에서도 서정적 선율이 흐른다.

발레 클래스에서 아름다운 피아노 선율에 맞춰 차분히 진행되는 곱고 섬세한 동작들을 따라 하다 보면, 왠지 나도 발레리나나 특별한 사람이 된 것 같다고 말하는 분들을 많이 본다. 이처럼 발레는 심미적 성취감까지도 안겨준다.

음악을 표현하는 재미와 흥은 리듬 감각을 높일 뿐 아니라 스트레스 해소도 되고 거기에 자신감도 높인다. 고상한 행복감과 정서적 안정은 일상생활에서 평온한 마음을 유지하는 데도 도움이 된다. 발레리나들도 좋은 몸 컨디션을 위해 매일 일상적인 발레 클래스를 하는데, 이 시간 동안 머릿속에 잡생각들이 사라지고 정서적 안정을 얻는 데도 큰 도움을 받고 있다.

나 또한 어릴 적 발레를 시작했을 때 이런 심미적 성취감 때문에 발레가 더 좋았던 기억이 나고 지금도 발레 클래스를 하고 나면 마음의 평화를 찾게 된다.

예술과 운동이 만난 발레 클래스, 심신을 위한 최고의 예술 운동이라 하지 않을 수 없다.

내 몸을 변화시키는 발레의 효과

사람마다 체형의 특징이 조금씩 다르다.
목이 짧은 사람, 어깨가 올라가 있어 경직되어 보이는 사람, 덩치가 커 보이는 사람,
다른 곳에 비해 팔뚝 살이 잘 생기는 사람, 등에 군살이 많은 사람 등.
원래 타고났기 때문에 어쩔 수 없는 부분이라 생각할 수도 있지만
발레 클래스를 통해 개선하거나 바꿀 수 있다.

목은 더 길고, 상체는 우아하게!

목이 짧아 보이는 이유는 목 자체가 짧다기보다 어깨가 올라가 있거나 뒷목과 어깨 사이에 있는 승모근이 발달하여 그렇게 보이는 경우가 많다.

어깨를 살짝 들어 뒤로 둥글려 최대한 귀에서 멀어지게 내리고, 보통 날개뼈라 불리는 견갑골을 등 한가운데로 모으는 상체 자세를 하면 말려 있거나 올라간 어깨는 내려주고, 굽은 등을 반듯하게 펴주는 효과가 있다. 승모근이 작아지며 목선이 살아나고, 어깨선에서 이어지는 등선까지 곱게 다듬어진다.

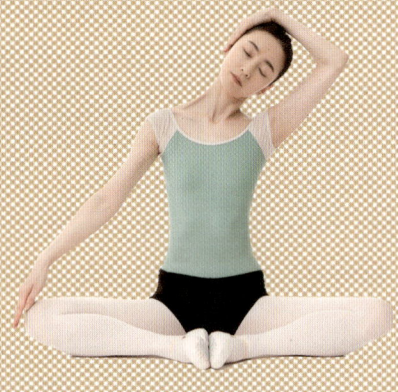

'한 덩치' 하는 여자의 고민 해결

몸통이 큰 사람은 원래 갈빗대가 많이 벌어져 있는 경우거나 나이가 들면서 나잇살과 함께 갈빗대 사이에도 지방이 많이 쌓인 경우이다.

허리를 곧추세워 갈비뼈를 모으고 아랫배, 윗배를 하나로 모은 상태로 코로 들이마시고 입으로 내뱉는 호흡을 활발히 해주면 칼로리 소모와 함께 늘어진 복부에 탄력이 생긴다. 이렇게 하면 벌어진 갈빗대 사이에 있는 지방을 연소시키면서 갈빗대를 점점 모아주고 몸통을 작게 만드는 효과도 있다.

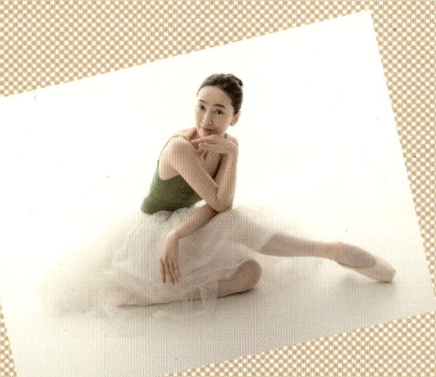

통통한 팔뚝 살을 가늘고 탄력 있게!

상체를 바르게 한 기본 상태에서 길고 부드럽게 연결되어야 하는 머리, 몸통, 팔의 동작은 척추와 골반의 힘을 길러주면서 동시에 목선, 쇄골 라인, 어깨선 등, 뒤태에도 아름다운 디테일을 살려준다. 특히 등 가운데부터 멀리 길게 쓰는 팔 동작은 두툼하게 올라온 등살 대신 잔 근육을 살려주고, 겨드랑이에서 이어지는 팔 안쪽 근육을 탄탄하게 하면서 길게 만들어준다. 덜렁거리거나 통통한 팔뚝 살 대신 탄력 있고 가늘고 긴 팔을 만드는 효과가 있다.

고탄력 스타킹을 신은 효과

고관절, 무릎, 발목, 발가락의 관절을 이용한 다양한 동작들로 구성되어 있는 하체 동작들은 관절을 튼튼하게 해주고, 유연성, 탄력성, 민첩성, 지구력, 순발력 등 상당한 근력을 만들어준다.

특히 발레의 다리 운동은 발 근육의 힘을 키워 활발한 혈액순환에 도움이 되고, 평소 잘 쓰지 않는 대퇴부(허벅지) 안쪽 근육을 탄탄하고 길게 만들며, 하체 근육을 나선형으로 타이트하게 돌려 위쪽으로 올라가게 하는 효과를 낸다. 마치 고탄력 스타킹을 신은 것처럼 다리를 탄력 있고 매끈하게 해 튼튼한 하체를 만들어준다. 안짱다리나 휜 다리 개선에도 효과가 있다.

탄탄한 복근과 힙업

발레의 모든 동작은 복부와 엉덩이를 힘껏 조이는 턴아웃 자세가 기본이다. 이는 상당한 복근 운동 효과를 가져와 복부, 허리, 골반 라인을 살리는 데 효과적이다.

다리 동작을 할 때나 서 있을 때도 엉덩이에 항상 힘을 모으고 있기 때문에 힙업에도 도움이 되는데, 이는 자연스레 케겔 운동이 되어서 출산 후 회복기에 있는 여성들이나 중년 여성들의 요실금 예방에도 도움이 된다.

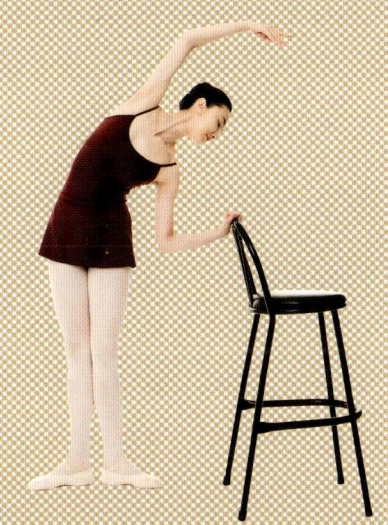

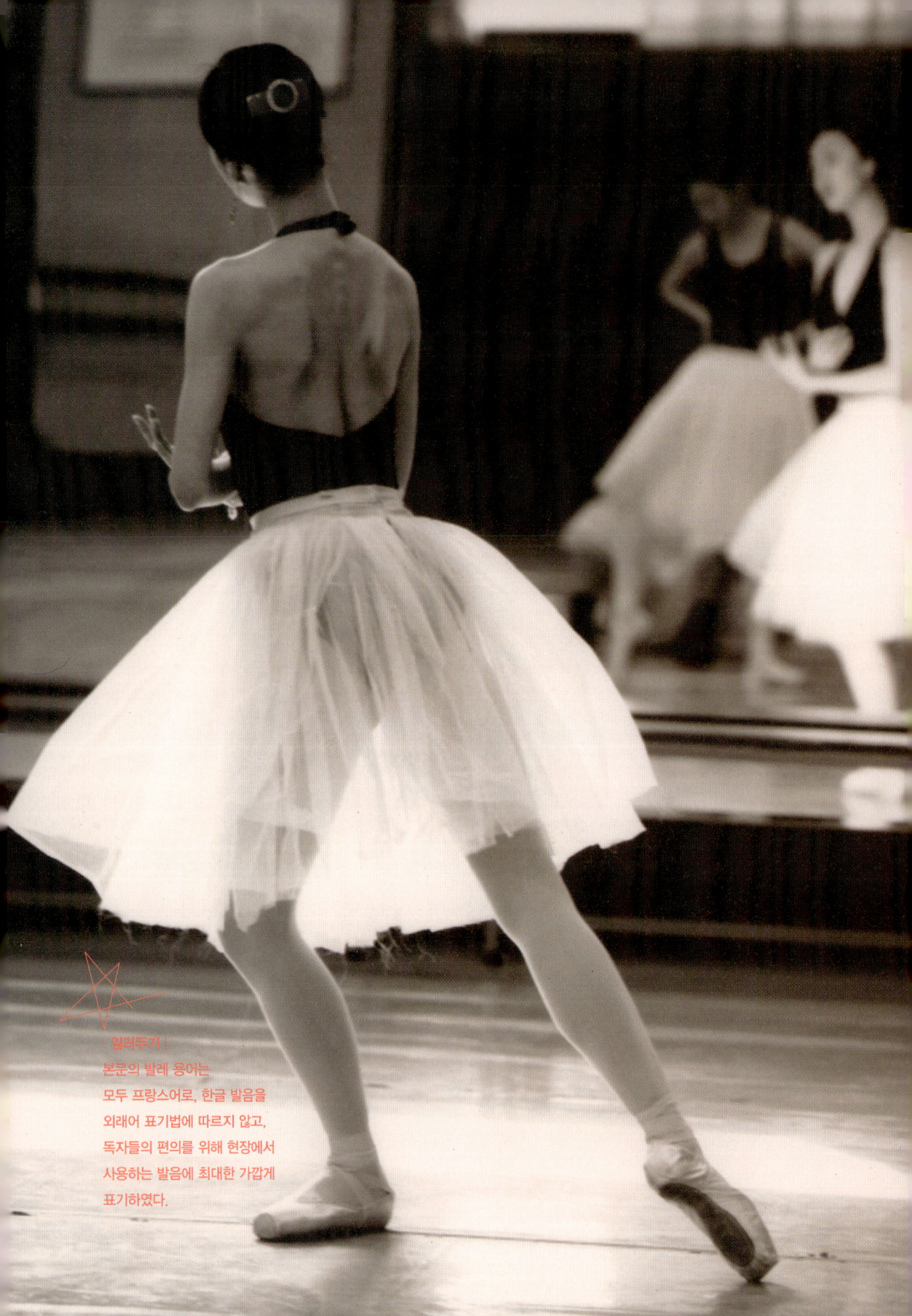

일러두기
본문의 발레 용어는
모두 프랑스어로, 한글 발음을
외래어 표기법에 따르지 않고,
독자들의 편의를 위해 현장에서
사용하는 발음에 최대한 가깝게
표기하였다.

PART
02

본격적인 발레에
들어가기 전에

/ 준비 및 기본자세 /

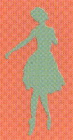

발레가 아니더라도 몸 라인을 예쁘게 가꿔주는 운동은 많다.
때로는 동작이 비슷하게 겹치기도 한다. 하지만 유독 발레가 더 섬세하고
아름다운 몸 라인을 만드는 것은 발레만의 특별한 방법 때문이다.
무슨 일이든 처음 시작할 때 제대로 알고 하는 것이 시행착오를 줄이고
시간을 벌 수 있는 법. 특히 발레는 정확한 자세와 선으로 만나는
섬세한 예술이기 때문에 무작정 따라 하기보다는
기본자세를 제대로 익히고 정확한 노하우를 알고 시작하는 것이
아름다운 몸을 가꾸는 지름길이다. 즐거움은 배가 되고,
효과는 최대로 끌어올려 주는 방법, 기초부터 차근차근 배워보자.

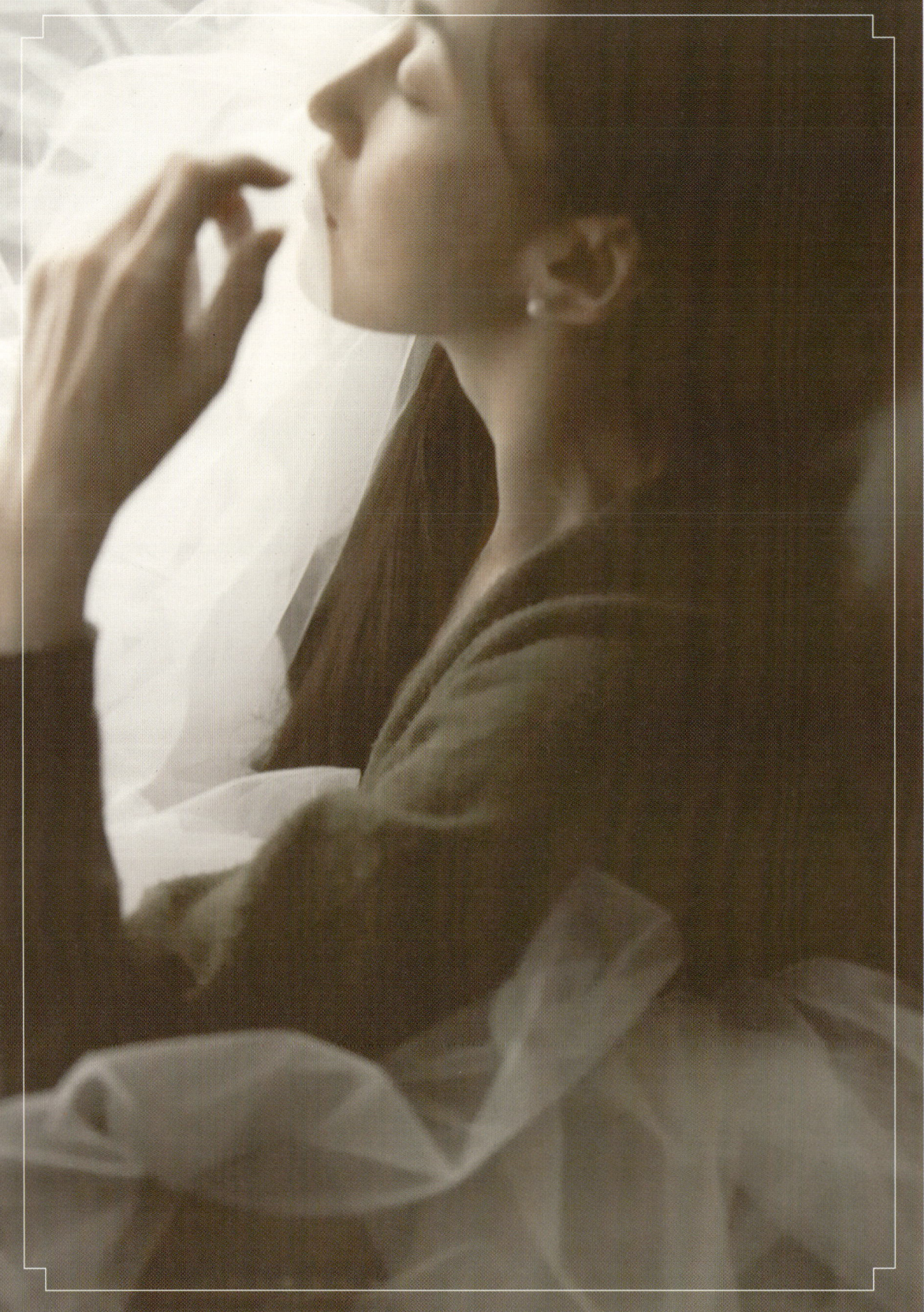

마인드 컨트롤

발레 기초 동작들은 알아야 할 몇 가지 기본 사항에 대한 정확한 이해도만 갖춘다면 누구나 따라 할 수 있을 만큼 간단하다. 단, 동작이 간단하다는 것이지, 처음부터 완벽한 자세가 쉽게 만들어진다는 얘기는 아니다. 눈과 머리는 빨리 이해해도 몸이 익숙해지는 데는 시간이 걸리기 때문이다. 그렇다고 쉽게 실망하지는 말자. 내 몸을 섬세하게 다루고 몸에게 이야기해주는 시간이 필요할 뿐이다. 발레뿐만 아니라 모든 것이 처음 배울 때는 더디지 않은가.

처음 해보는 발레, 당연히 익숙해지는 데 시간이 필요하다. 그리고 차츰 자세와 동작들이 몸에 익을수록 그만큼 내 몸이 변화하고 있다는 증거가 된다. 그건 바로 내적으로 건강한 체력과 외적으로 우아한 자태로 나타난다.

숙달된 발레리나들도 기교에 신경 쓰기 이전에 바르게 서는 자세, 팔을 하나 들더라도 곱고 정교하게 들기 위한 노력 등 기본기를 다지는 것을 가장 중요하게 생각하고 매일 연습을 게을리하지 않는다. 이 연습들이 모여 좋은 몸 상태를 유지할 수 있고 아름다운 몸의 선을 만든다는 사실을 누구보다 잘 알기 때문이다. 이 점에 있어서는 여러분도 발레리나들과 목적이 같다.

다만 처음 시작할 때 유의해야 할 것이 있다. 운동을 전혀 안 하다 시작하는 분들, 새로운 장르의 운동을 시도하려는 분들이라면 누구나 처음에는 근육통이 생긴다. 발레도 마찬가지로 처음 시작할 때 안 쓰던 근육과 다양한 자세로 온몸을 구석구석 쓰기 때문에 근육통이 생길 수밖에 없다.

꼼짝할 수 없을 만큼 온몸이 쑤시고 아프고 다리는 오히려 딱딱하게 뭉치기도 한다. 이 통증들은 안 쓰던 근육을 써서 생긴 좋은 증상이고, 근육에 많은 혈액이 공급되면서 노폐물도 많이 쌓여 생기는 일시적인 증상이다. 이런 증상들은 꾸준한 연습으로 일주일 정도만 지나면 정상으로 회복되기 때문에 걱정할 필요는 없다.

중요한 것은 처음 시작하는 일주일간이 몸이 무거워지고 통증이 가장 심한 때라 연습을 게을리하게 되거나 포기하고 싶은 마음도 같이 생긴다는 것이다. 그래서 이 일주일간을 근육통이 수반되는 '적응기'라 생각하고, 이 기간 동안 하루도 거르지 않고 꾸준히 한다는 마인드 컨트롤이 필요하다.

이 시기만 알차게 보낸다면 통증 완화는 물론이고, 몸은 이전보다 훨씬 가벼워지면서 근력이 생겼다는 느낌을 확실히 받는다. 그리고 자신감이 생겨 연습이 더욱 즐거워질 것이니 첫 시작의 근육통, 이왕 올 거라면 오히려 반갑게 맞아주자.

어떤 운동도 단기간 안에 큰 효과를 보는 마법 같은 비결은 없다. 티끌 모아 태산이라고, 오로지 규칙적으로 꾸준하게 3개월 이상 했을 때 우리 몸은 눈에 보일 만큼 변화되고 유지될 수 있다.

또한 고무줄과 같은 성질이 있어 얼마 하지도 않고 하다 안 하다 해버리면 원래 자리로 돌아가고 싶어하는 경향이 있다. 최소 3개월 이상 열심히 했을 때라야 며칠 건너뛰더라도 유지할 수 있는 내성이 생긴다.

유독 하기 싫어지는 날이 있을 수 있지만 특별한 이유가 없다면 몇 동작만이라도 한다는 생각으로 시작해보자. 시작이 반이라고 하다 보면 오히려 몸 컨디션이 좋아져서 연습량을 늘리게 되는 경우도 많다. 발레리나들도 사람인지라 때론 하고 싶지 않은 날도 있다. 그래도 한 동작이라도 무조건 시작하고 본다.

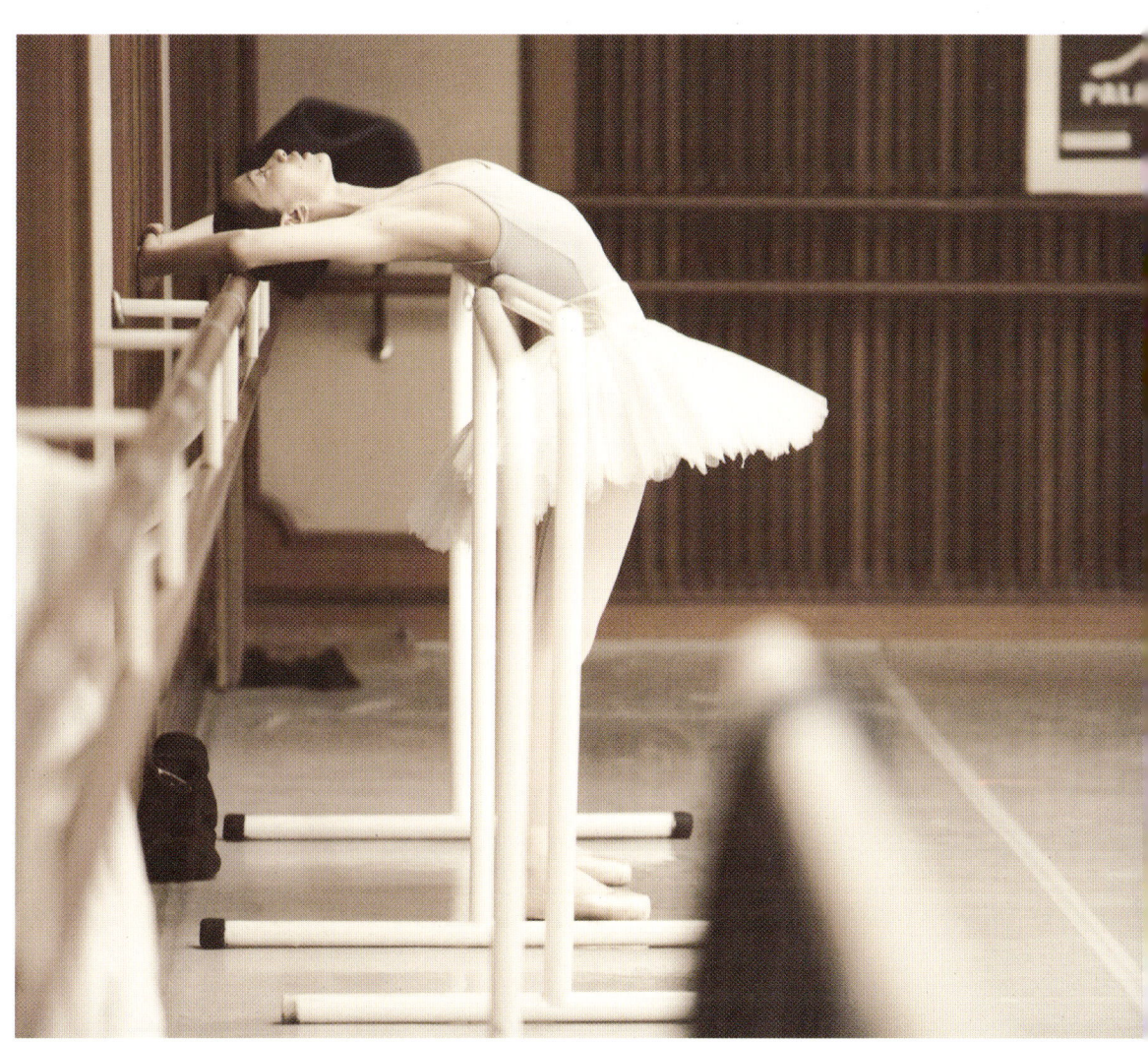

하다 보면 언제 그랬냐 싶게 더 잘될 때도 있고, 그렇게 하루하루 쌓이는 힘을 누구보다 경험을 통해 잘 알기 때문이다. 내가 나를 이기고 땀 흘린 뒤에 찾아오는 그 개운함은 참 뿌듯하고, 내 몸에 기분 좋은 에너지가 가득 차는 느낌이다.

일주일에 6일을 했을 때가 가장 좋지만 몸도 하루는 쉬어야 능률이 오른다. 아무리 바쁘더라도 최소한 주 3회 이상 할 수 있도록 노력하자. 몸은 거짓말을 안 하기 때문에 쉬면 쉰 대로, 또 꾸준히 했을 때는 꾸준히 한 대로 결과가 말해줄 것이다. 만약 한 시간의 이 프로그램을 다 할 수 없을 경우에는 발레 스트레칭만 하거나 또는 간단히 몸을 풀고 바 동작을 해주는 것도 좋다. 그리고 간단한 동작들은 평상시에도 수시로 해주면서 틈새 시간을 활용하고 늘 몸을 관리하는 습관을 기르도록 하자.

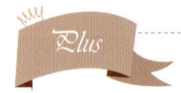

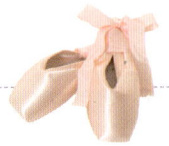

몸의 구석구석, 거울 보는 것을 즐기자

거울을 자주 보는 것도 몸을 관리하는 좋은 방법 중 하나다. 보통 화장품을 바르면서 얼굴을 보는 시간은 많이 투자해도, 전신을 구석구석 살피면서 내 몸을 챙기는 시간은 많지 않을 것이다. 자주 거울을 보면서 어깨 라인, 골반 라인, 복부 등 내 몸의 각 부위를 수시로 체크하고, 열심히 했을 때의 몸과 그렇지 않았을 때의 몸의 변화를 비교해보면서 자꾸 자극받는 것도 운동을 게을리하지 않게 만드는 좋은 방법이다. 나만큼 내 몸에 대해 잘 아는 사람도 없을뿐더러 시간과 애정을 쏟는 만큼 몸도 변하게 마련이다. 미세한 변화에도 내가 느끼는 부분은 상당히 크다. 기분까지 상쾌해지면서 자신감도 갖게 되고, 더 예뻐질 나를 기대하면서 매일 발레 클래스가 즐거워질 것이다.

02

즐거운 발레 클래스를 위한 몇 가지 준비물

매트

발레 스트레칭을 할 때 딱딱한 맨바닥에서 하게 되면 관절이 아프고 피부가 까질 염려가 있으니 매트를 준비해 몸을 보호하도록 하자.

몸매가 잘 드러나는 복장

발레 타이즈나 요가복 등 타이트하고 신축성이 있는 옷을 입는다. 몸매가 드러나는 옷을 입어야 매일 내 몸을 체크할 수 있으며, 동작을 바르게 잘 따라 하는지 확인할 수 있다. 이왕이면 예쁘게 입는 것이 몰입 효과와 연습 효과도 높일 수 있다.

발레 슈즈나 쿠션이 있는 운동화

매트에서 하는 발레 스트레칭은 맨발로 해도 무관하지만 서서 하는 바 동작들은 발바닥과 지면의 마찰을 이용하는 동작들이 많기 때문에 덧버선처럼 생긴 발레 슈즈를 신는다. 슈즈가 없다면 양말을 신어도 되지만 약간의 미끄럼이 있을 수 있다.

재즈 운동화도 권한다. 보기에 일반 운동화처럼 생겼지만 쿠션이 있으면서 발레 슈즈처럼 슈즈 바닥이 유연해서 특히 관절이 약한 분들, 또는 임신부나 출산 후 여성들이 사용하기에 좋다.

등받이 의자

바 동작은 중심을 잡는 데 도움을 주는 원형의 기둥 모양인 바가 필요하지만 따로 설치가 어렵기 때문에 가볍게 의지할 수 있는 도구가 필요하다. 가장 손쉽게 이용할 수 있는 고정 의자를 이용하거나 벽에 기대서도 할 수 있고, 그 외 중심을 잡는 데 도움이 될 만한 것들을 이용해도 괜찮다. 허리 위치 정도면 가장 좋다.

거울

전신을 볼 수 있는 거울이 있다면 더욱 좋다. 자세는 맞게 하는지, 어깨는 올라가거나 기울어지지 않는지, 수평이 잘 맞는지 등을 수시로 확인하면서 연습을 하면 정확한 동작을 하는 데 큰 도움이 된다.

etc ⬦⬦⬦⬦⬦⬦⬦⬦⬦⬦⬦⬦⬦⬦⬦⬦⬦⬦

그 외에 간단하게 마실 물을 준비하여 발레하기 전이나 발레한 후, 땀을 많이 흘렸을 때 조금씩 목을 축인다. 이때 차가운 물이나 많은 양의 물을 한꺼번에 마시지 않도록 유의한다.

또 발레를 할 때 어울리는 클래식 음악이나 평소 좋아하는 음악을 준비하여 더욱 생기 있게 발레를 즐기면 좋다.

발레의 기본, 턴아웃 자세

발레에서 생명처럼 다루는 아주 기본이 되는 자세가 '턴아웃turn-out'이다. 턴아웃은 프랑스어로 '앙 디올en dehors', 그러니까 '바깥으로'란 의미로 관절 근육을 몸 중심에서 바깥쪽으로 보내거나 돌려 쓰는 방법을 뜻한다. 턴아웃은 양쪽 다리의 무릎 뒤쪽과 발뒤꿈치의 다리 안쪽이 서로 마주 보도록 발을 일자로 벌려 두 발끝이 180도를 이루도록 하는 발레의 가장 대표적인 자세이다. 포인 슈즈point shoes, 발끝으로 서는 발레 신발와 함께 발레의 가장 큰 특징이자 중요한 개념이다.

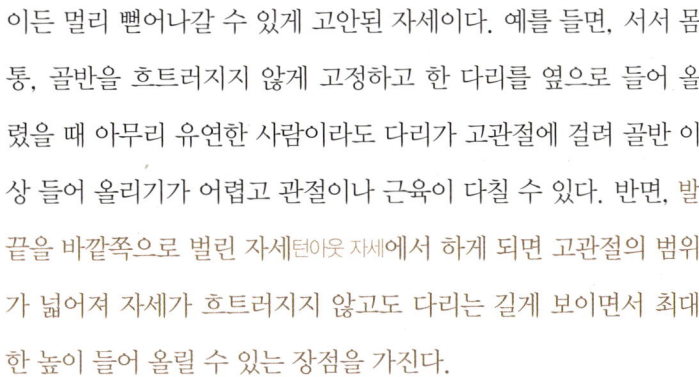

턴아웃 자세는 바른 자세에서 팔다리가 몸통에서 자유롭게 분리돼 어느 방향이든 멀리 뻗어나갈 수 있게 고안된 자세이다. 예를 들면, 서서 몸통, 골반을 흐트러지지 않게 고정하고 한 다리를 옆으로 들어 올렸을 때 아무리 유연한 사람이라도 다리가 고관절에 걸려 골반 이상 들어 올리기가 어렵고 관절이나 근육이 다칠 수 있다. 반면, 발끝을 바깥쪽으로 벌린 자세턴아웃 자세에서 하게 되면 고관절의 범위가 넓어져 자세가 흐트러지지 않고도 다리는 길게 보이면서 최대한 높이 들어 올릴 수 있는 장점을 가진다.

이 자세는 17세기 중반, 발레에 대한 사랑이 끔찍했던 프랑스의 태양왕 루이 14세 때 만들어졌는데, 신체의 선을 가장 아름답게 보이도록 하고, 관절의 활동 범위를 넓힐 수 있게 한 과학적인 자세이다. 또한 프랑스에서 처음 체계화시켰기 때문에 불어가 전 세계적 발레 공통어로 사용되고 있다.

이 턴아웃의 자세는 복부, 엉덩이를 조이고 허벅지 근육을 바깥쪽으로 돌리는 근육의 힘으로 고관절부터 발끝까지 돌려야 한다. 때문에 처음 발레를 시작하는 이들에게는 익숙하지 않을 수 있다. 처음에는 가능한 범위 내에서 무리하지 않게 시작하도록 하자.

발의 기본자세 – 발 포지션 5가지

턴아웃 자세가 바탕이 되는 발의 기본자세는 모두 5가지로, 1번부터 5번까지의 포지션이 있다. 다음의 5가지 포지션들은 발레의 모든 다리 동작들과 연계되어 다양한 위치에서 이루어지므로 반드시 미리 익혀두도록 하자.

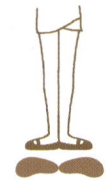

1번 포지션

두 발끝이 180도를 이루는 자세로 양쪽 발뒤꿈치, 무릎, 허벅지 안쪽까지 붙이고 서서 공간의 빈틈없이 단단히 조인다. (단, 다리 골격에 따라 양 뒤꿈치가 살짝 떨어질 수 있다.)

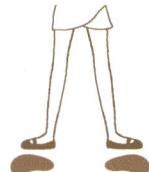

2번 포지션

1번 포지션에서 양발 사이에 한 발 정도의 간격을 두고 벌린다.

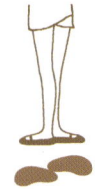

3번 포지션

한 발 복숭아뼈 밑에 다른 발뒤꿈치를 맞닿게 선다. 현재 발레 클래스에서는 거의 사용하지 않지만, 주로 구두를 신고 하는 캐릭터 댄스에서 사용한다. 처음 배울 때 5번 포지션을 대신해 연습하면 좋다.

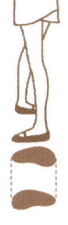

4번 포지션

발은 교체하되 서로 붙이지 않고, 자기 발의 한 발 길이만큼 벌려 선다.

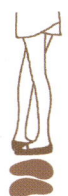

5번 포지션

3번 포지션에서 더 발전하여 한쪽 발끝과 다른 발뒤꿈치가 맞닿도록 완전히 교차해 선다.

이처럼 발레에선 발끝을 180도로 벌려 움직일 때 가장 길고 아름다운 선을 보일 수 있기 때문에 턴아웃 자세를 생명처럼 다루지만, 발레를 처음하는 분들은 무작정 180도로 발끝을 벌리려는 부담감을 가질 필요는 없다. 무리한 발의 각도보다는 제시하는 각도에는 못 미치더라도 각자에 맞게 자세를 취해 근육의 힘을 기르는 것이 더 중요하고, 이렇게 했을 때 부상 없이 관절의 활동 범위를 넓혀가며 탄력, 유연성 있는 하체 라인과 근력을 기를 수 있게 된다.

Point

엉덩이를 조인 만큼 턴아웃이 잘되고, 바닥을 민다는 느낌으로 섰을 때 무릎이 더 잘 펴지고 근육을 위로 끌어올리게 된다. 꼬리뼈가 항상 바닥을 향한다는 느낌으로, 엉덩이가 뒤로 빠지지 않도록 주의한다. 특히 턴아웃 자세에서 발의 중심이 앞으로 쏠리거나 발가락이 뜨지 않도록 한다.

◆ **발동작 시 무게중심의 분배**   1. 발 전체가 지면에 닿을 때   2. 뒤꿈치를 들어 올릴 때

상체 기본자세

발레의 턴아웃 자세는 상체의 움직임에서도 그대로 이어진다.

갈비뼈, 아랫배, 윗배를 한곳으로 모아 확실한 몸의 중심을 만들고, 어깨, 등, 허리 근육을 몸 중심 바깥쪽인 등 가운데로 지속적으로 모아주면, 등에 힘이 생긴다. 몸통을 앞, 옆, 뒤로 구부리거나 움직였을 때도 어깨가 올라가거나 등이 굽지 않아 곧고 반듯한 몸자세를 유지할 수 있다. 이러한 기본자세를 잡으면 머리, 팔 동작을 할 때도 어깨 라인을 유지하면서 자유롭게 움직이고 길게, 멀리 돌릴 수 있게 된다.

턴아웃 자세로 다듬어진 상, 하체는 서로 도와주고 의지하는 역할을 한다. 복부를 탄탄히 해서 허리를 꼿꼿이 세운 등은 골반과 다리를 돌릴 수 있게 공간을 마련해주고, 튼튼한 하체는 상체를 잘 받쳐 아름다운 상체의 움직임을 도와주게 된다.

숙달된 발레리나들도 우아한 목선과 어깨선을 만들기 위해 상체 기본자세에 각별히 신경을 쓴다. 오랜 세월 발레를 해왔어도 어깨가 올라가지 않게 수시로 체크하고 팔을 멀리 뻗으며 우아하고 부드럽게 연결하기 위해 팔 기본자세에 충실한다.

먼저 몸통에 직사각형을 만들어 상체의 기본자세를 갖추는 것부터 차근차근 살펴보도록 하자.

상체의 기본자세 – '직사각형' 만들기

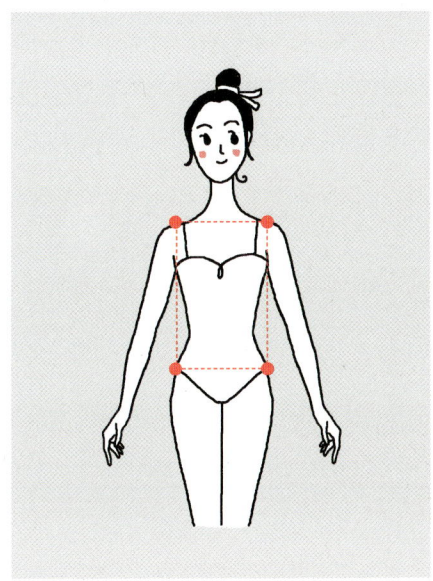 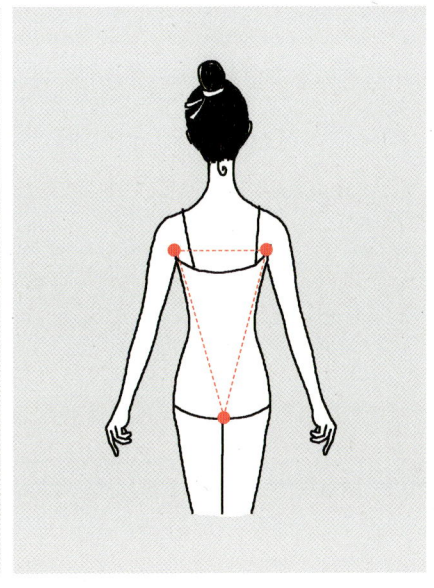

앞	뒤

앞

1 갈비뼈를 차분히 모으고 배를 등에 붙인다는 느낌으로 허리를 곧추세운다.
2 양어깨, 양 골반을 이은 직사각형을 늘 유지한다.
3 시선은 턱을 살짝 들어 멀리 본다.

뒤

1 양쪽 견갑골(양 날개뼈)과 꼬리뼈를 연결해 삼각형을 그려 등 쪽의 균형을 잡아준다.
2 머리 위에서 누군가 당긴다는 느낌으로 목을 길게 하고 어깨는 살짝 들어 뒤쪽으로 둥글려 귀에서 최대한 멀어지게 내려준다.
3 견갑골은 벌어지지 않게 등에 붙이고, 꼬리뼈는 항상 밑으로 향하게 한다.

팔의 기본자세 – 팔 포지션 4가지

팔의 기본자세는 모두 4가지로, 팔 동작이 부드러운 곡선의 형태를 이루는 것이 특징이다. 동작을 할 때, 이 기본자세의 동작들이 연속적으로 이어지면서 우아한 팔의 움직임을 나타내는데, 이런 팔의 이어지는 움직임을 '뽈 드 브라pors de bras'라고 한다. 팔의 기본자세 4가지는 모든 동작에 쓰이므로 반드시 외워두자.

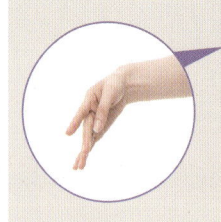

손 모양
엄지를 중지 두 번째 마디 쪽에 거의 닿게 하고, 새끼손가락을 살짝 들어 올려 손가락 전체가 서로 붙지 않게 한다. 손가락 끝이 계속 길어진다는 느낌으로 손 모양을 만든다.

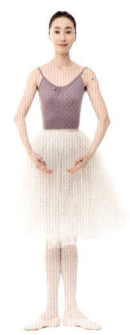

준비자세 – 앙 바 en bas

팔 동작의 준비자세로 팔꿈치를 살짝 든다는 느낌으로 원만한 곡선을 만들고, 양손의 간격은 손가락 끝이 닿을 듯 말 듯 정도로 가깝게 한다. 곡선을 만드느라 손목을 과다하게 꺾는 경우가 있는데, 팔꿈치를 이용해 곡선을 만든다는 점을 기억하자.

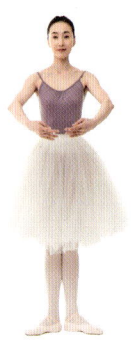

1번 포지션 – 안 아방 en avant

준비자세앙 바에서 두 팔의 높이를 배꼽과 가슴 중간으로 하고, 팔꿈치가 내려가지 않게 살짝 받쳐준다는 느낌으로 들어 전체적으로 매끈한 타원을 유지한다. 팔을 올릴 때 어깨가 올라가지 않게 하고 손바닥은 몸 쪽을 향하게 한다.

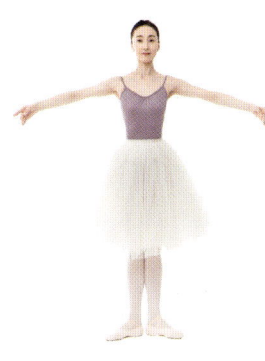

2번 포지션 – 알 라 쓰공드 à la seconde

팔을 옆으로 벌리는 자세로 팔꿈치는 옆구리 앞쪽에 위치하며 팔꿈치, 손목, 손가락을 따라 부드러운 곡선을 만든다. 이때도 팔꿈치를 살짝 받쳐준다는 느낌으로 팔 안쪽과 손바닥이 위로 향하지 않게 유의한다. 팔을 옆으로 벌릴 때 모아둔 갈비뼈, 복부가 풀리지 않게 유의한다.

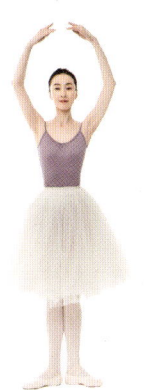

3번 포지션 – 앙 오 en haut

준비자세앙 바, 1번 포지션안 아방과 같은 모양으로 팔이 머리 앞쪽에 위치하며, 손바닥은 앞쪽에서 보이지 않게 이마 쪽을 향하게 한다. 팔꿈치가 앞쪽으로 말리기 쉬우므로 뒤쪽으로 당겨 팔의 부드러운 곡선을 유지한다. 팔을 올릴 때 어깨가 딸려 올라가지 않게 어깨를 내리는 것에 신경을 쓴다.

Point

◆ 모든 자세의 팔은 등 가운데에서부터 시작한다고 생각하고, 팔꿈치를 몸통으로부터 멀리 당기는 느낌(팔을 뽑아낸다는 느낌)으로 모양을 만든다. 그 힘이 손끝까지 이어지도록 유지할 때 팔이 길어 보이고, 겨드랑이부터 이어진 팔 안쪽 근육이 자극되어 팔 전체가 가늘고 길게 만들어진다.

◆ 단순한 동작처럼 보이지만 처음 할 때는 몸통이 벌어지거나 어깨가 올라가기 쉽다. 팔을 쓸 때 팔만 쓰지 말고 복부를 더욱 모아주고, 등 가운데로 모은 견갑골이 올라가거나 벌어지지 않게 신경을 쓰면서 팔 자세를 만든다.

팔의 알롱제 자세 – 팔 알롱제 4가지

기본적인 알롱제 자세는 4가지이다. 알롱제allongé는 '길게 늘이다' '쭉 펴다'라는 뜻으로 팔 동작을 길게 뻗어 펴주는 것이 특징이다. 알롱제는 독립적으로 포즈를 취하기도 하고, 앞서 배운 팔의 기본 포지션 4가지와 함께 쓰여 다양한 팔 동작을 만들고 연결시킬 때도 사용되니, 반드시 외워두도록 하자.

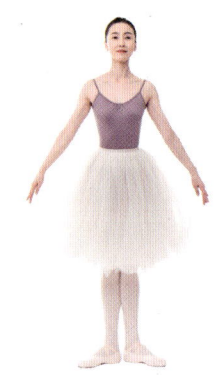

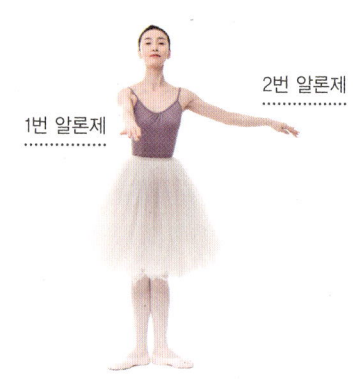

2번 알롱제

1번 알롱제

준비자세 알롱제

준비자세앙 바에서 어깨와 팔꿈치 위치는 고정시키고 손끝을 바깥쪽으로 길게 편다.

1번 알롱제

어깨와 팔꿈치 위치는 고정시키고 팔꿈치 이하만 돌려 손바닥이 지면을 향하게 손가락을 길게 뻗는다. 1번 알론제는 양쪽 팔을 동시에 쓰는 경우가 드물고 2번 알론제와 같이 쓴다.

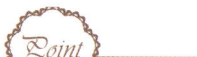

Point

팔을 연결할 때 팔 전체가 통으로 움직이는 것이 아니고, '팔꿈치→손목→손가락' 순으로 움직여야 부드럽게 연결되고 길어 보인다. 마치 물속에서 움직인다고 생각하면서 부력을 연상하면 팔을 포함해 상체 근육을 견고하고 길게 사용할 수 있게 되어 근력을 높이고 팔 동작도 무게감 있고 우아하게 연결될 수 있다.

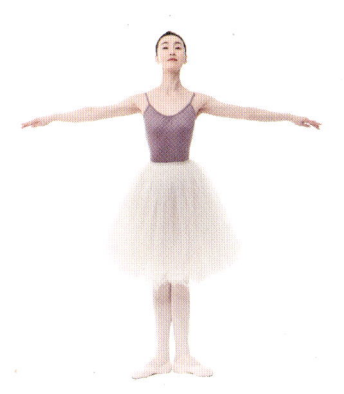 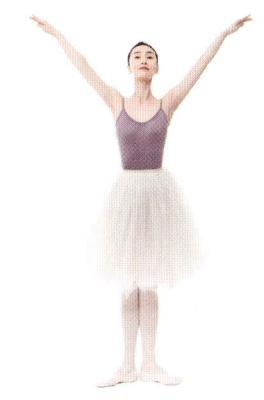

2번 알론제

어깨와 팔꿈치 위치는 고정시키고 팔꿈치 이하만 돌려 손바닥이 지면을 향하게 하고, 손가락을 길게 뻗는다. 2번 포지션알 라 쓰공드에서 준비자세앙 바나 3번 포지션앙 오으로 연결할 때 쓰는 동작이다.

3번 알론제

어깨와 팔꿈치 위치는 고정시키고 팔꿈치 이하만 돌려 손바닥이 몸 바깥쪽을 향하게 하고, 손가락을 길게 뻗는다. 2번 알론제에서 3번 포지션앙 오으로 연결할 때 쓰는 동작이다.

이렇게 팔의 기본자세 포지션 4가지와 알론제 자세 4가지, 총 8가지의 팔 동작을 살펴보았다. 팔은 준비자세앙 바로부터 시작해 1번 포지션안 아방과 2번 알론제 등을 넘나들며 안에서 바깥으로 연결할 수도 있고, 반대로 바깥쪽에서 안쪽으로 연결해 여러 팔 동작을 만들 수 있다.

또한 앞서 배운 발의 기본 포지션 5가지와 더불어 발동작이 팔과 함께 움직이기 때문에, 발 포지션에 신경 쓰다 보면 팔 동작이 무너지고, 팔에만 신경 쓰면 턴아웃이 무너져 처음 발레를 하는 분들은 어렵다고 느낄 수 있다. 그러니 반드시 기본자세를 익혀두고, 자연스럽게 바른 기본자세가 습관화될 수 있도록 연습해보자.

05

발동작, 포인과 플렉스

포인은 프랑스어로 뽀앙pointe, '뾰족하다'는 뜻이다. 발을 뾰족하게 발등을 쭉 펴고 발가락을 안쪽으로 오므려 발등의 곡선을 만드는 발의 모양으로, 발의 힘을 길러주며 다리의 선을 길고 아름답게 완결시켜주는 발레의 큰 특징이다.

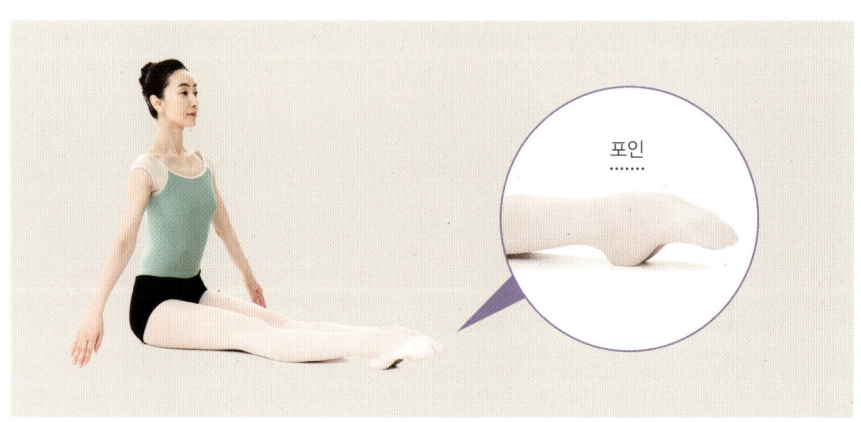

포인

사람마다 곡선을 만들 수 있는 한계는 있지만, 발가락 관절을 잘 이용해 발을 섬세하게 쓰게 되면 발등의 곡선도 좀 더 생기게 되고 더 많이 나와 보이는 효과도 있다. 발레 전공자들이나 포인 슈즈를 신기 원하는 사람들은 이 동작으로 발가락 관절까지 힘을 키워야만 포인 슈즈를 제대로 신을 수 있다.

이 발의 곡선에 발레리나들은 울고 웃는다. 발등이 많이 나와 곡선이 더 많이 굽을수록 더 아름다운 다리 라인을 만들 수 있기 때문에 외국에는 간혹 발등 수

술을 하는 사람도 있고, 공연 땐 발등에 얇은 실리콘이나 천을 붙여 발등이 많이 나와 보이게 하는 발레리나들도 더러 있다. 그 정도로 포인은 발레 자체라고 할 수 있다.

플렉스는 포인과 반대로 발끝을 다리 방향으로 당기고 뒤꿈치를 밀어 발목을 수직으로 만드는 동작이다. 발뒤축과 종아리 근육을 당겨 무릎과 아킬레스건의 유연성을 키우고 턴인발끝이 가지런한 차렷 자세의 발 모양, 턴아웃 자세에 따라 다리 안쪽, 뒤쪽 근육을 길게 당겨주면서 근력과 탄력을 높이는 데 도움이 된다. 특히 서서 하는 턴아웃 자세에서 무릎을 힘 있게 펴고 바닥을 밀면서 다리 근육을 위로 당겨주는 데 중요한 역할을 한다.

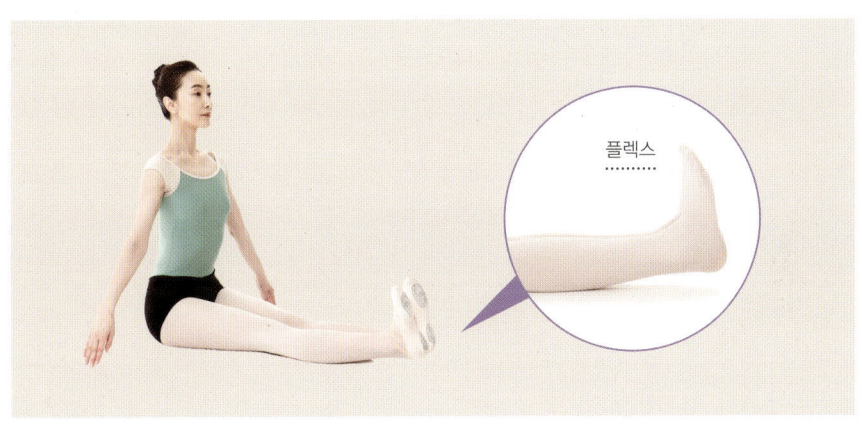

포인과 플렉스 동작을 통해 평소 잘 안 하게 되는 발목, 발등 스트레칭이 가능하다. 또한 발끝에서 무릎까지 이어지는 선을 만들고 발과 다리의 탄력성을 높여 발목 라인, 무릎 라인을 좀 더 매끈하게 가꿀 수 있다. 이 또한 어느 스트레칭이나 운동에서는 찾아볼 수 없는 발레만의 즐거움이다.

06

바른 자세를 도와주는 8가지 기본 방향

발레는 정확한 자세와 함께 정확한 방향을 매우 중요시한다. 이 정확도가 몸의 선을 더욱 아름답게 만들기 때문이다. 다리 턴아웃에 신경 쓰다 보면 어깨가 삐뚤어질 수도 있고, 팔을 신경 쓰다 보면 골반이 흐트러지거나 다리가 다른 방향에 가 있기도 한다. 그렇게 뭐가 정확한 건지 모르고 무작정 따라 하다가는 잘못된 자세가 습관화되어버릴 수 있다.

발레에서는 이를 잡아주기 위한 안전장치가 있는데, 그것이 바로 가장 좋은 비율로 세분화되어 있는 발레만의 방향이다. 이 방향을 알고 잘 사용하면 자세와 동작을 할 때 좀 더 섬세하고 정확하게 할 수 있는 체크리스트가 되어준다. 이 방향을 아느냐 모르느냐에 따라 아름다운 몸 라인과 동작에 있어 큰 차이를 보일 수 있으니 항상 염두에 두기 바란다.

우선 가장 기본이 되는 방향이 앞, 뒤, 옆일 것이다. 발레에서 앞쪽은 '드방devant', 옆쪽은 '알 라 쓰공드à la seconde', 뒤쪽은 '데리에derrière'라 말한다.

앞서 배운 팔 기본자세 2번 포지션을 기억하는가? 그 동작을 떠올려보면, 양팔을 양옆으로 벌리는 자세이다. 옆을 뜻하는 '알 라 쓰공드'와 연관 지어 생각하면 더 쉽게 기억할 수 있을 것이다. 이렇게 기본 방향을 정해놓고 정면을 앞으로 해서 좀 더 세분화된 사선 방향을 넣은 것이 '8가지 기본 방향59쪽 그림 참조'이다. 8가지 기본 방향은 섰을 때 눈앞에 정면을 1번으로 해서 시계 방향으로 방향을

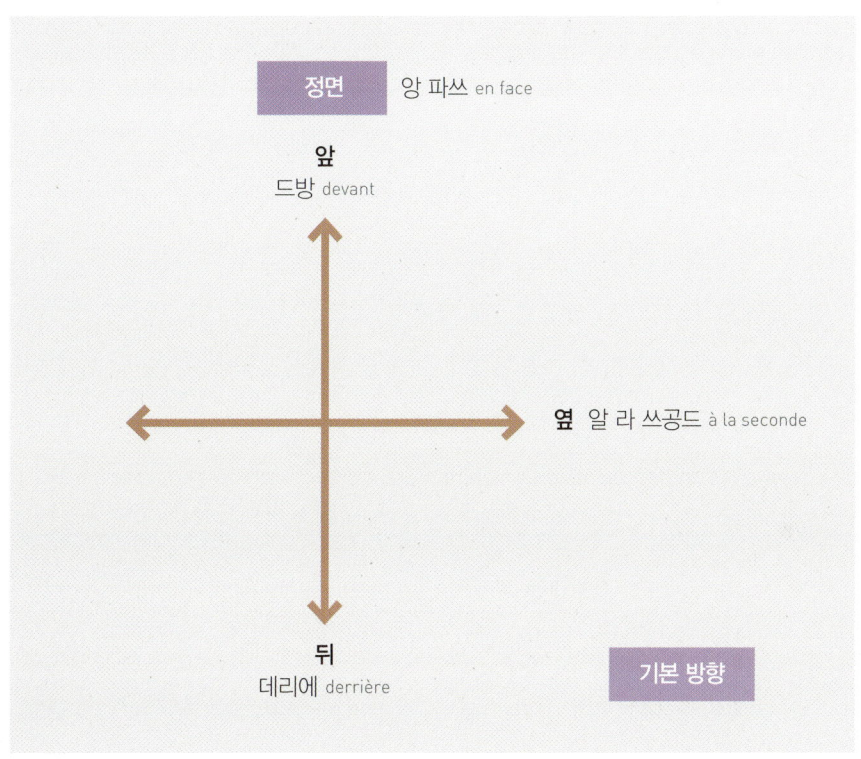

정면 앙 파쓰 en face

앞
드방 devant

옆 알 라 쓰공드 à la seconde

뒤
데리에 derrière

기본 방향

8번까지 나눈 것이다. 몸의 각 부위의 위치를 정확히 할 수 있고, 동작을 할 때도 정확한 방향을 알려주어 동작의 가장 아름다운 선을 만드는 지표가 된다.

예를 들면, 정면으로 서서 발을 1번 포지션으로 서고 고개를 오른쪽으로 돌린다고 생각해보자. 우선 상체를 살펴보면, 고개를 오른쪽으로 돌릴 때 어디까지 돌려야 할지 알 수 없고, 또 고개를 돌리면 몸통까지 비틀어지기 쉬운데 이때 누군가 이야기해주지 않으면 비틀어졌는지 본인조차 모를 때가 있다. 이럴 때 이 8가지 기본 방향을 생각하면 동작을 바로 취할 수 있다.

3번이 정확한 옆이니까 고개를 3번까지 돌려 정확한 오른쪽 방향을 만들고,

양쪽 어깨 끝과 골반 끝은 나란히 7번과 3번에 있어야 반듯한 자세이다. 그리고 다리는 왼쪽 무릎과 발끝은 7번, 오른쪽 무릎과 발끝은 3번에 위치할 때 완벽한 자세다. 하지만 처음부터 180도로 벌리는 자세로 무리할 수 없기 때문에 자신의 몸에 맞게 서되, 조금씩 정확한 위치로 가기 위해 노력해보자.

또, 다리를 앞으로 또는 뒤로 펴는 동작을 할 때도 막연한 앞뒤가 아니고 양쪽 골반은 3번과 7번 방향을 생각하면서, 앞으로 할 땐 1번, 뒤로 할 땐 5번으로 보낸다면 자세도 더욱 정확해지고, 그만큼 근육도 야무지게 쓸 수 있게 된다. 단순한 동작이라도 몸의 위치를 정확히 알려주는 지표를 안다면, 우리 몸을 더욱 섬세하게 사용할 수 있다는 얘기다.

그럼 나머지 사선 방향에 있는 2번, 4번, 6번, 8번은 어떻게 쓰일까?

처음에는 동작들을 정면을 앞으로 해서 배우지만 발레는 정면에서만 동작하지 않기 때문에 2번, 4번, 6번, 8번의 사선 방향으로 동작하게 될 때는 정확한 방향 지표가 되어준다. 특히 같은 몸이라도 정면에서 할 때보다 사선 방향에서 할 때 몸자세가 흐트러지기 쉽고, 균형 감각도 떨어지기 때문에 사선을 많이 쓰는 발레 동작을 할 땐 이 방향 지표가 정확한 자세를 만드는 데 큰 도움이 된다.

예를 들면, 8번 방향으로 서서 왼쪽 다리를 뒤로 올리는 자세를 했을 때, 양쪽 어깨 끝은 2번과 6번을 향하고, 왼쪽 다리는 4번, 오른쪽 다리 뒤꿈치는 6번에 있을 때 정확한 자세가 된다. 다리를 드느라 몸통이 틀어질 수 있고, 왼쪽 다리가 4번과 5번 사이로 가는 경우도 생길 수 있다. 이때 방향을 한 번 더 체크한다면, 왼쪽 다리를 4번 방향으로 보내려고 복부와 허리를 튼튼하게 해 자세를 다잡을 수 있기에 결과적으로는 근력을 높이는 데 더욱 도움이 된다. 또 정확한 방향에서만 나올 수 있는 완성도 있는 몸의 선을 만들어갈 수 있다.

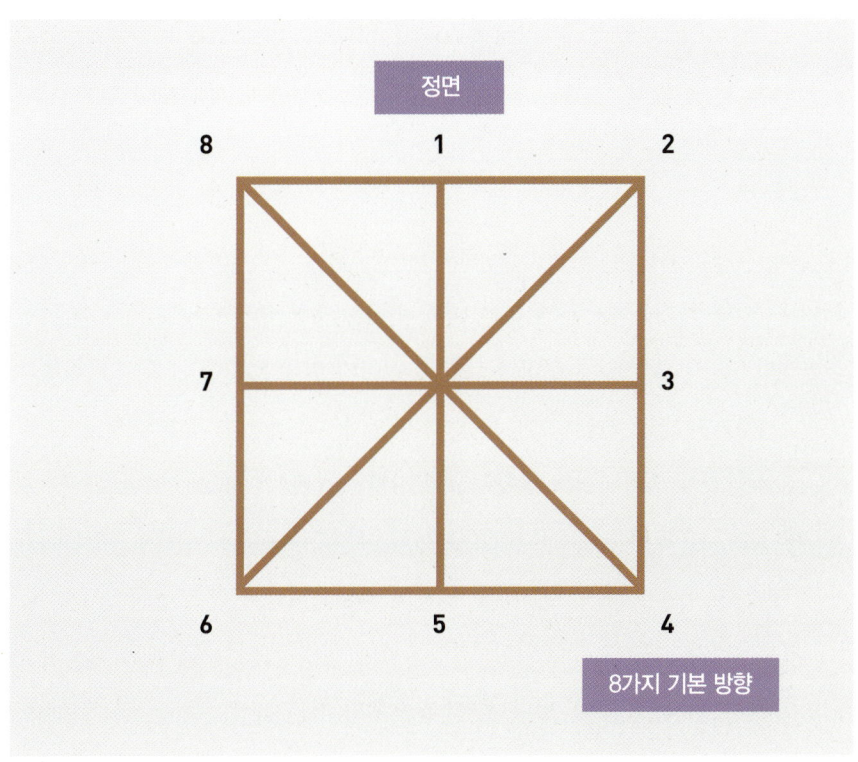

정면

8가지 기본 방향

이 8가지의 기본 방향은 제자리에서 하는 동작뿐만 아니라 자리를 이동하면서 하는 동작이나 점프가 들어간 큰 이동 동작 등 모든 발레 동작을 할 때 사용한다. 그래서 발레리나들도 각자의 기본기를 연습할 때 항상 이 방향을 염두에 두고 몸의 선을 관리하고, 십여 명이 군무를 함께할 때도 이 방향을 이용하기 때문에 마치 한 사람이 움직이는 것처럼 통일감을 보여줄 수 있는 것이다. 처음엔 복잡하게 느껴질 수 있지만, 나중엔 오히려 이 방향들을 사용하는 게 든든하게 느껴질 정도로 몸을 섬세하게 만들 수 있는 일등 공신이 되어줄 것이다.

발레만의 바른 호흡법

발레 클래스에서는 호흡을 어떻게 하느냐에 따라 자세도 근육의 쓰임도 완전히 달라지기 때문에 조화와 능률을 높이기 위해 호흡을 아주 중요하게 여긴다.

우리는 평상시에는 호흡을 하고 있는지조차 느끼지 못할 정도로 코로 얕은 숨을 들이마시고 내쉬며 생활하고 있지만, 발레에선 코로 숨을 들이마시고 입으로 내쉬는 흉곽 호흡을 적극적으로 한다. 이 흉곽 호흡은 배를 타이트하게 조인 상태에서 이루어지는 호흡이라, 상체의 기본자세와도 깊은 연관이 있다.

우리가 숨을 크게 들이쉬고 내쉴 때에 일반적으로 가슴과 갈비뼈가 들렸다가 내려가는 것을 볼 수 있다. 이렇게 호흡할 때는 몸통이 벌어지고 어깨 또한 들썩이게 된다. 이와 달리 발레에선 갈비뼈를 모으고 아랫배, 윗배를 하나로 조인 상태에서 호흡한다.

발레의 흉곽 호흡은 복식 호흡과도 다르다. 코로 내쉬는 복식 호흡을 하게 되면 아랫배, 윗배를 하나로 모은 복부가 밑으로 볼록하게 나오고, 허리를 곧추세운 근육의 긴장감도 풀리게 된다. 반면, 입으로 내쉬게 되면 갈비뼈, 복부는 더욱 조여지고, 어깨를 시원하게 내릴 수 있는 동시에 허리를 곧추세운 척추는 안정감을 갖고 더욱 길게 당길 수 있다. 결과적으로 항상 복부를 조이고 척추를 길게 써야 하는 발레의 턴아웃 자세에 도움이 되는 호흡법이라 할 수 있다.

발레 동작은 한 다리를 올려 밸런스를 유지하는 동작이 많은데, 이때도 코로 들이마시고 입으로 내쉬면, 다리를 길게 들어 올릴 때 근육을 위로 당겨 길게 쓰는 근육의 긴장 상태를 그대로 유지시키면서 복부와 척추에 안정감을 주게 돼 정확한 자세를 유지하고 밸런스를 잡는 데 도움이 된다. 또 척추의 안정감을 주기 때문에 다리를 들고 있느라 어깨나 근육이 경직되는 것을 완화시킬 수 있다.

동작에 맞는 호흡을 할 때 화음을 이루듯 우리 몸도 조화롭게 움직일 수 있다. 예를 들어 팔을 올릴 때 숨을 내쉬거나 호흡에 신경을 쓰지 않는다면 어깨는 아프고 팔은 무겁게 올라간다. 반대로 숨을 들이마시며 팔을 올린다면, 몸은 가볍게 끌어올려지고 팔도 길게 올릴 수 있게 된다. 그래서 코로 들이마시는 숨은 근육을 위로 끌어올려 쓰는 동작에 도움이 된다. 내리는 동작, 미는 동작, 중심을 잡는 동작을 할 때도 입으로 내쉬는 숨을 적극적으로 활용하면, 관절과 근육의 윤활제가 되어 팔다리를 더욱 길고 섬세하게 사용할 수 있다. 같은 동작이라도 밋밋하거나 뻣뻣하지 않고 유연하게 연결시키도록 도와주는 것이다.

적극적인 호흡은 칼로리 소모에도 큰 도움이 되며, 연습 중에 생기는 피로물질인 젖산을 줄이고, 근육에 피로감을 덜 쌓이게 해 지구력과 근력을 키우는 데도 도움이 된다.

숨을 쉰다는 것은 살아 있다는 뜻으로 발레도 마찬가지로 이 호흡에 의해 움직임이 완성되고 살아 숨 쉬게 된다. 꼭 기억하자. 숨을 들이마실 땐 코로, 내쉴 땐 입으로 후~.

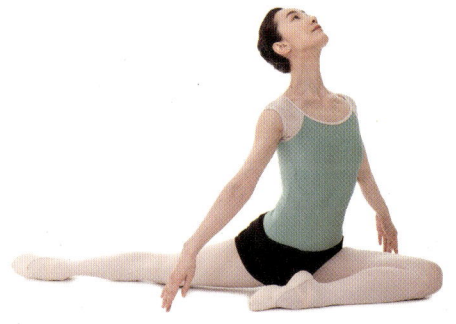

꼭 알아야 할 발레 기본 용어 1

발레는 프랑스에서 체계화시켰기에 프랑스어가 세계적 발레 공통어로 사용되고 있다.
발레 용어 중 다음 '3장 발레 스트레칭'에서 주로 나오는
용어 중심으로 간단하게 몇 가지를 정리했다.
기본적인 발레 용어들인 만큼 개념을 정확히 이해한다면
발레 클래스를 좀 더 쉽게 즐길 수 있다.

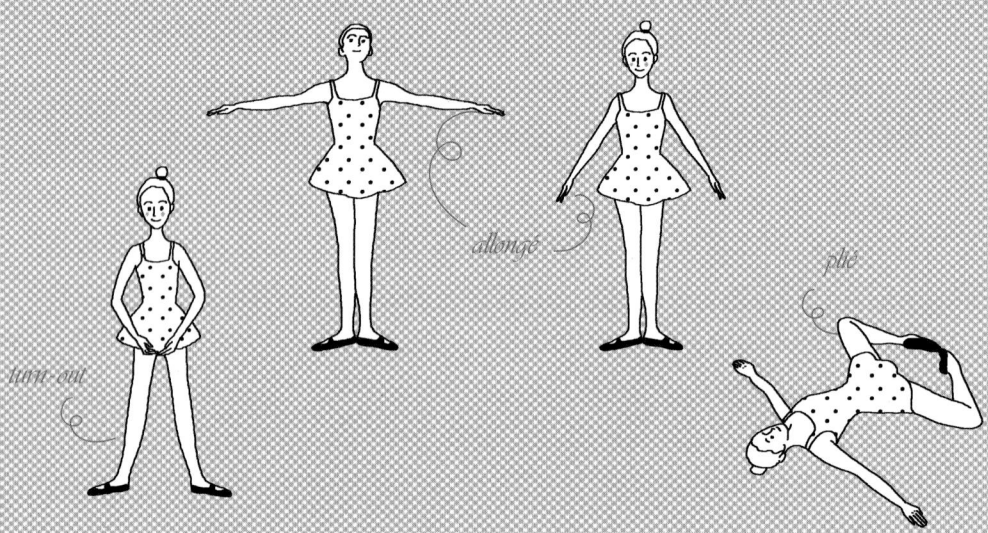

턴아웃 turn-out 양쪽 다리의 무릎 뒤쪽과 발뒤꿈치의 다리 안쪽이 서로 마주 보도록 발을 일자로 벌려 엉덩이 고관절부터 시작해 발과 다리 전체를 바깥쪽으로 돌린 두 발끝이 180도를 이루는 발레의 기본자세이다.

알롱제 allongé '길게 늘이다' '쭉 펴다'라는 뜻으로, 팔을 길게 뻗어 펴주는 팔 동작이다. 어깨와 팔꿈치 위치는 고정시키고 팔꿈치 이하만 돌려 손끝을 바깥쪽으로 길게 쭉 뻗어 팔 연결 동작으로 주로 쓰인다. 알롱제는 준비자세 알롱제, 1번 알롱제, 2번 알롱제, 3번 알롱제의 총 4가지 팔 동작으로 되어 있다.

포인 pointe 발등을 쭉 펴서 발끝을 힘 있게 오므리는 동작으로 발을 뾰족하게 만든다.

쁠리에 plié '구부리다'는 뜻으로, 무릎을 구부리는 동작을 말한다.

드방 devant 방향 앞을 나타낸다.

알 라 쓰공드 à la seconde 방향 옆을 나타내며, 팔의 기본자세 '2번 포지션'을 나타내기도 한다.

데리에 derrière 방향 뒤를 나타낸다.

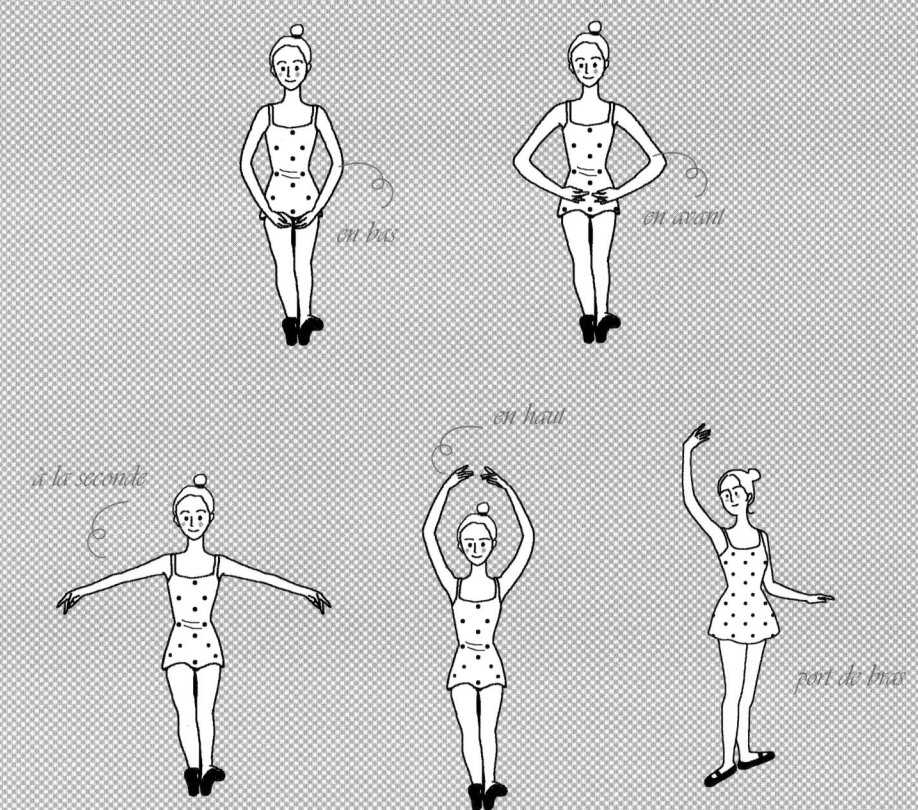

앙 바 en bas 양손의 팔꿈치를 이용해 곡선을 만들고, 손끝이 닿을 듯 가깝게 하는 팔 동작의 기본자세이다.

안 아방 en avant 앙 바에서 양팔을 올려 두 팔의 높이를 배꼽과 가슴 중간에 놓고 곡선을 만들어주는 팔의 기본자세 1번 포지션이다.

알 라 쓰공드 à la seconde 팔을 옆으로 벌리는 자세로, 팔꿈치는 옆구리 앞쪽에 위치하며 곡선을 만들어주는 팔의 기본자세 2번 포지션이다.

앙 오 en haut 앙 바에서 양팔을 올려 두 팔이 머리 앞쪽에 위치하며, 손바닥은 앞쪽에서 보이지 않게 이마쪽을 향하게 하여 곡선을 만들어주는 팔의 기본자세 3번 포지션이다.

뽈 드 브라 port de bras 한 동작에서 다른 동작으로 이어지는 우아한 팔의 움직임이나, 여러 가지 팔 동작을 통틀어 말하고 팔과 함께 상체를 구부리는 것도 포함한다.

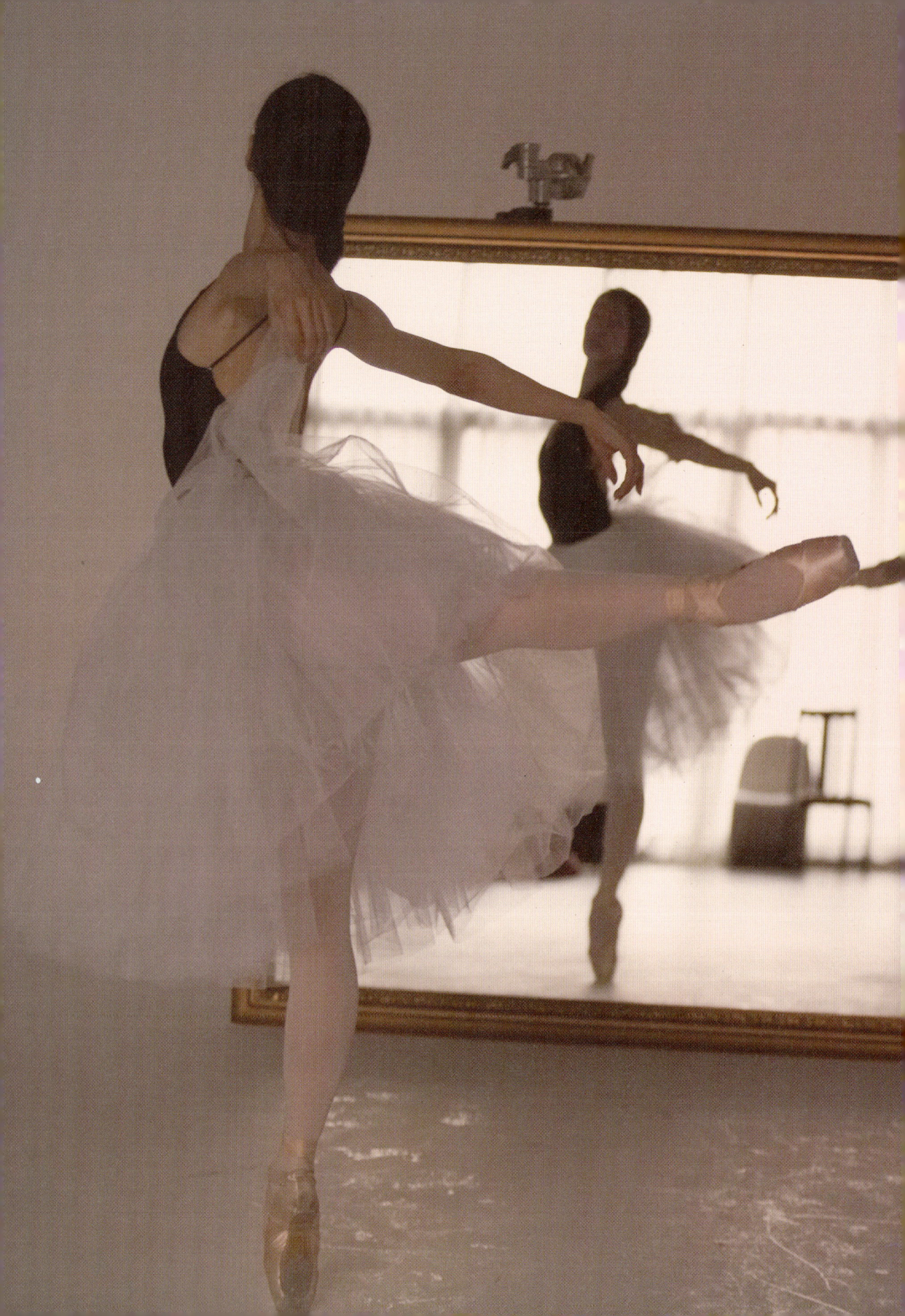

PART
03

내 몸을 아름답게 깨워주는
발레 스트레칭

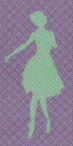

발레 스트레칭은 발레에 입문하는 이들이 발레 기초 동작에 필요한
기본자세를 익히고 유연성과 근력을 기를 수 있는 첫 단계이다.
차분히 스트레칭에 집중하다 보면 평소 쓰지 않던 내 몸의 구석구석에서
섬세한 자극을 느끼게 되고, 각 부위의 라인이 예쁘게 잡히는 것을 느낄 수 있다.
스트레칭만으로 탄력과 유연성이 생기며 근력을 높일 수 있고,
온몸의 피로가 싹 풀리는 마사지 효과도 있어 스트레스 해소에도 그만이다.
발레 스트레칭을 통해 발레리나들의 아름다운 자태에 한발 가까이 다가가 보자.

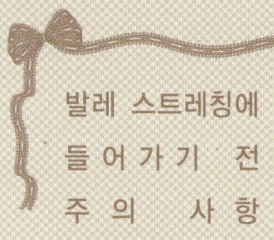

발레 스트레칭에
들어가기 전
주의 사항

첫째 / 매번 상체의 기본자세를 유지하며 한 동작, 한 단계씩 연습한다

처음엔 다소 힘들 수 있지만 상체의 기본자세를 유지해야 몸의 중심부인 복부, 허리, 등, 엉덩이, 골반, 척추의 힘과 유연성을 기를 수 있으며, 몸과 연결된 팔과 다리도 예쁜 라인을 만들 수 있다. 무엇이든 기초공사가 중요하듯 처음 시작할 때부터 바른 자세를 습관화하는 것이 중요하다.

둘째 / 처음부터 무리하여 동작을 하지 않는다

어깨는 내리고 허리를 곧게 펴고 무릎을 편 자세에 신경 쓰며 점차 유연성을 기르는 것이 목표이다. 우선 자세를 지키는 것이 근력을 높이는 데 더 도움이 되며, 근력을 키워야 유연성을 높일 수 있고 몸도 그만큼 섬세하게 가꿔진다.

셋째 / 앞서 이야기한 발레의 8가지 기본 방향과 흉곽 호흡을 적극 활용한다

아무리 간단한 동작이라도 공들인 만큼 몸이 더 예쁘고 유연하게 만들어진다.

① 허리 스트레칭

척추를 이완시키는 동작

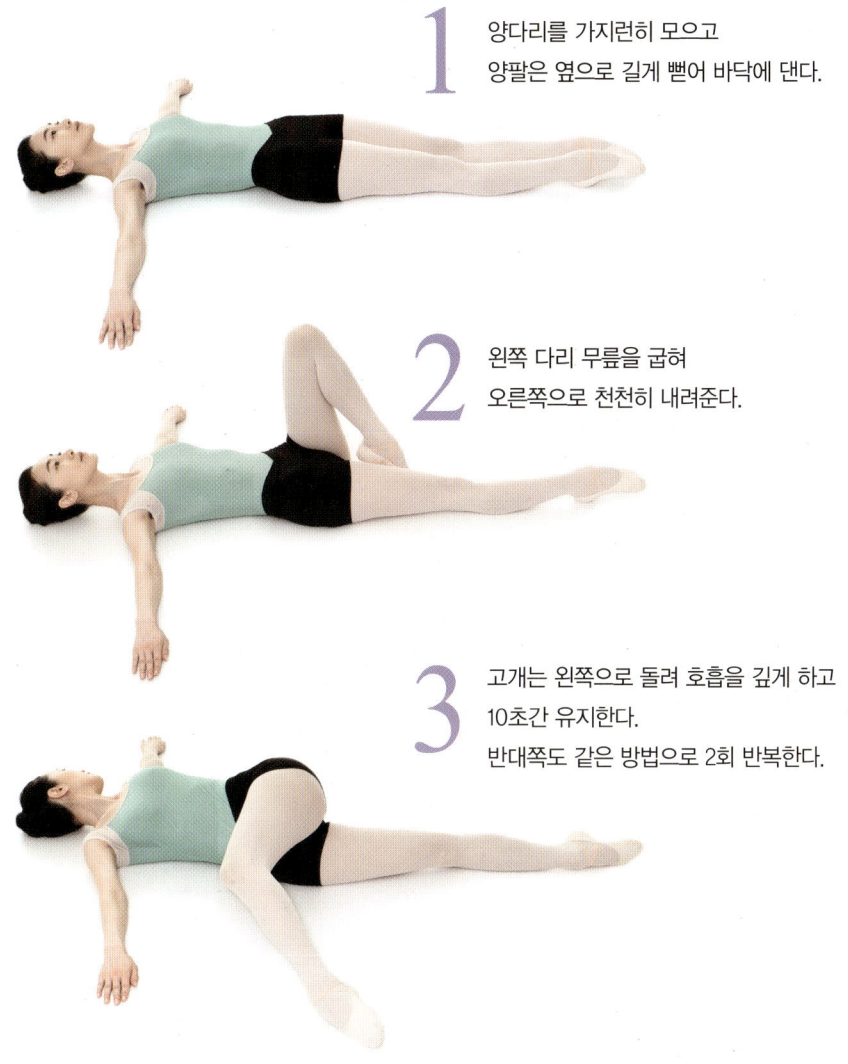

1 양다리를 가지런히 모으고
양팔은 옆으로 길게 뻗어 바닥에 댄다.

2 왼쪽 다리 무릎을 굽혀
오른쪽으로 천천히 내려준다.

3 고개는 왼쪽으로 돌려 호흡을 깊게 하고
10초간 유지한다.
반대쪽도 같은 방법으로 2회 반복한다.

tip
왼쪽 다리를 넘길 때, 왼쪽 어깨가 딸려가지 않게 바닥에 고정시키고 두 팔을 길게 뻗어준다.

원 그리며 허리, 등 스트레칭

경직된 허리, 등을 풀어주는 동작

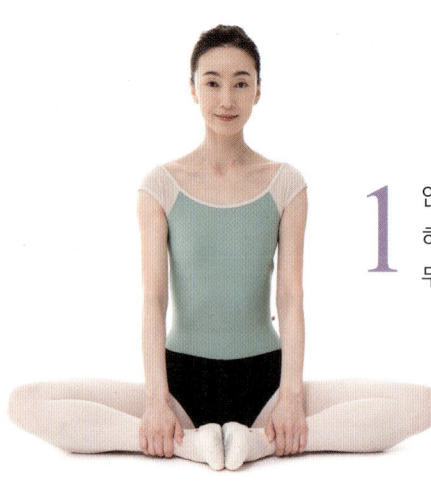

1 앉아서 발바닥을 마주 보게 하고
허리를 곧추세운 후,
두 손으로 발목을 잡는다.

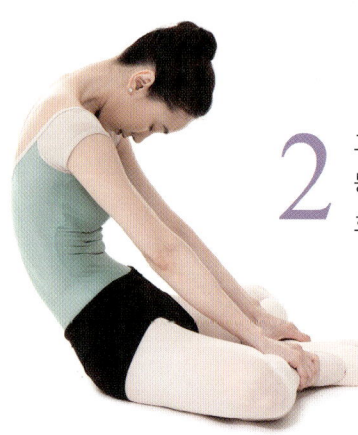

2 고개를 숙이고
등을 뒤로 밀어 최대한 아치를 만든다.
호흡하며 등을 늘린다.

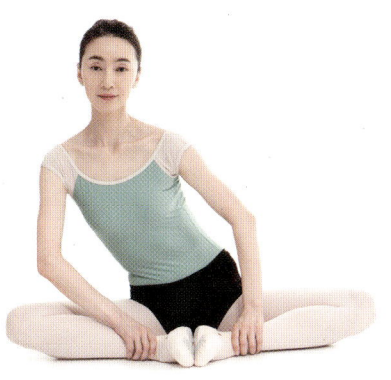

3 이어서 호흡하며 천천히 원을 그리듯 오른쪽으로 상체를 밀어준다.
고개는 정면, 어깨는 되도록 수평을 만들어 옆구리를 최대한 늘린다.
이때 왼쪽 엉덩이가 들리지 않게 한다.

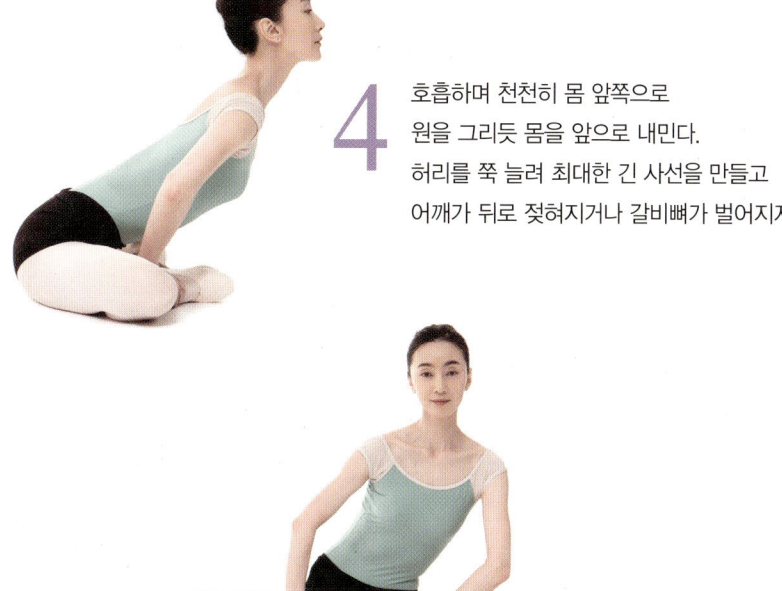

4 호흡하며 천천히 몸 앞쪽으로
원을 그리듯 몸을 앞으로 내민다.
허리를 쭉 늘려 최대한 긴 사선을 만들고
어깨가 뒤로 젖혀지거나 갈비뼈가 벌어지지 않게 한다.

5 호흡하며 천천히 원을 그리듯 왼쪽으로 상체를 밀어준다.
고개는 정면, 어깨는 되도록 수평을 만들어 옆구리를 최대한 늘린다.
이때 오른쪽 엉덩이가 들리지 않게 한다.
두 바퀴를 그리고, 반대쪽도 같은 방법으로 2회 반복한다.

목 스트레칭

목과 승모근을 이완시키는 동작

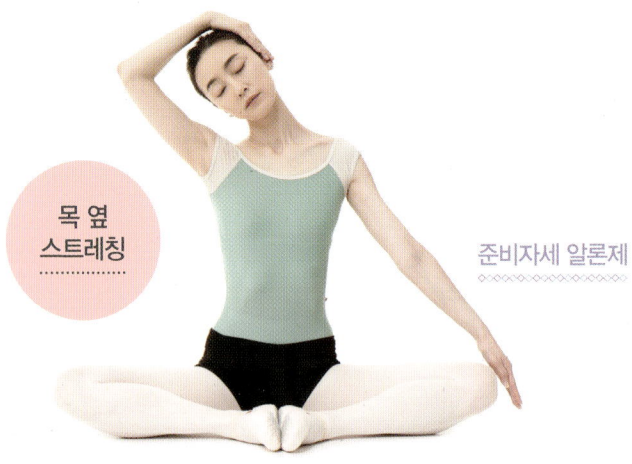

목 옆 스트레칭

준비자세 알론제

1 허벅지와 무릎을 최대한 바닥으로 붙이고 허리가 뒤로 빠지지 않게 곧추세운다.
오른손을 왼쪽 귀에 대고 왼손은 준비자세 알론제한다.

2 고개를 오른쪽으로 지그시 내려주고, 손끝을 멀리 당겨 왼쪽 어깨를 목과 반대로 당겨준다.

3 호흡하며 5초간 유지하고, 반대쪽도 같은 방법으로 한다.

반대 방향으로!

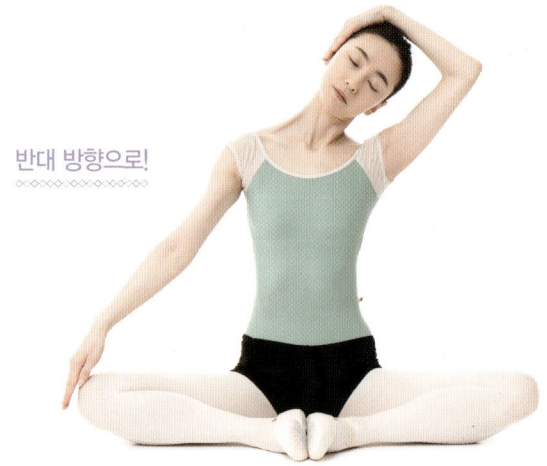

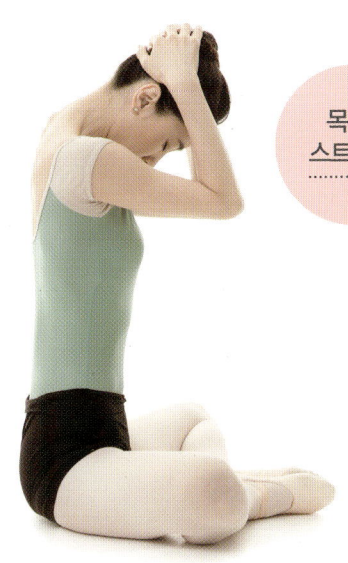

**목 뒤
스트레칭**

1 깍지 낀 두 손을 머리 뒤에 댄다.
2 이때 몸통은 바른 자세를 유지하며
 팔꿈치를 모아 앞으로 숙이고
 호흡하며 5초간 유지한다.

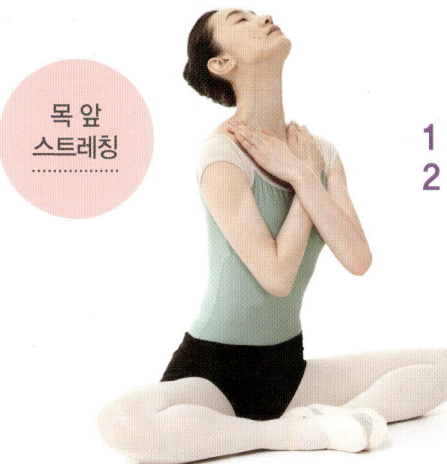

**목 앞
스트레칭**

1 두 손을 가로질러 가슴 위쪽에 댄다.
2 어깨를 지그시 눌러주며 턱을 천장을 향해
 올려준다. 이때 목이 뒤로 젖혀지지 않게 하고
 호흡하며 5초간 유지한다.

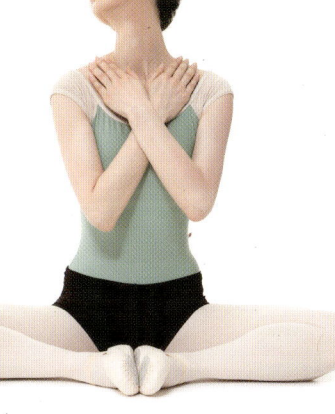

같은 방법으로 오른쪽 사선,
왼쪽 사선 방향으로 당겨 5초간 유지한다.

4

어깨 스트레칭

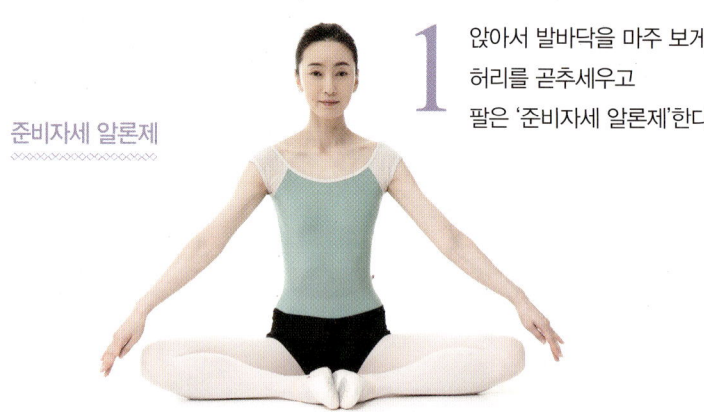

준비자세 알론제

1 앉아서 발바닥을 마주 보게 하고
허리를 곧추세우고
팔은 '준비자세 알론제'한다.

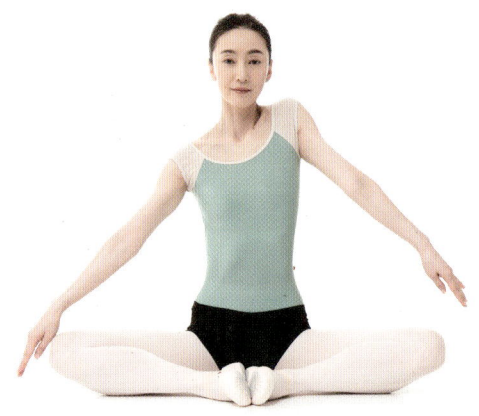

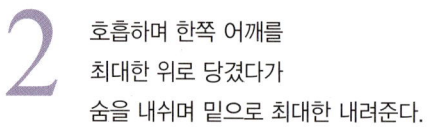

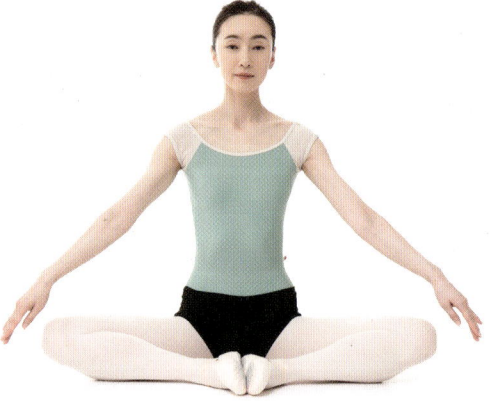

2 호흡하며 한쪽 어깨를
최대한 위로 당겼다가
숨을 내쉬며 밑으로 최대한 내려준다.

3 이때 손끝을 누군가 당겨준다는
느낌으로 어깨를 최대한 내린다.
반대쪽도 같은 방법으로, 2회 반복한다.

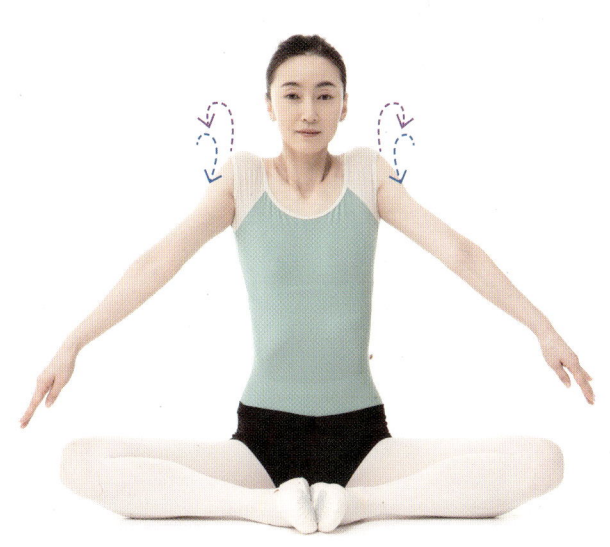

1 양쪽 어깨를 위로 올려 앞에서 뒤로 둥글리고
다시 거꾸로 뒤에서 앞으로 둥글린다.

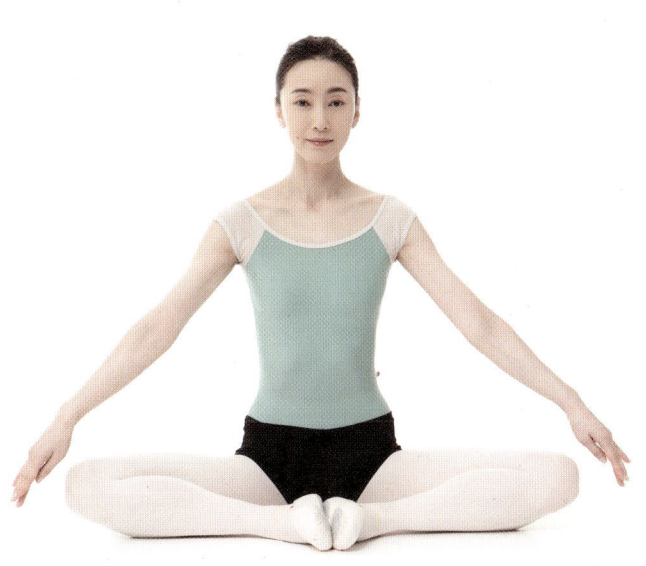

2 2회 반복한다.

5

상체 골반 스트레칭

골반과 상체를 이완시키는 동작

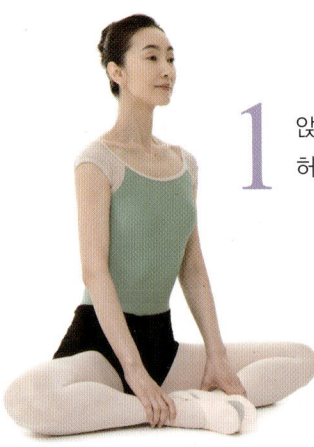

1 앉아서 발바닥을 마주 보게 하고
허리를 곧추세워 두 손으로 발목을 잡는다.

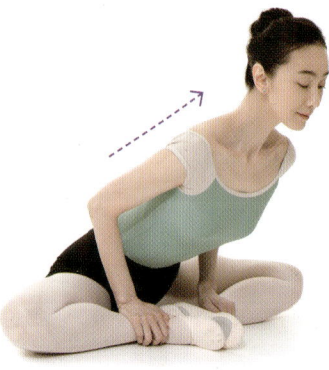

2 호흡하며 천천히 허리를 길게 늘려
바닥으로 숙인다.

3 팔을 쭉 뻗어 허리를 길게 펴고 바닥에 댄다.
고개를 푹 숙여 호흡하며 10초간 유지한다.

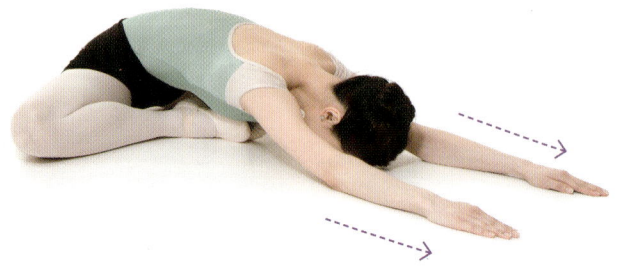

6

엎드려서 하는 허리 스트레칭

등, 허리, 골반을 이완시키는 동작

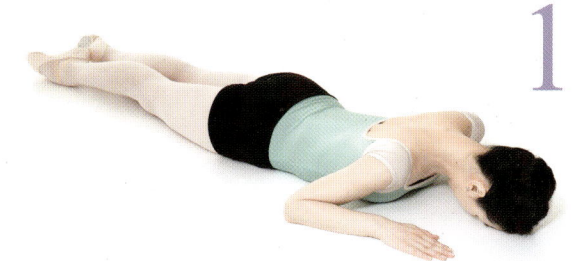

1 엎드려 두 손으로 지지대를 만들고
다리는 길게 편다.

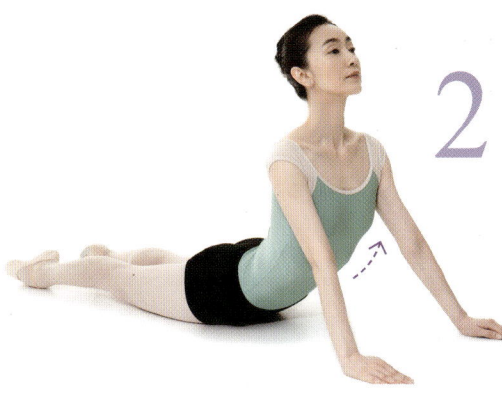

2 손으로 바닥을 밀며 상체를 최대한 들어 올린다.
이때 어깨가 올라가지 않게 지그시 눌러주고
복부를 조인 상태로 척추를 늘린다.
호흡을 하며 5초간 유지한다.

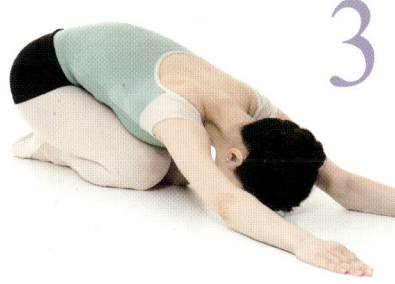

3 두 손을 바닥에 고정시키고 엉덩이를 뒤로
천천히 밀어 발목에 밀착시킨다.
이마는 바닥에 대고, 허리와 팔을 최대한 길게 늘이며
호흡을 하며 5초간 유지한다. 2회 반복한다.

tip

이 스트레칭은 동작들 사이에 허리의 이완을 돕는 동작으로 사용하면 좋다.

턴아웃 자세와 호흡

발레 스트레칭의 기본 동작

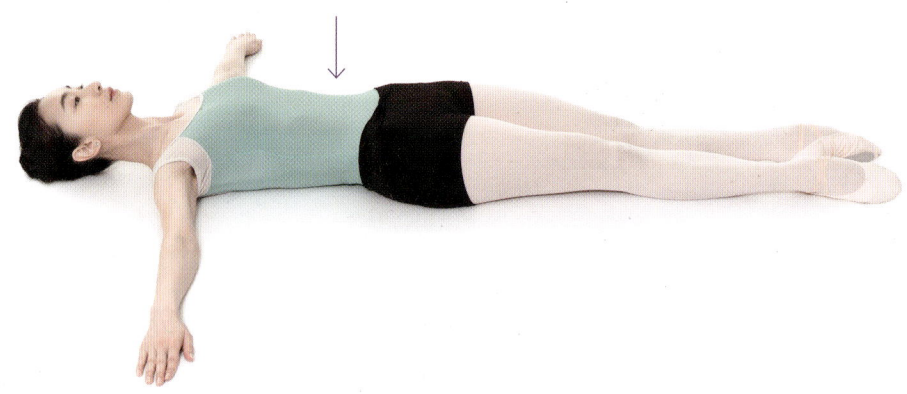

1 양팔은 길게 옆으로 뻗어 바닥에 대고, 다리는 턴아웃 자세로 하고 발은 포인한다.
허리가 바닥에서 뜨지 않게, 가슴과 갈비뼈를 가운데로 차분히 모으고
배를 등에 붙인다는 느낌으로 아래로 지그시 눌러준 다음 배꼽을 위로 살짝 올려준다.

2 엉덩이는 조이고 꼬리뼈와 머리끝은 서로 당겨주는 느낌을 갖는다.

3 이 자세로 숨을 코로 들이마시고 입으로 내쉰다.
10회 반복한다.

누워서 하는 기본 턴아웃 자세는 누운 채 하니 어깨도 편안하고
엉덩이가 뒤로 빠질 염려가 없어서 한결 만들기 수월하다.
갈비뼈가 모인 상태로 숨을 들이마시면 몸이 위로 당겨 올라가는 느낌이 들고
입으로 내쉬면 몸통이 작아지면서 복부가 더욱 견고해지는 느낌을 받을 것이다.
앞으로 항상 이 자세와 호흡을 기억하며 동작을 진행하자.

8

무릎 구부렸다 펴기

복부, 허벅지를 강화시키고 골반의 유연성을 높이는 동작

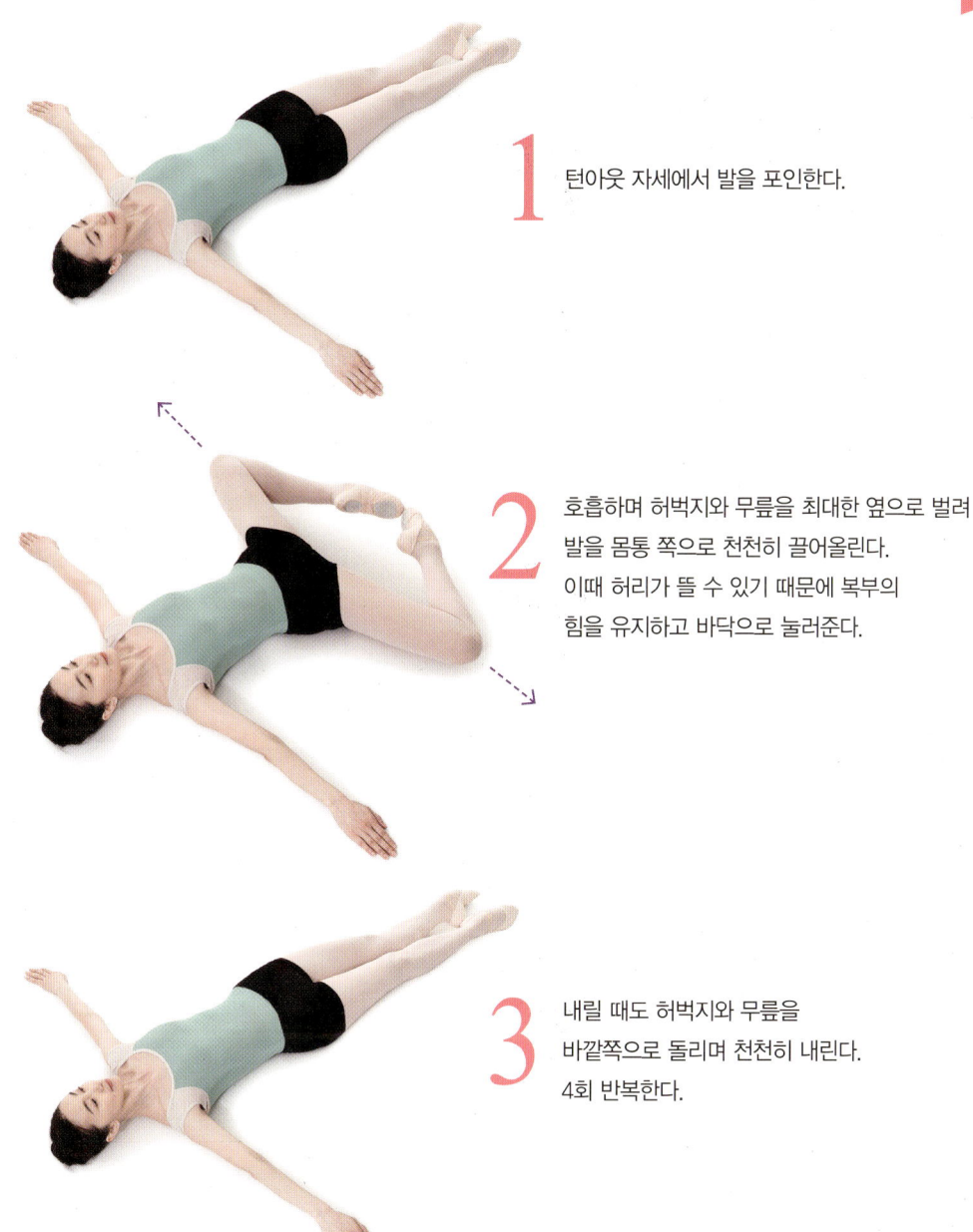

1 턴아웃 자세에서 발을 포인한다.

2 호흡하며 허벅지와 무릎을 최대한 옆으로 벌려
발을 몸통 쪽으로 천천히 끌어올린다.
이때 허리가 뜰 수 있기 때문에 복부의
힘을 유지하고 바닥으로 눌러준다.

3 내릴 때도 허벅지와 무릎을
바깥쪽으로 돌리며 천천히 내린다.
4회 반복한다.

앞으로 다리 올리기

복부, 다리 근력을 높이는 동작

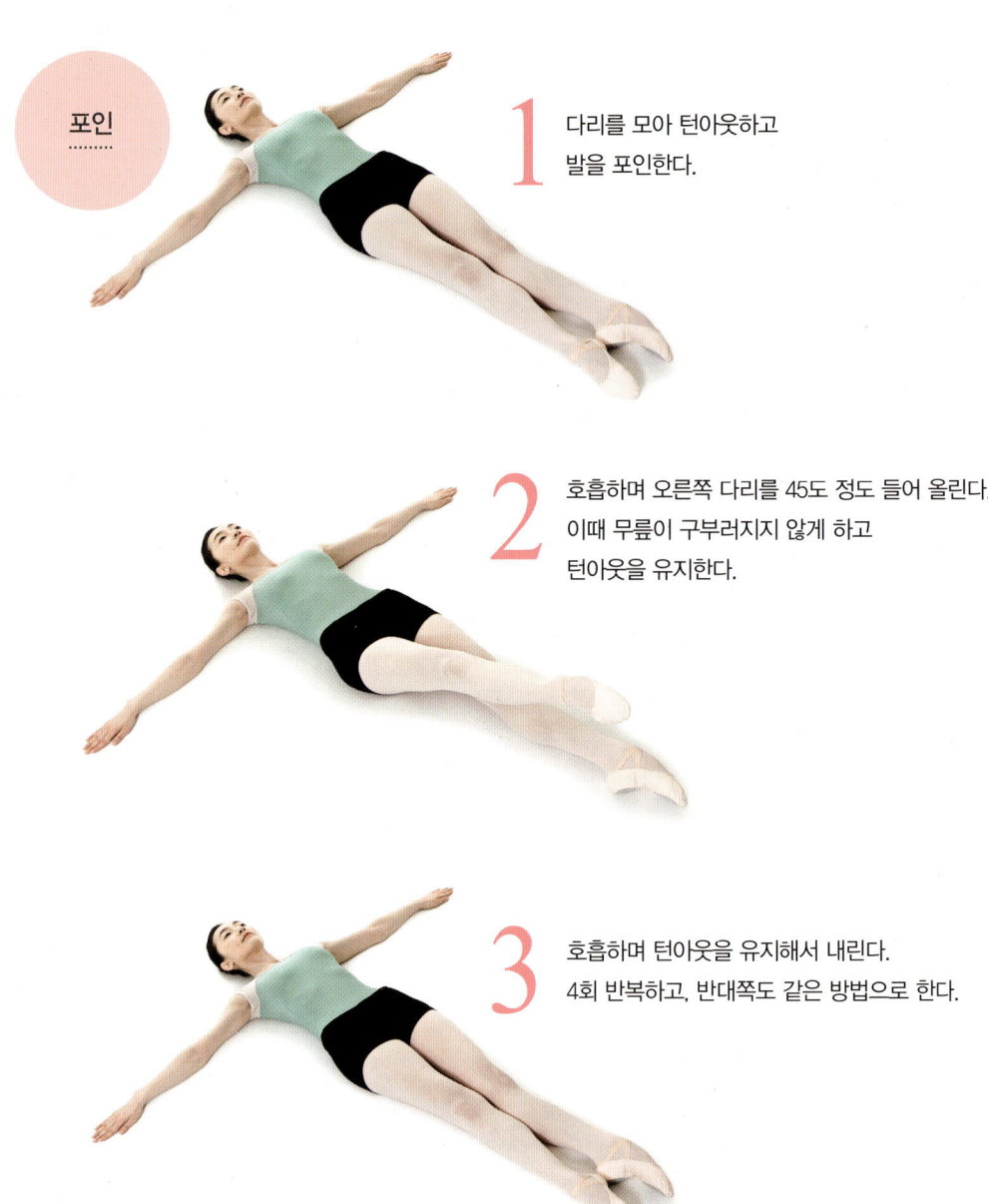

포인

1 다리를 모아 턴아웃하고
발을 포인한다.

2 호흡하며 오른쪽 다리를 45도 정도 들어 올린다.
이때 무릎이 구부러지지 않게 하고
턴아웃을 유지한다.

3 호흡하며 턴아웃을 유지해서 내린다.
4회 반복하고, 반대쪽도 같은 방법으로 한다.

플렉스

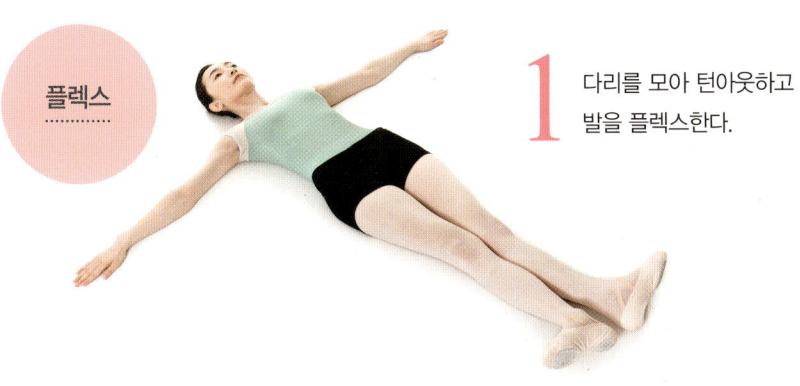

1 다리를 모아 턴아웃하고
발을 플렉스한다.

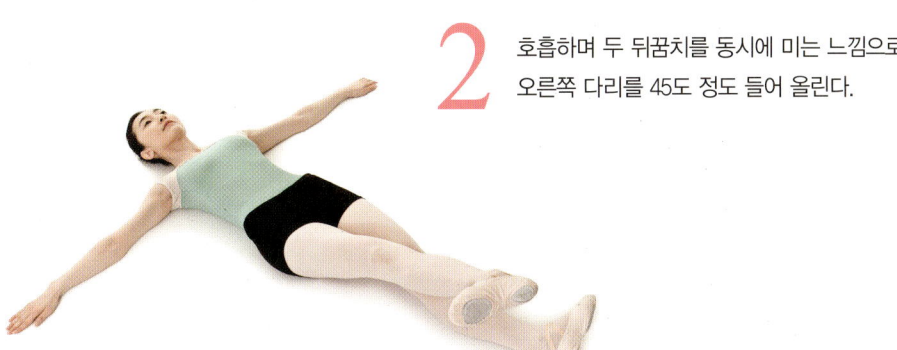

2 호흡하며 두 뒤꿈치를 동시에 미는 느낌으로
오른쪽 다리를 45도 정도 들어 올린다.

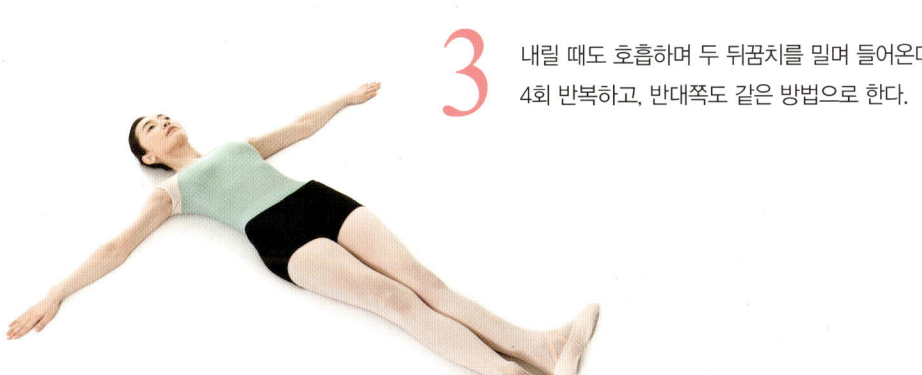

3 내릴 때도 호흡하며 두 뒤꿈치를 밀며 들어온다.
4회 반복하고, 반대쪽도 같은 방법으로 한다.

10

옆으로 다리 벌리기

복부, 다리 근력을 높이는 동작

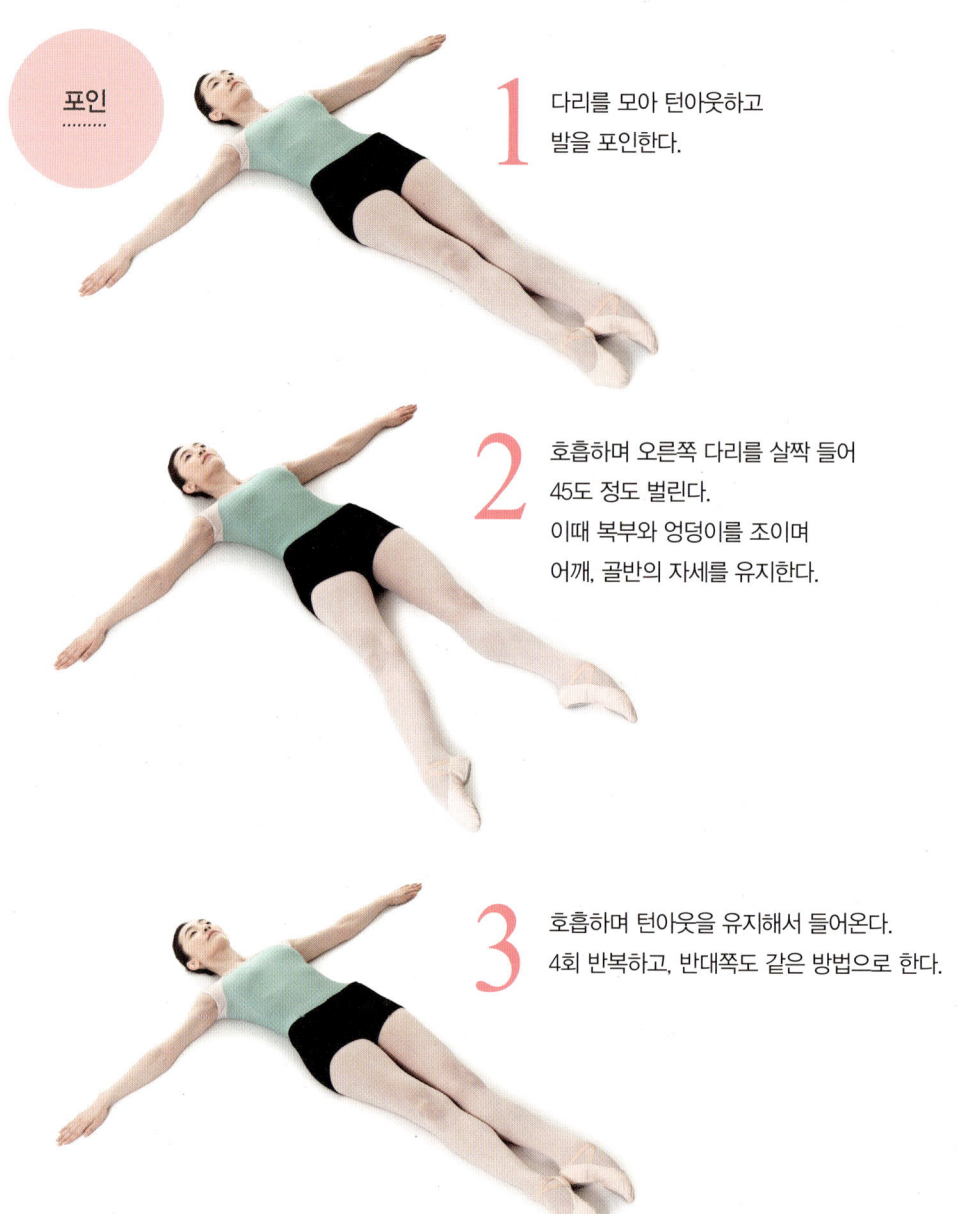

포인

1 다리를 모아 턴아웃하고
발을 포인한다.

2 호흡하며 오른쪽 다리를 살짝 들어
45도 정도 벌린다.
이때 복부와 엉덩이를 조이며
어깨, 골반의 자세를 유지한다.

3 호흡하며 턴아웃을 유지해서 들어온다.
4회 반복하고, 반대쪽도 같은 방법으로 한다.

플렉스

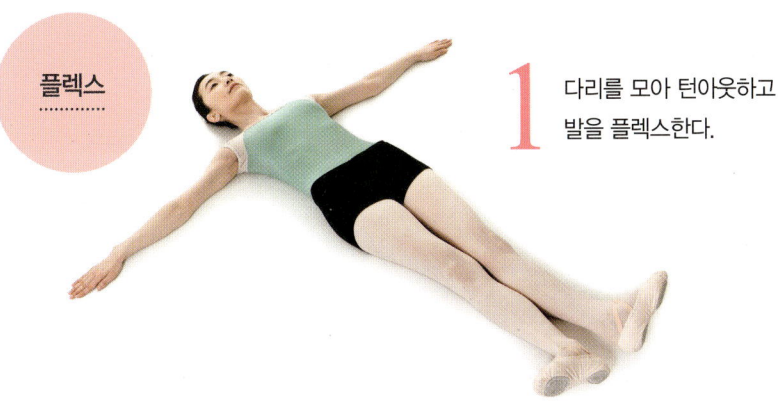

1 다리를 모아 턴아웃하고
발을 플렉스한다.

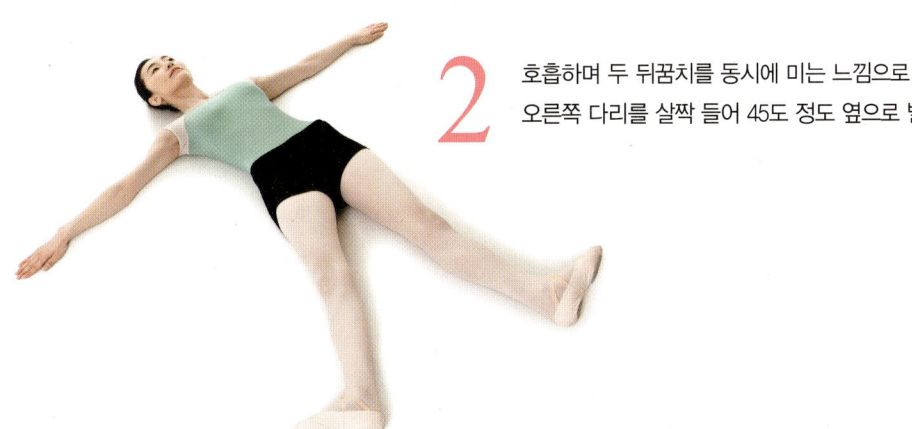

2 호흡하며 두 뒤꿈치를 동시에 미는 느낌으로
오른쪽 다리를 살짝 들어 45도 정도 옆으로 벌린다.

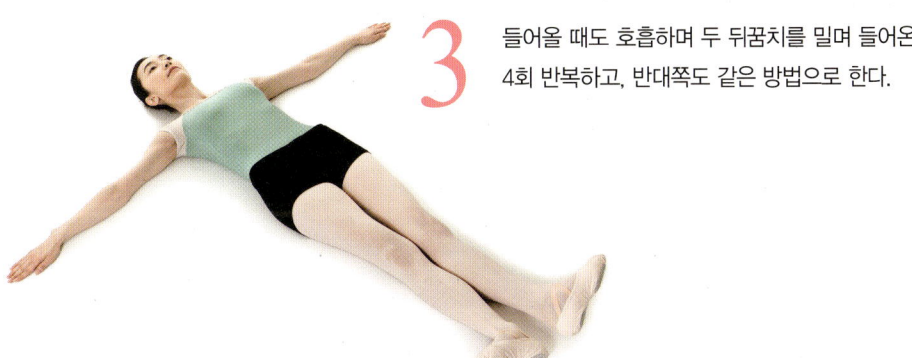

3 들어올 때도 호흡하며 두 뒤꿈치를 밀며 들어온다.
4회 반복하고, 반대쪽도 같은 방법으로 한다.

11

엎드려 뒤로 다리 올리기

등, 엉덩이 탄력과 다리 근력을 높이는 동작

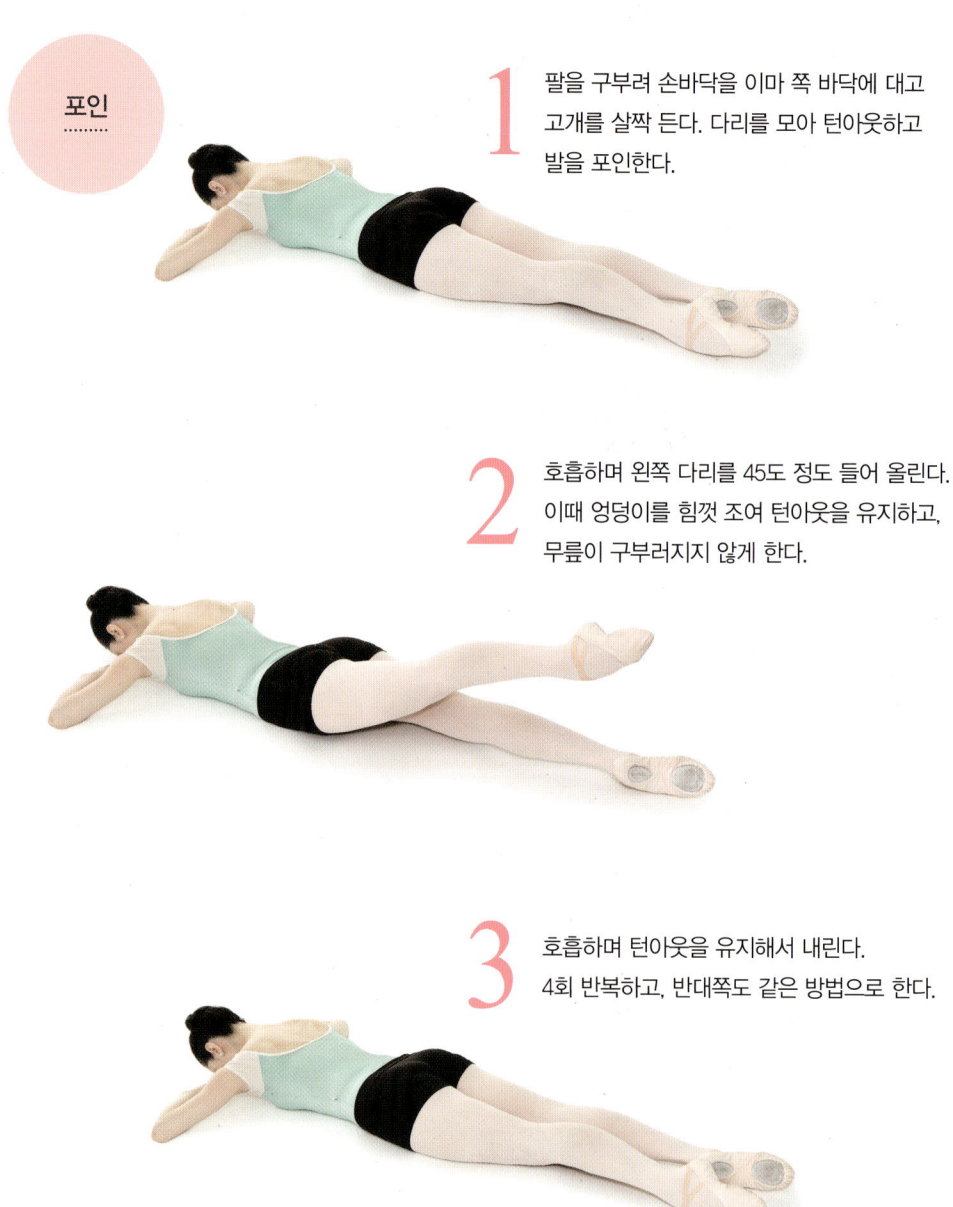

포인

1 팔을 구부려 손바닥을 이마 쪽 바닥에 대고 고개를 살짝 든다. 다리를 모아 턴아웃하고 발을 포인한다.

2 호흡하며 왼쪽 다리를 45도 정도 들어 올린다. 이때 엉덩이를 힘껏 조여 턴아웃을 유지하고, 무릎이 구부러지지 않게 한다.

3 호흡하며 턴아웃을 유지해서 내린다. 4회 반복하고, 반대쪽도 같은 방법으로 한다.

플렉스

1 팔을 구부려 손바닥을 이마 쪽 바닥에 대고
고개를 살짝 든다. 다리를 모아 턴아웃하고 발을 플렉스한다.

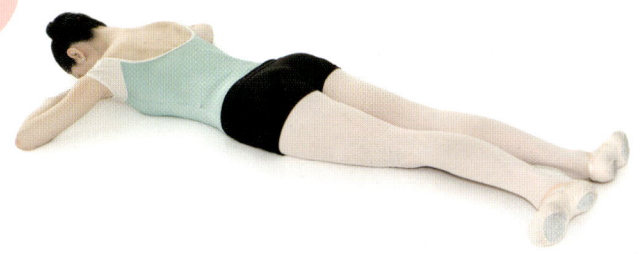

2 호흡하며 두 뒤꿈치를 동시에 미는 느낌으로
왼쪽 다리를 45도 정도 들어 올린다.
이때 엉덩이를 힘껏 조여 다리가 옆으로 벌어지지 않게 하고
다리 안쪽 근육을 길게 쓴다.

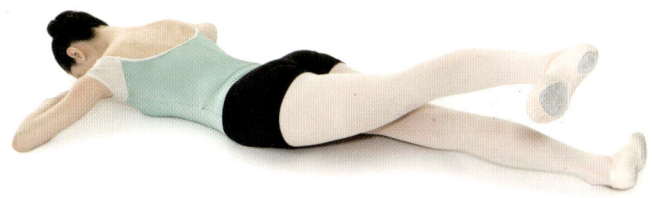

3 내릴 때도 호흡하며 두 뒤꿈치를 밀며 들어온다.
4회 반복하고, 반대쪽도 같은 방법으로 한다.

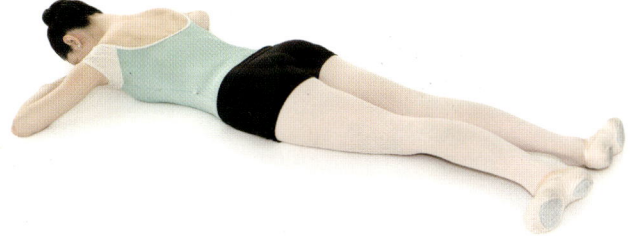

12

엎드려 옆으로 다리 벌리기

등, 엉덩이 탄력과 다리 근력을 높이는 동작

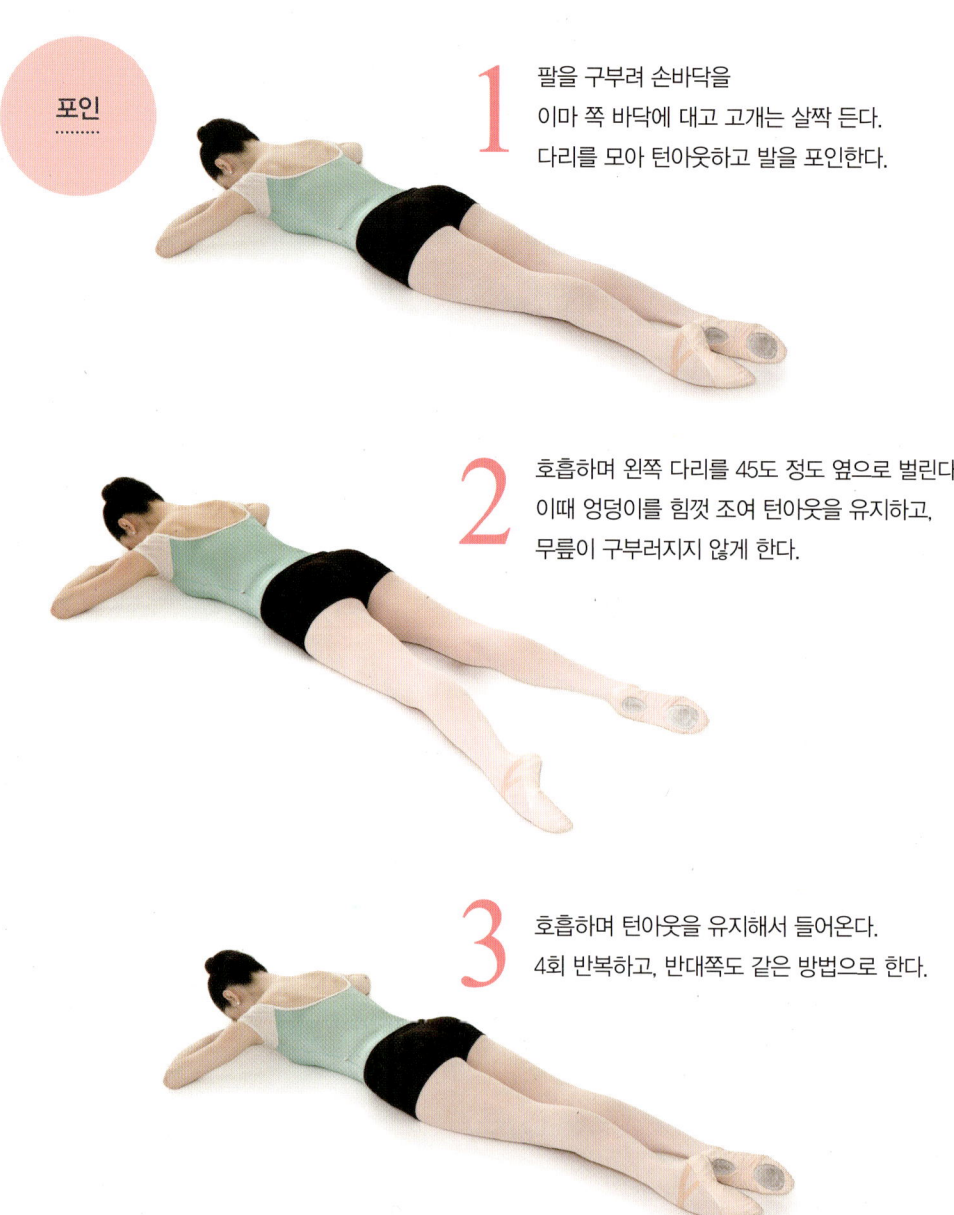

포인

1 팔을 구부려 손바닥을
이마 쪽 바닥에 대고 고개는 살짝 든다.
다리를 모아 턴아웃하고 발을 포인한다.

2 호흡하며 왼쪽 다리를 45도 정도 옆으로 벌린다.
이때 엉덩이를 힘껏 조여 턴아웃을 유지하고,
무릎이 구부러지지 않게 한다.

3 호흡하며 턴아웃을 유지해서 들어온다.
4회 반복하고, 반대쪽도 같은 방법으로 한다.

플렉스

1 팔을 구부려 손바닥을 이마 쪽 바닥에 대고
고개는 살짝 든다. 다리를 모아 턴아웃하고
발을 플렉스한다.

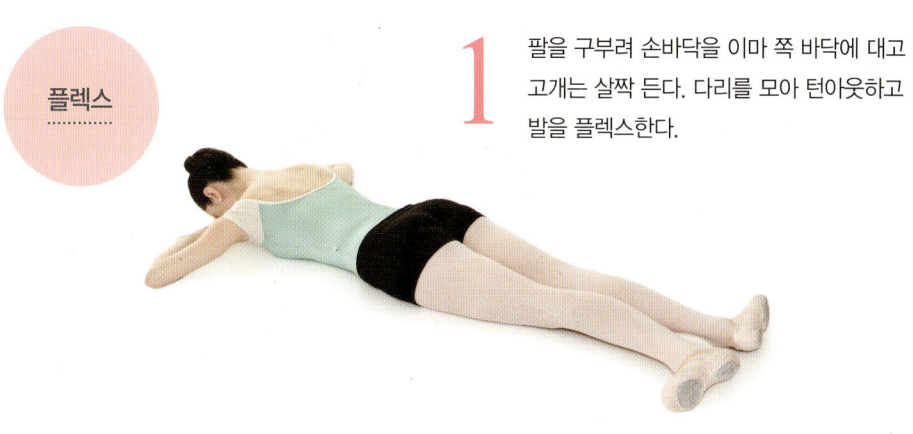

2 호흡하며 두 뒤꿈치를 동시에 미는 느낌으로
왼쪽 다리를 45도 정도 옆으로 벌린다.

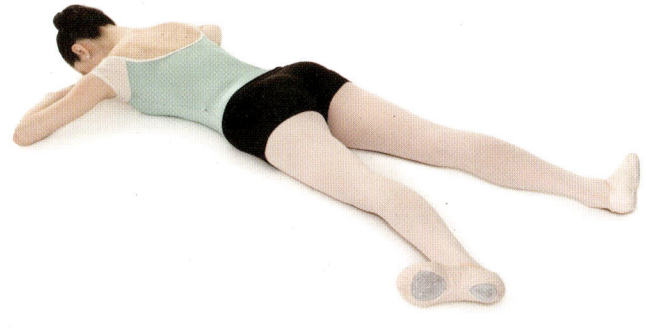

3 호흡하며 두 뒤꿈치를 밀며 들어온다.
4회 반복하고, 반대쪽도 같은 방법으로 한다.

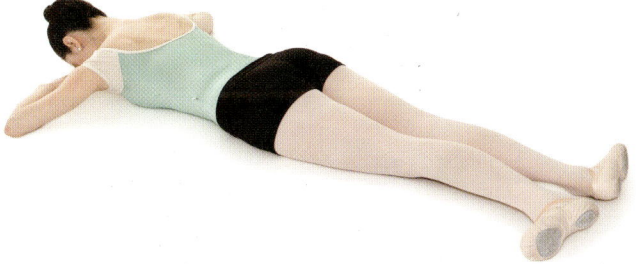

13

옆으로 누워 무릎 끌어올리기

골반의 유연성과 허벅지를 강화시키는 동작

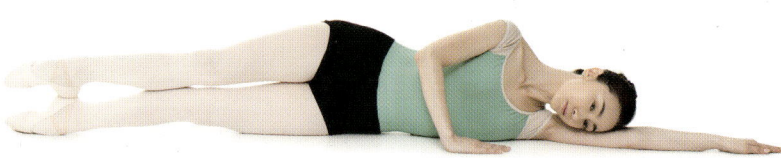

1 왼팔을 머리 위로 길게 뻗어 바닥에 대고
오른손은 가슴 앞쪽 바닥에 대고 지지대를 만들어준다.
턴아웃 자세로 발을 포인한다.

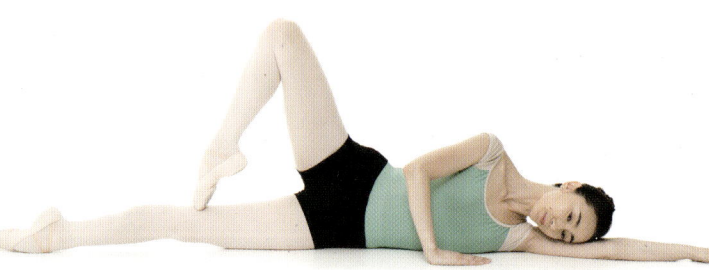

2 호흡하며 오른쪽 발끝으로 왼쪽 다리를 긁어 무릎까지 올린다.
이때 엉덩이와 골반도 올린다는 느낌으로 허벅지를 강하게 끌어올리고
무릎을 최대한 벌린다.

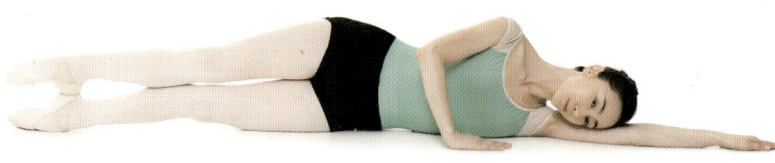

3 호흡하며 복부와 엉덩이를 조여 턴아웃에 신경 쓰며 제자리로 돌아온다.
4회 반복하고, 반대쪽도 같은 방법으로 한다.

14
옆으로 누워 무릎 올리고 다리 펴기

골반, 다리, 무릎의 유연성을 높이는 동작

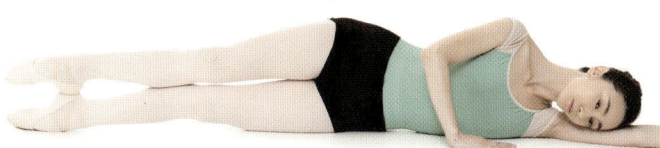

1 왼팔을 머리 위로 길게 뻗어 바닥에 대고 오른손은 가슴 앞쪽 바닥에 대고
지지대를 만들어준다. 턴아웃 자세로 발을 포인한다.

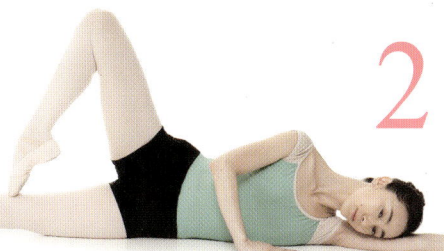

2 호흡하며 오른쪽 발끝으로 왼쪽 다리를 긁어
무릎까지 올린다.

3 이어서 무릎의 위치를 최대한 높여
다리를 편다. 호흡하며 밸런스를 유지한다.

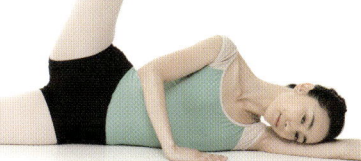

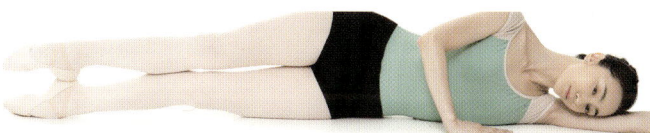

4 호흡과 함께 무릎을 편 상태로 턴아웃을 유지하며, 내려온다.
4회 반복하고, 반대쪽도 같은 방법으로 한다.

15

다리로 원 그리기

복부를 강화시키고, 골반과 다리의 유연성을 높이는 동작

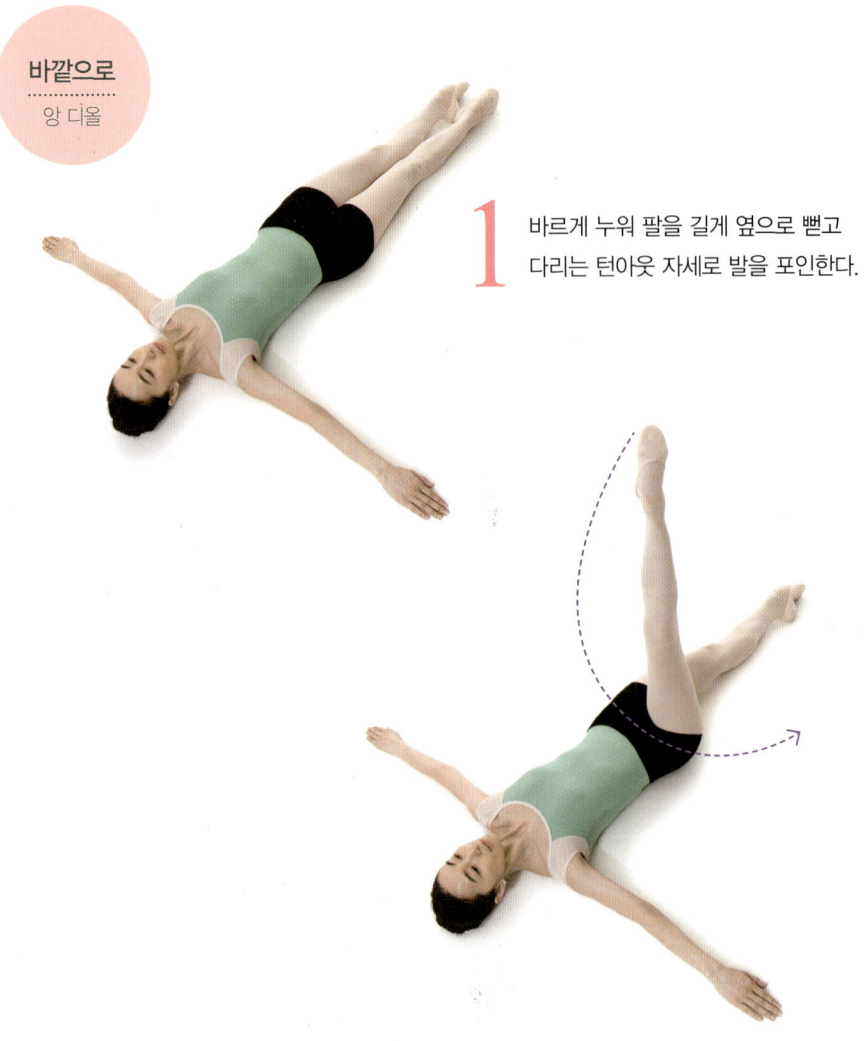

바깥으로
앙 디올

1 바르게 누워 팔을 길게 옆으로 뻗고
다리는 턴아웃 자세로 발을 포인한다.

2 호흡하며 왼쪽 다리를 바닥에 고정시키고, 서로 당긴다는 느낌으로
오른쪽 다리를 무릎 편 상태로 최대한 위로 올려 자세를 유지한다.

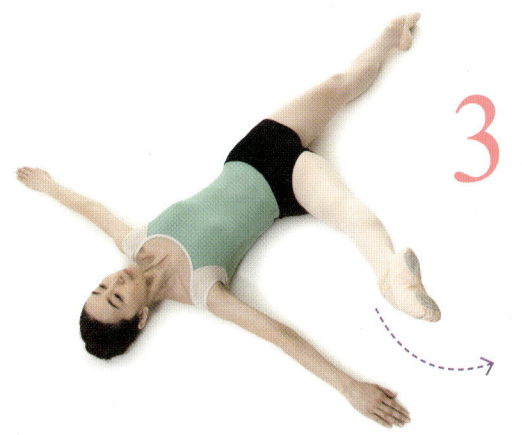

3 호흡과 함께 오른쪽 다리로 원을 그리며
오른쪽 옆으로 보낸다.

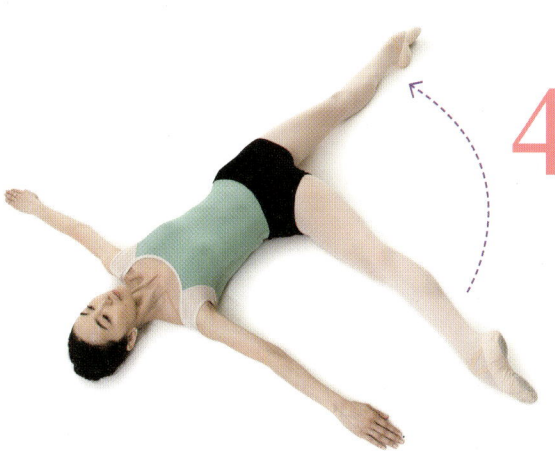

4 원을 그리며 옆으로 내린다.
이때 복부, 허리, 엉덩이를 강하게 해서
몸이 흔들리지 않게 하고, 양다리 허벅지 안쪽 근육의
긴장감을 풀지 않도록 한다.

5 호흡하며 턴아웃 자세를 유지하고
오른쪽 다리를 제자리로 내린다.
2회 반복하고, 반대쪽도 같은 방법으로 한다.

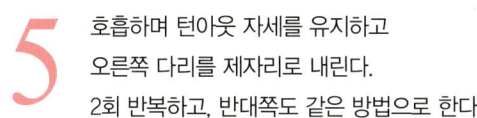

각 자세를 정확하게 하면서 원을 크게 그린다고 생각하면
전신을 강하게 유지하면서 다리를 보다 더 높게, 길게 쓸 수 있게 된다.
앞으로 할 동작들도 같은 방법으로 시도한다.

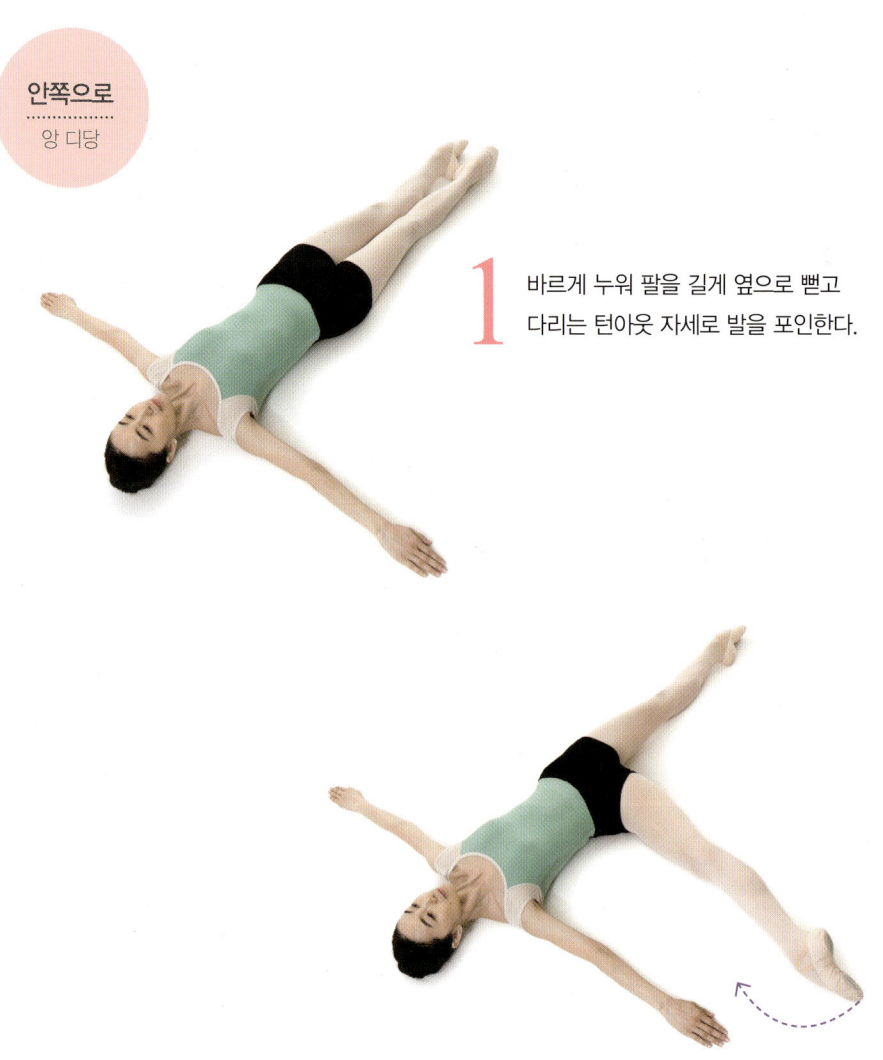

안쪽으로
앙 디당

1 바르게 누워 팔을 길게 옆으로 뻗고
다리는 턴아웃 자세로 발을 포인한다.

2 호흡하며 왼쪽 다리를 바닥에 고정시키고,
서로 당긴다는 느낌으로 오른쪽 다리를 무릎 편 상태로
최대한 옆으로 올려 자세를 유지한다.

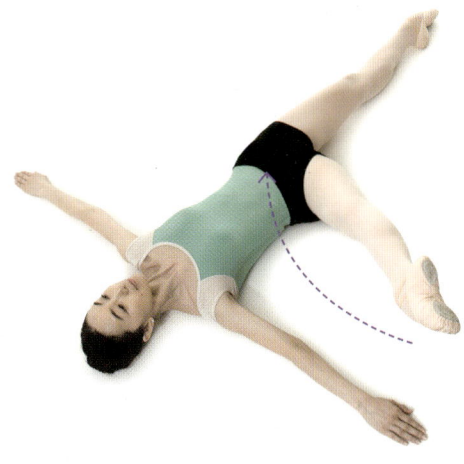

3 호흡과 함께 오른쪽 다리로 원을 그리며
위로 보낸다.

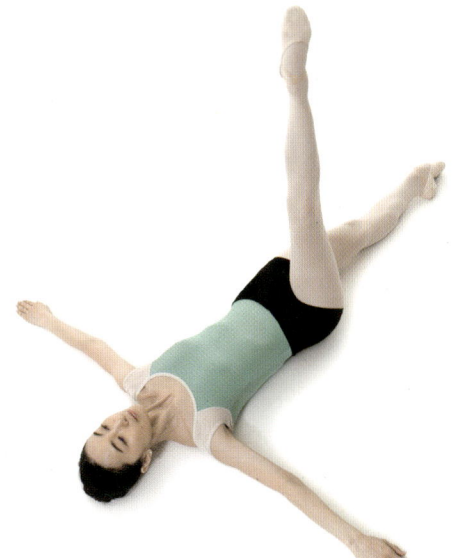

4 원을 그리며 위로 올린다.
이때 복부, 허리, 엉덩이를 강하게 해서
몸이 흔들리지 않게 하고, 양다리 허벅지 안쪽 근육의
긴장감을 풀지 않도록 한다.

5 호흡하며 두 다리를 조인다는 느낌으로
오른쪽 다리를 제자리로 내린다.
2회 반복하고, 반대쪽도 같은 방법으로 한다.

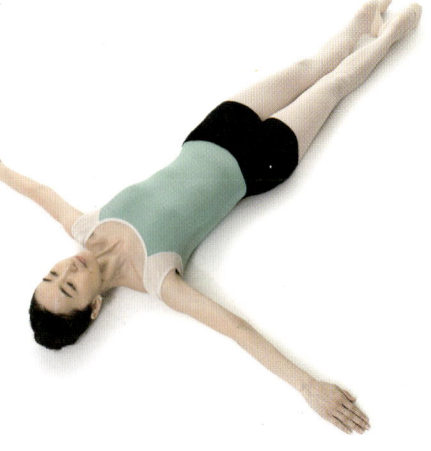

16

엎드려 다리로 원 그리기

허리 근력을 강화시키고, 골반과 다리의 유연성을 높이는 동작

바깥으로
앙 디올

1 팔꿈치를 구부려 손바닥을 이마 쪽 바닥에 대고,
다리는 턴아웃 자세로 발을 포인한다.

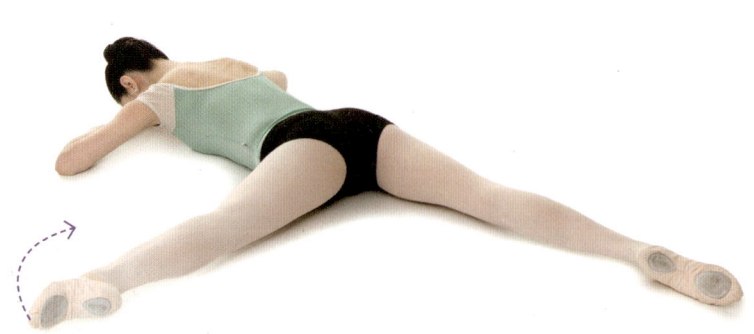

2 호흡하며 오른쪽 다리를 바닥에 고정시키고, 서로 당긴다는 느낌으로
왼쪽 다리를 무릎 편 상태로 최대한 옆으로 올려 자세를 유지한다.

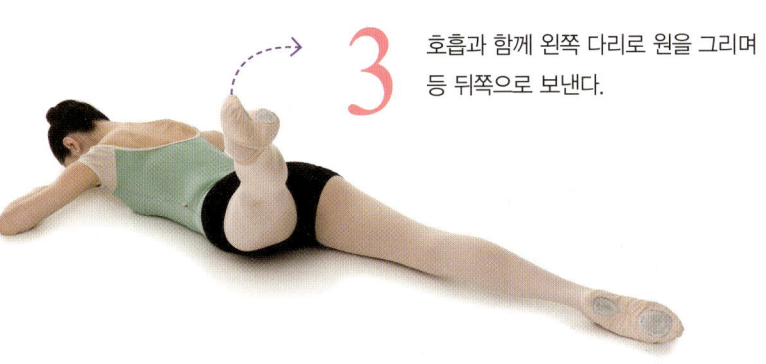

3 호흡과 함께 왼쪽 다리로 원을 그리며
등 뒤쪽으로 보낸다.

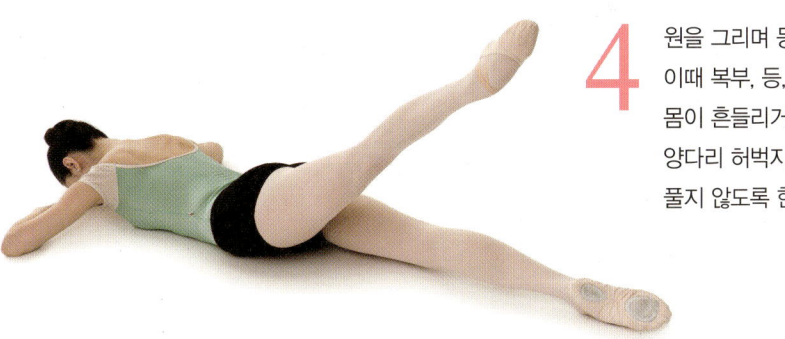

4 원을 그리며 등 뒤로 올린다.
이때 복부, 등, 허리, 엉덩이에 힘을 주어
몸이 흔들리거나 엉덩이가 들리지 않게 한다.
양다리 허벅지 안쪽 근육의 긴장감을
풀지 않도록 한다.

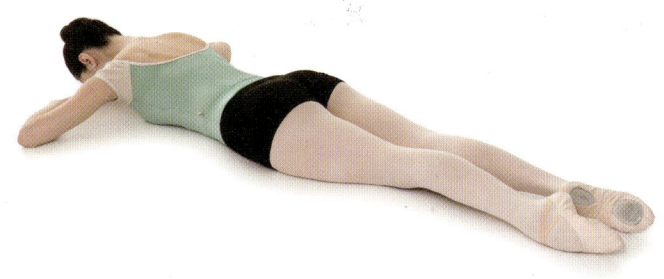

5 호흡하며 두 다리를 조인다는 느낌으로 왼쪽 다리를 제자리로 내린다.
2회 반복하고, 반대쪽도 같은 방법으로 한다.

안쪽으로
앙 디당

1 팔꿈치를 구부려 손바닥을 이마 쪽 바닥에 대고, 다리는 턴아웃 자세로 발을 포인한다.

2 호흡하며 오른쪽 다리를 바닥에 고정시키고, 서로 당긴다는 느낌으로 왼쪽 다리를 무릎 편 상태로 최대한 뒤로 올려 자세를 유지한다.

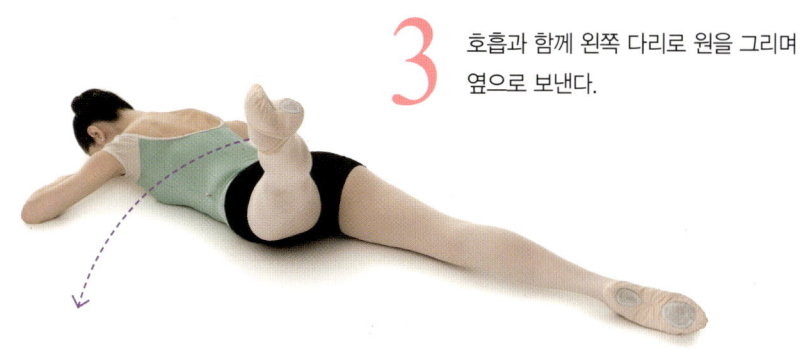

3 호흡과 함께 왼쪽 다리로 원을 그리며
옆으로 보낸다.

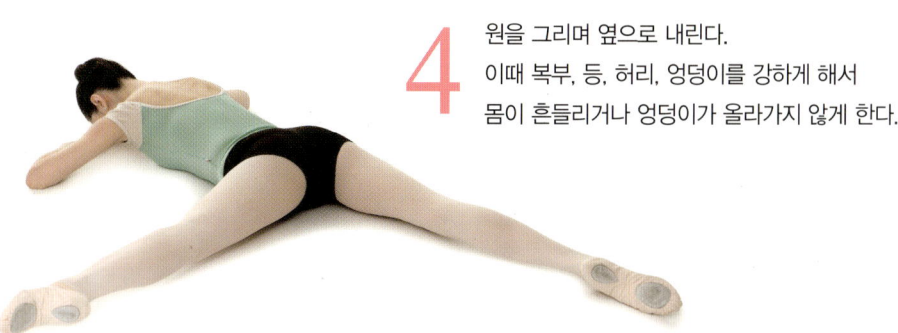

4 원을 그리며 옆으로 내린다.
이때 복부, 등, 허리, 엉덩이를 강하게 해서
몸이 흔들리거나 엉덩이가 올라가지 않게 한다.

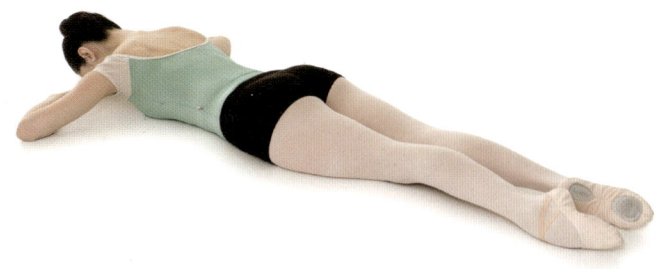

5 호흡하며 두 다리를 조인다는 느낌으로 왼쪽 다리를 제자리로 내린다.
2회 반복하고, 반대쪽도 같은 방법으로 한다.

17

다리 올려 플렉스하기

복부를 강화시키고, 다리의 유연성과 탄력을 높이는 동작

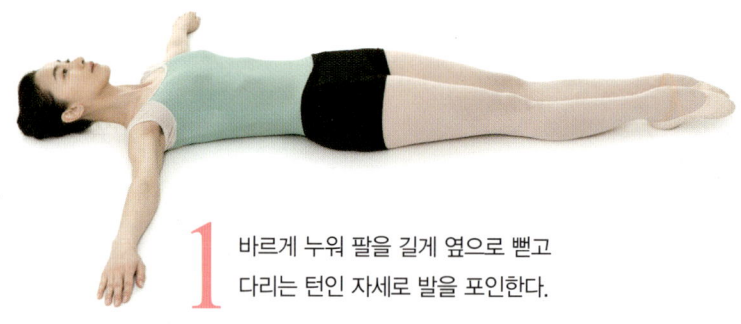

1 바르게 누워 팔을 길게 옆으로 뻗고
다리는 턴인 자세로 발을 포인한다.

* 발레에서는 턴아웃이 기본이 되는 자세이기 때문에
턴인은 발끝이 가지런한 차렷 자세의 발 모양을 말한다.

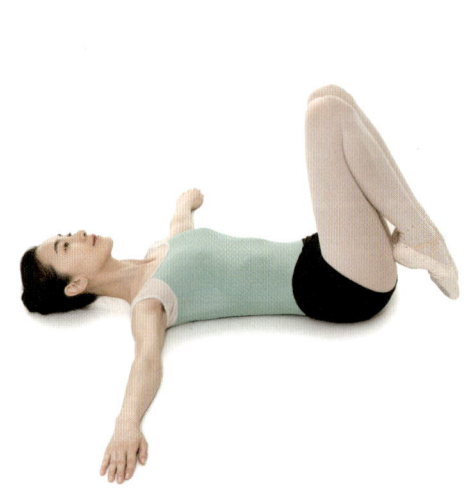

2 호흡하며 발을 포인한 상태로
몸 쪽으로 두 무릎을 가져온다.

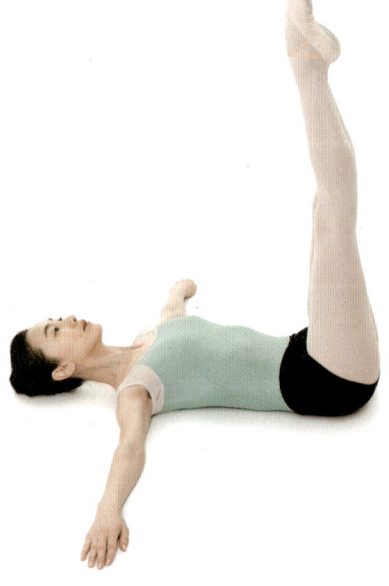

3 호흡하며 무릎을 쫙 펴
다리를 최대한 위로 올린다.

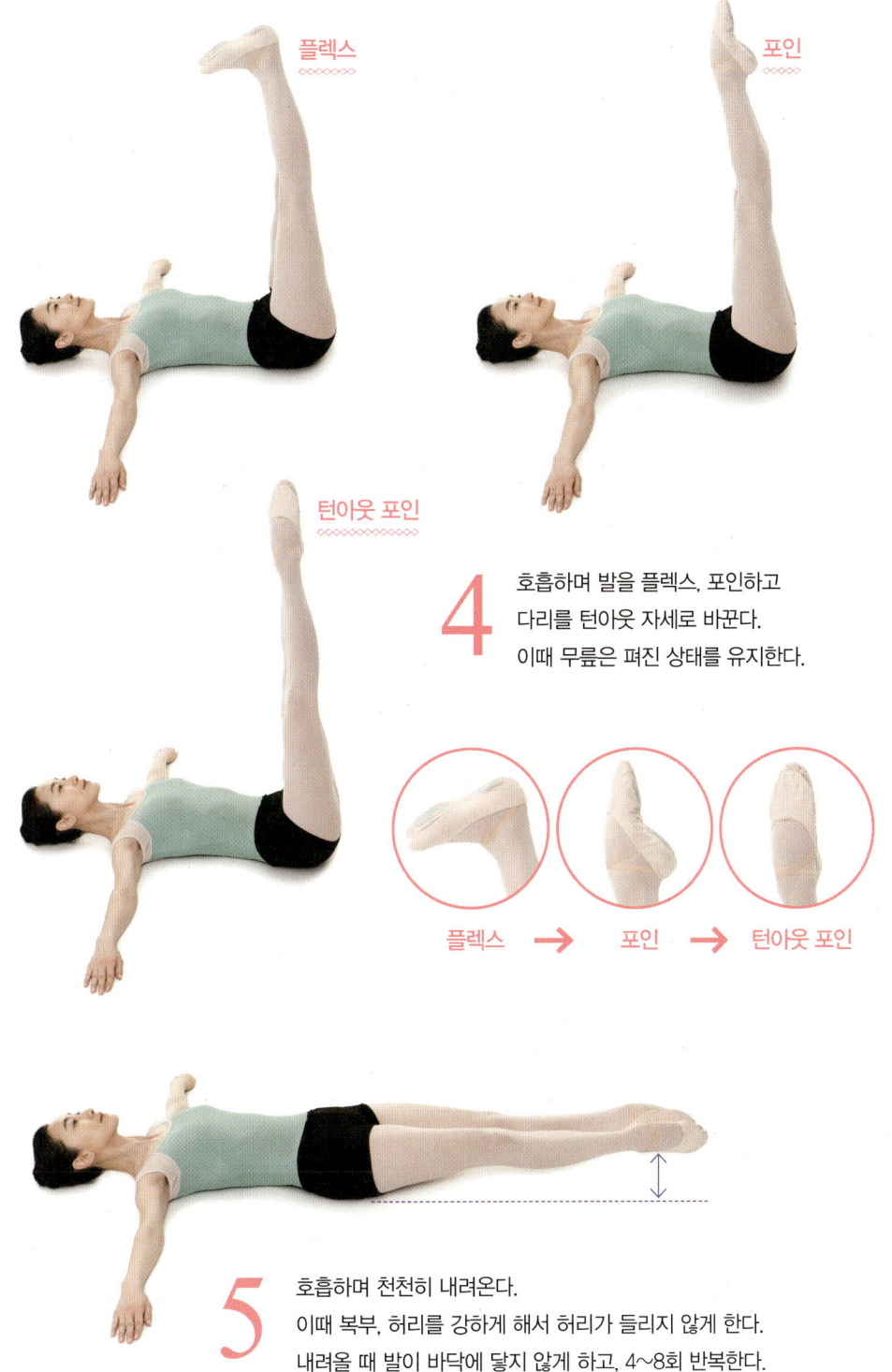

플렉스

포인

턴아웃 포인

4 호흡하며 발을 플렉스, 포인하고
다리를 턴아웃 자세로 바꾼다.
이때 무릎은 펴진 상태를 유지한다.

플렉스 → 포인 → 턴아웃 포인

5 호흡하며 천천히 내려온다.
이때 복부, 허리를 강하게 해서 허리가 들리지 않게 한다.
내려올 때 발이 바닥에 닿지 않게 하고, 4~8회 반복한다.

18

다리 옆으로 벌려 플렉스하기

복부, 허벅지를 강화시키고, 골반, 다리의 유연성을 높이는 동작

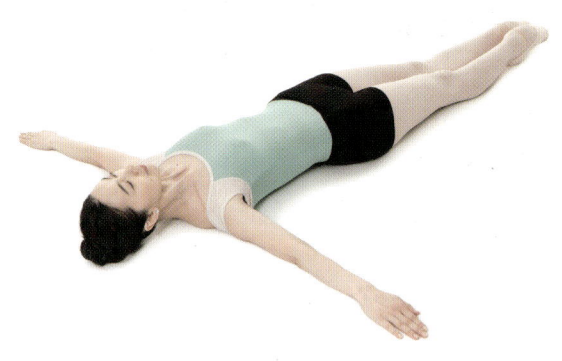

1 바르게 누워 팔을 길게 옆으로 뻗고
다리는 턴인 자세로 발을 포인한다.

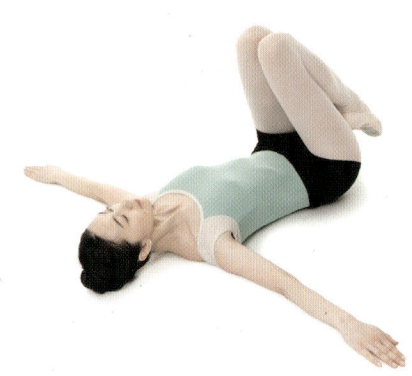

2 호흡하며 발을 포인한 상태로
무릎을 몸 쪽으로 가져온다.

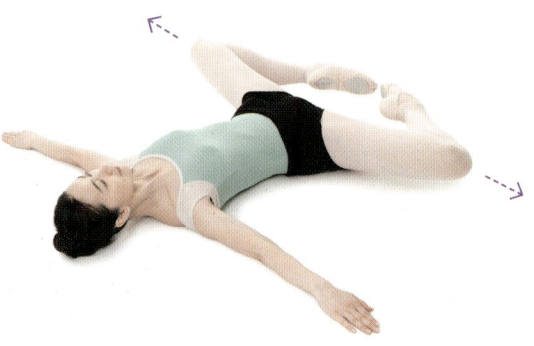

3 호흡하며 무릎을 옆으로 벌려
턴아웃한다.

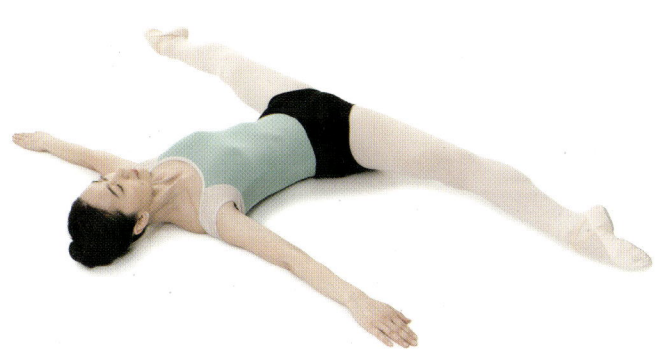

4 포인한 상태로 무릎을 펴
양다리를 옆으로 벌리고 호흡하며 자세를 유지한다.

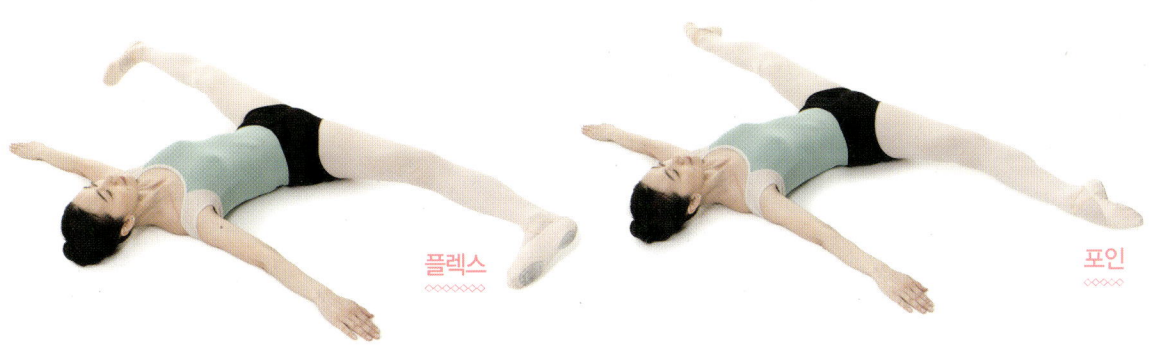

플렉스

포인

5 호흡하며 발을 플렉스, 포인하고 자세를 유지한다.

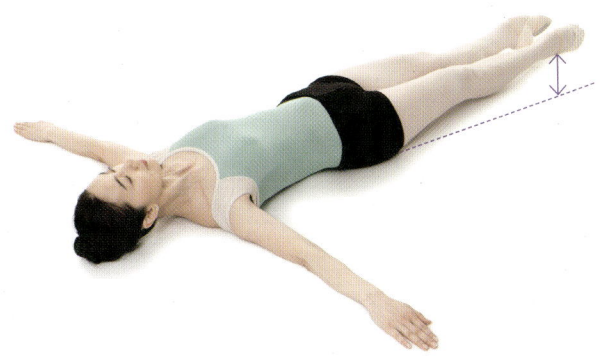

6 호흡하며 천천히 내려온다.
이때 복부, 허리에 힘을 주어 허리가 들리지 않게 한다.
내려올 때 발이 바닥에 닿지 않게 하고, 4~8회 반복한다.

99

19

자전거 타기

복부를 강화시키고, 다리의 근력과 무릎의 유연성을 높이는 동작

포인
앞으로

1 누워서 두 팔을 길게 옆으로 뻗어 바닥에 댄다.
왼쪽 다리는 살짝 올리고 오른쪽 다리는 최대한
위로 올려 준비한다.

2 오른쪽 다리로 자전거 페달을
앞으로 밟듯이 밀면서 밑으로 내리고
왼쪽 다리 무릎을 몸 쪽으로 끌어당긴다.

3 완전히 밟았을 때 다리의 위치는 서로 바뀌고
서로 당긴다는 느낌을 갖는다. 반대쪽도 같은 방법으로 탄다.
10회 반복하고, 발을 플렉스로 바꿔 10회 반복한다.

플렉스
앞으로

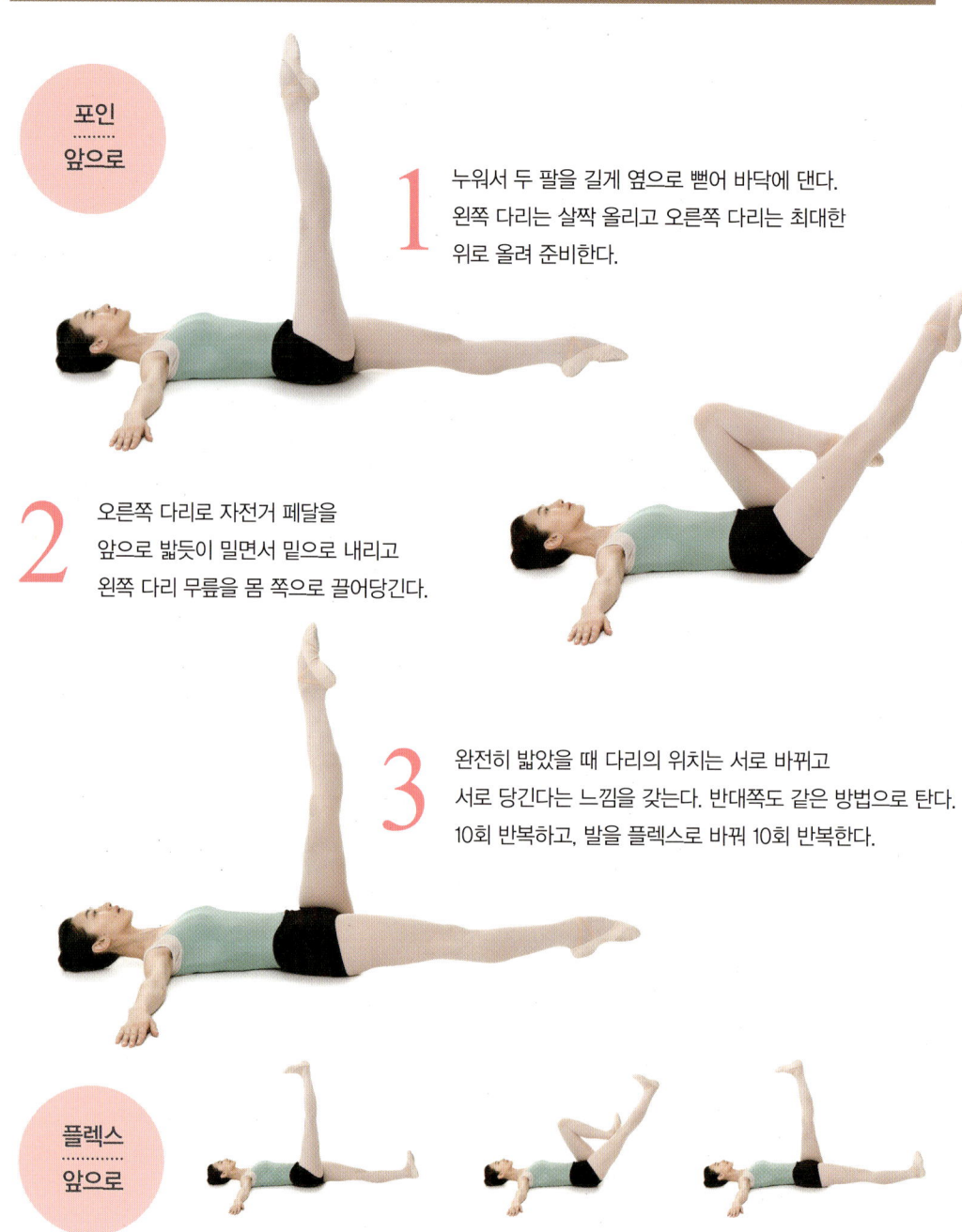

tip

보통 자전거를 타면 무릎을 구부린 상태에서 타게 되는데,
여기선 무릎을 완전히 펴고, 포인과 플렉스 상태에서 타는 것이 특징이다.

포인
뒤로

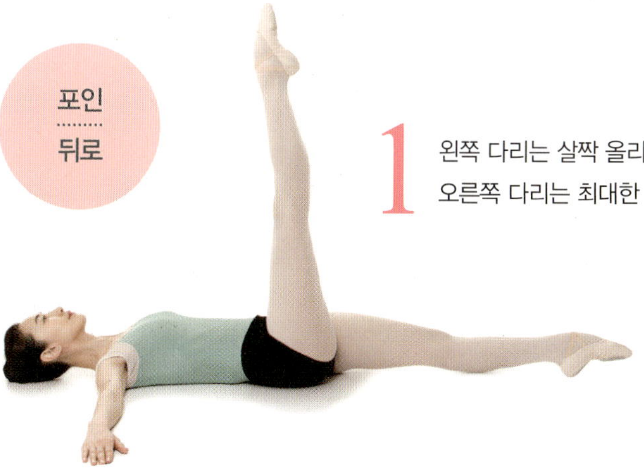

1 왼쪽 다리는 살짝 올리고
오른쪽 다리는 최대한 위로 올려 준비한다.

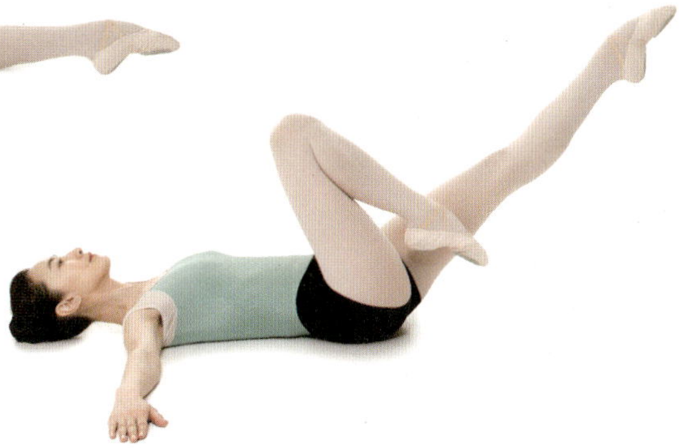

2 오른쪽 다리는 자전거 페달을 뒤로 밟듯이
구부리고 왼쪽 다리는 위로 올라간다.

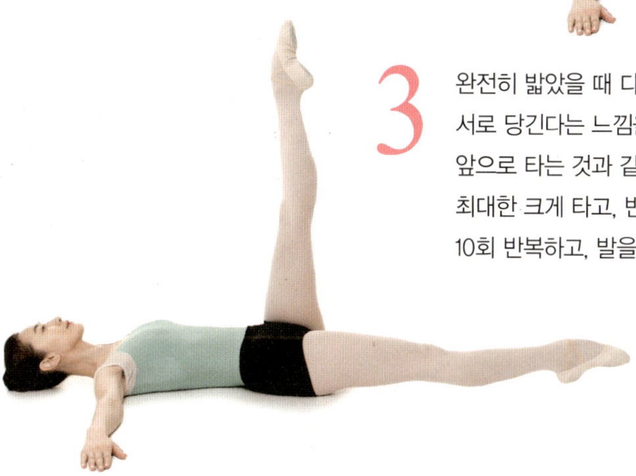

3 완전히 밟았을 때 다리의 위치는 서로 바뀌고
서로 당긴다는 느낌을 갖는다.
앞으로 타는 것과 같이 무릎을 완전히 편 상태로
최대한 크게 타고, 반대쪽도 같은 방법으로 탄다.
10회 반복하고, 발을 플렉스로 바꿔 10회 반복한다.

플렉스
뒤로

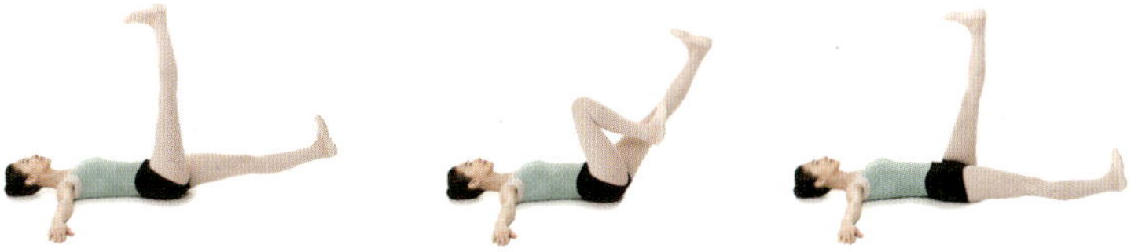

101

20

엎드려 상체 올리기

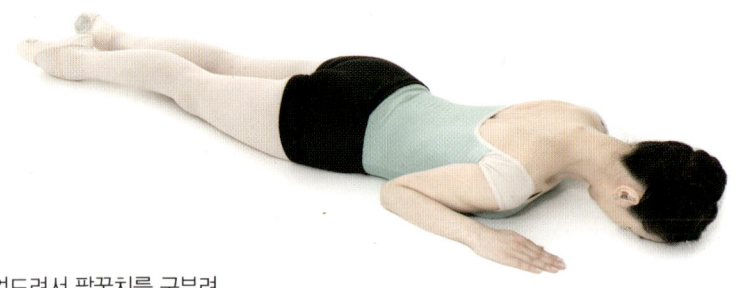

1 엎드려서 팔꿈치를 구부려
옆구리에 붙이고 손바닥을 바닥에 댄다.
다리는 턴아웃 자세로 하고 발을 포인한다.

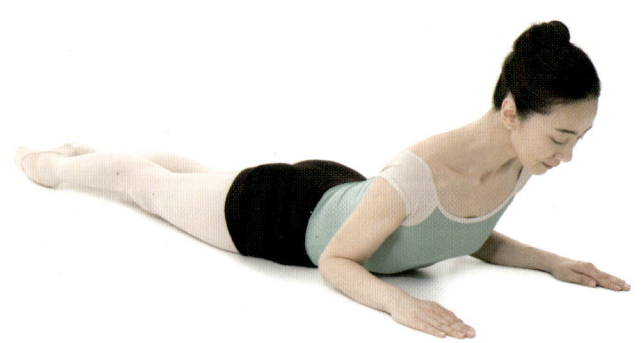

2 손바닥을 지지대 삼고 목선을 길게 해
상체를 가슴선까지 천천히 들어 올린다.
이때 호흡을 깊게 하고 팔꿈치가 벌어지지 않게
옆구리에 고정시키는 것이 중요하다.
내려갔을 때 이마가 바닥에 닿지 않게 한다.
10회 반복한다.

엎드려 상체 세워 두 다리 올리기

등, 허리, 복부를 강화시키고, 엉덩이의 탄력을 높이는 동작

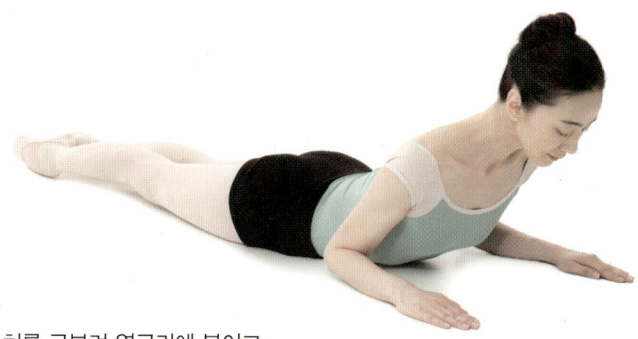

1 엎드려 팔꿈치를 구부려 옆구리에 붙이고
손바닥을 바닥에 대 지지대를 만들어준다.
가슴선까지 상체를 세우고 다리는 길게 포인해 턴아웃한다.

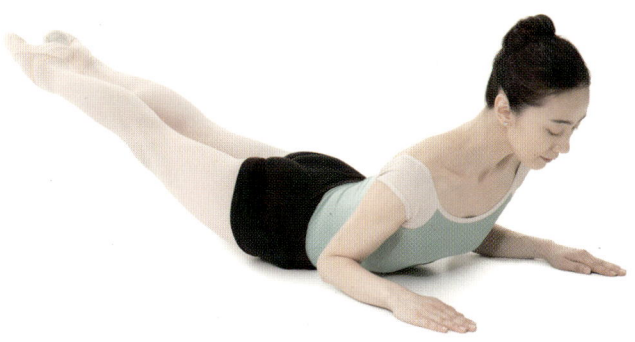

2 시선은 바닥을 향하고 머리끝에서 허리까지
긴 사선의 느낌을 갖고 양다리를 동시에 올린다.
이때 팔꿈치가 옆구리에서 벌어지지 않게 하고,
어깨를 지그시 내려주며 복부가 풀리지 않게 한다.
내려올 때 다리가 바닥에 닿지 않게 10회 반복한다.

포인, 플렉스하기

척추를 강화시키고, 발목과 무릎을 매끈하게 만들어주는 동작

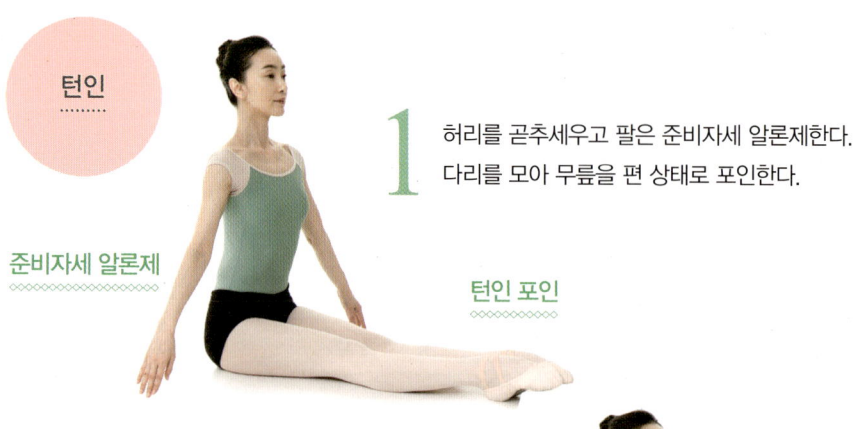

턴인
....

준비자세 알론제

턴인 포인

1 허리를 곧추세우고 팔은 준비자세 알론제한다.
다리를 모아 무릎을 편 상태로 포인한다.

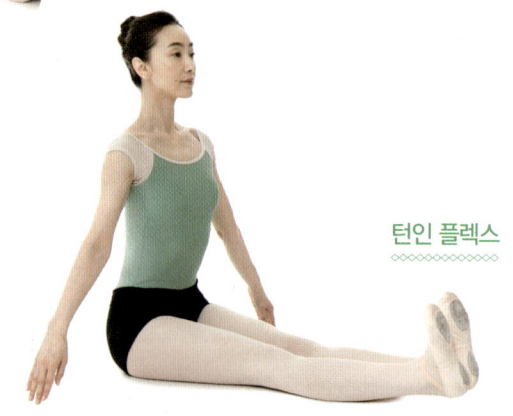

2 같은 자세로 플렉스한다.
1세트로 4회 반복한다.

턴인 플렉스

바깥으로
....
앙 디올

앙 디올은 〈턴인 포인 → 턴인 플렉스 → 턴아웃 플렉스 → 턴아웃 포인 → 턴인 포인〉 순서로
다리를 바깥쪽으로 돌리며 발을 포인, 플렉스 동작을 하는 것이다. 1세트로 4회 반복한다.

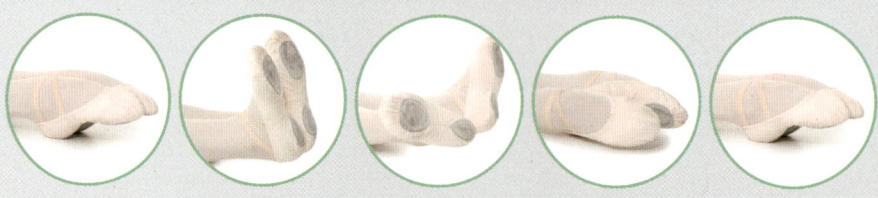

턴인 포인 → 턴인 플렉스 → 턴아웃 플렉스 → 턴아웃 포인 → 턴인 포인

tip

반복할수록 배에 힘이 풀리고 허리가 뒤로 빠질 수 있는데
호흡을 통해 몸통을 더욱 견고히 만들고 누군가 앞에서 배꼽을 당겨주고
뒤에서 허리를 밀어준다고 생각하면 큰 도움이 된다. 어깨는 언제나 지그시 내려준다.

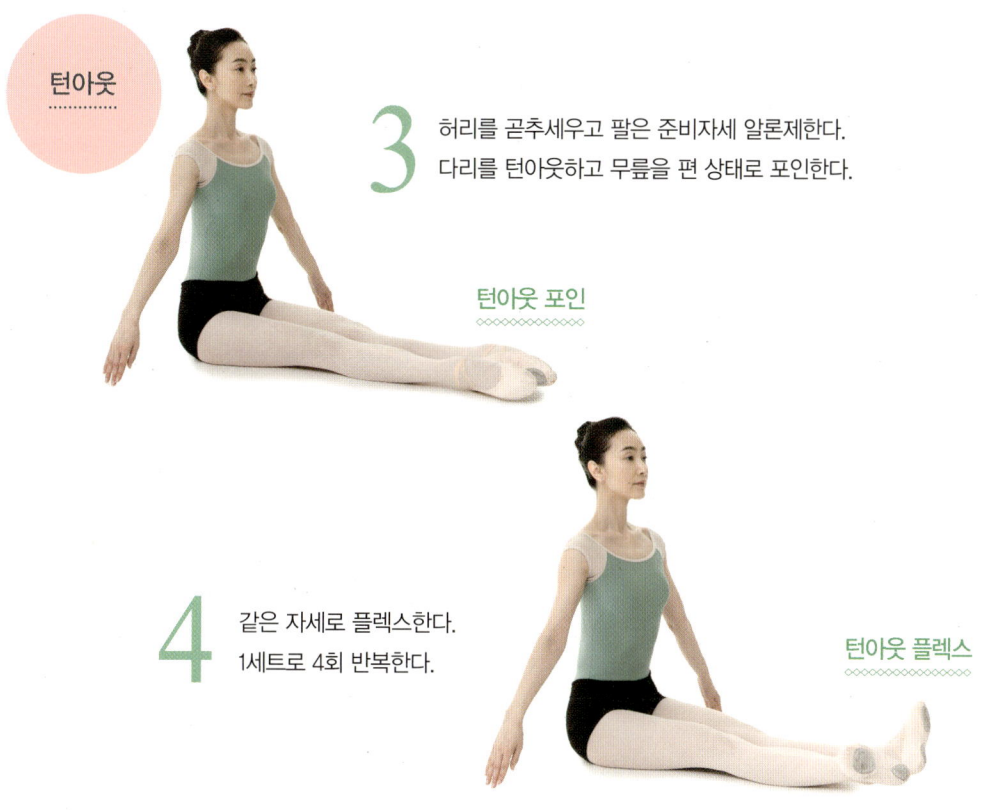

턴아웃

3 허리를 곧추세우고 팔은 준비자세 알론제한다.
다리를 턴아웃하고 무릎을 편 상태로 포인한다.

턴아웃 포인

4 같은 자세로 플렉스한다.
1세트로 4회 반복한다.

턴아웃 플렉스

안쪽으로
앙 디당

앙 디당은 〈턴인 포인 → 턴아웃 포인 → 턴아웃 플렉스 → 턴인 플렉스 → 턴인 포인〉 순서로
다리를 안쪽으로 돌리며, 발을 포인, 플렉스 동작을 하는 것이다. 1세트로 4회 반복한다.

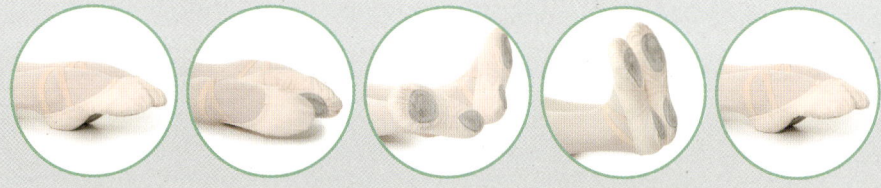

턴인 포인 → 턴아웃 포인 → 턴아웃 플렉스 → 턴인 플렉스 → 턴인 포인

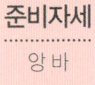

㉓ 팔 기본자세 연결하기

어깨 라인과 팔을 가늘고 길게 다듬는 동작

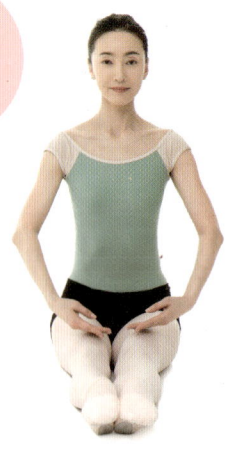

준비자세
앙 바

1 다리를 모아 발을 포인하고 허리를 곧추세운다.
팔은 준비자세(앙 바)한다.

호흡하며 팔 동작을
〈준비자세 → 1번 포지션 → 3번 포지션 → 2번 포지션
→ 2번 알롱제 → 준비자세 알롱제 → 준비자세〉 순으로
천천히 하되 끊기지 않게 부드럽게 연결시킨다.

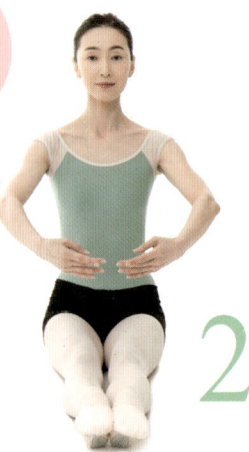

1번 포지션
안 아방

2

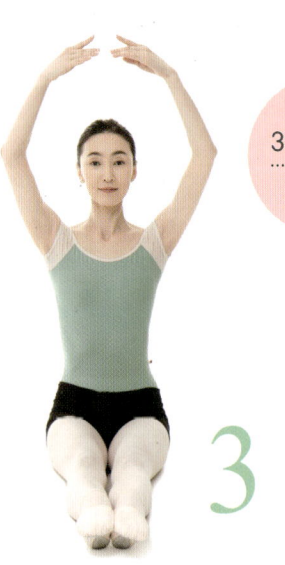

3번 포지션
앙 오

3

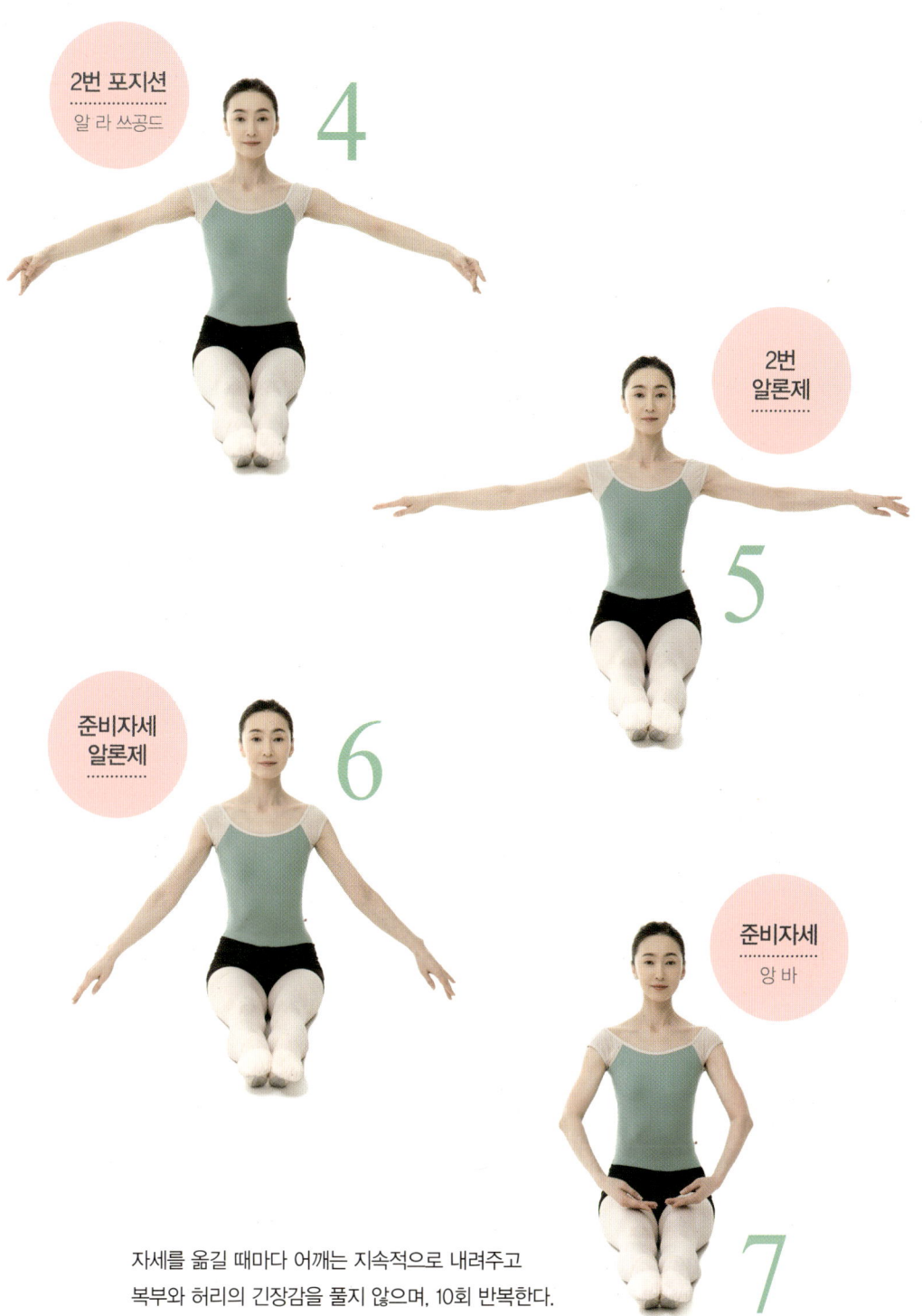

2번 포지션
알 라 쓰공드

4

2번 알론제

5

준비자세 알론제

6

준비자세
앙 바

7

자세를 옮길 때마다 어깨는 지속적으로 내려주고
복부와 허리의 긴장감을 풀지 않으며, 10회 반복한다.

24

상체 앞 스트레칭

허리의 유연성을 높이고, 어깨 라인과 팔을 가늘고 길게 다듬는 동작

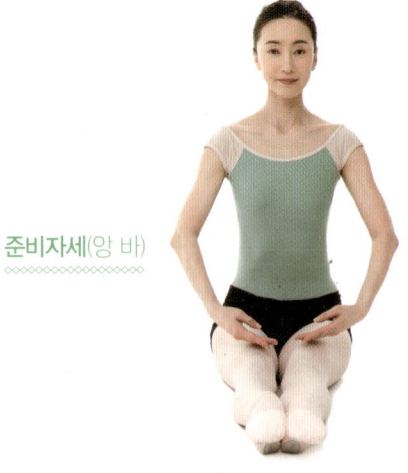

준비자세(앙 바)

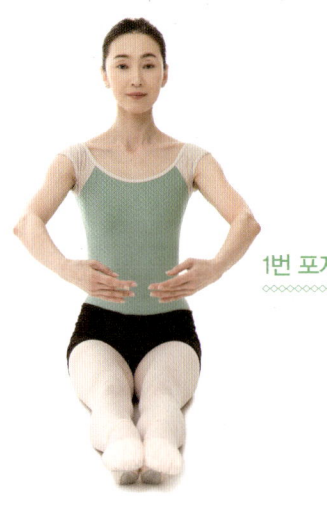

1번 포지션(안 아방)

1 다리를 모아 발을 포인하고
허리를 곧추세워 팔은 준비자세(앙 바)한다.

2 1번 포지션(안 아방)으로 연결한다.

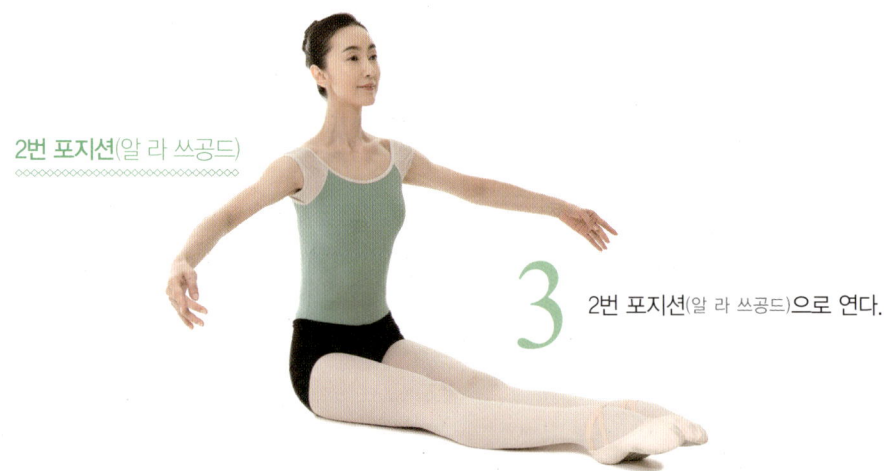

2번 포지션(알 라 쓰공드)

3 2번 포지션(알 라 쓰공드)으로 연다.

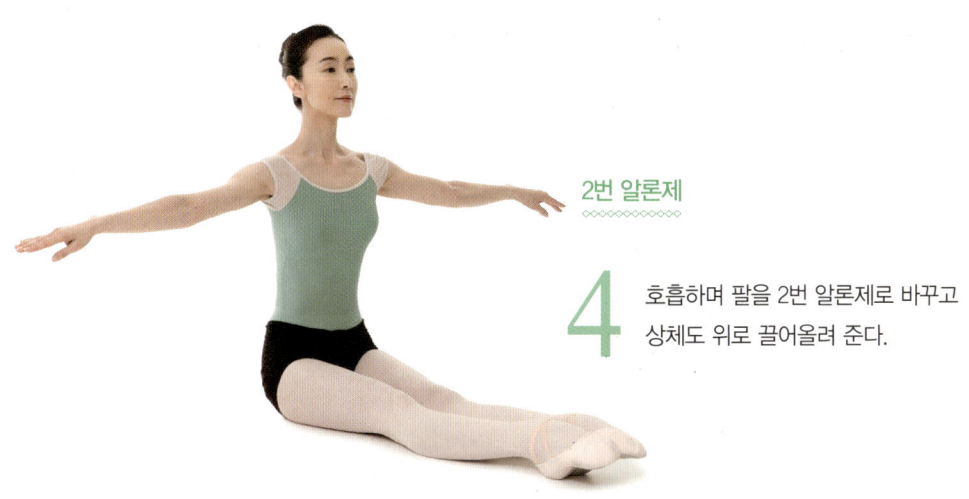

2번 알론제
~~~~~~~~~~

4 호흡하며 팔을 2번 알론제로 바꾸고
상체도 위로 끌어올려 준다.

5 호흡하며 상체를 앞으로 내리고 동시에
팔은 1번 포지션(안 아방)으로 천천히 바꾼다. 이때 배꼽이 발끝에
닿을 것처럼 허리를 길게 하고, 시선은 발끝을 보며 목을 길게 한다.
무릎도 힘을 줘서 구부러지지 않게 한다. 호흡하며 자세를 유지한다.

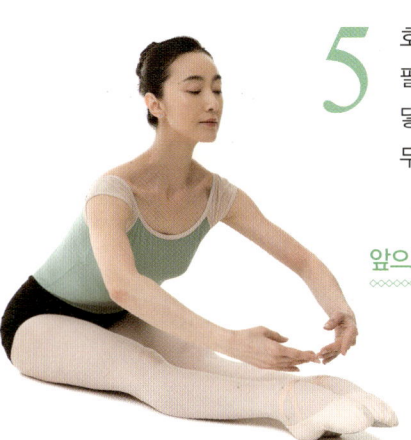

앞으로 1번 포지션(안 아방)
~~~~~~~~~~~~~~~~~~~~~~~~~~~~

3번 포지션(앙 오)
~~~~~~~~~~~~~~~~~

 **6** 들이마시며 상체를 세우고,
동시에 팔은 3번 포지션(앙 오)으로 올린다.

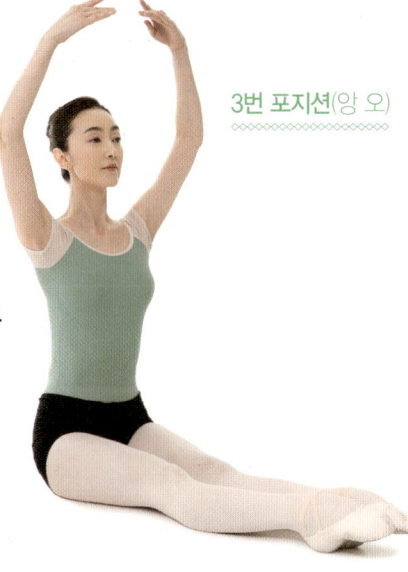

109

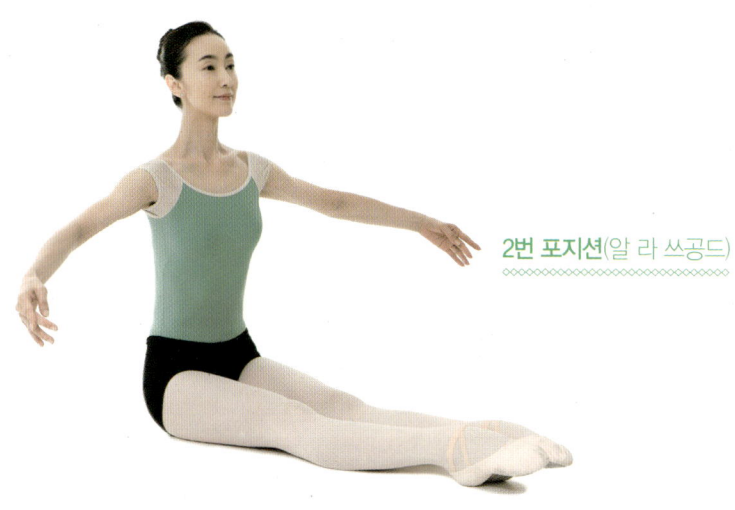

2번 포지션(알 라 쓰공드)

7 호흡하며 팔을 2번 포지션(알 라 쓰공드)으로 내린다.

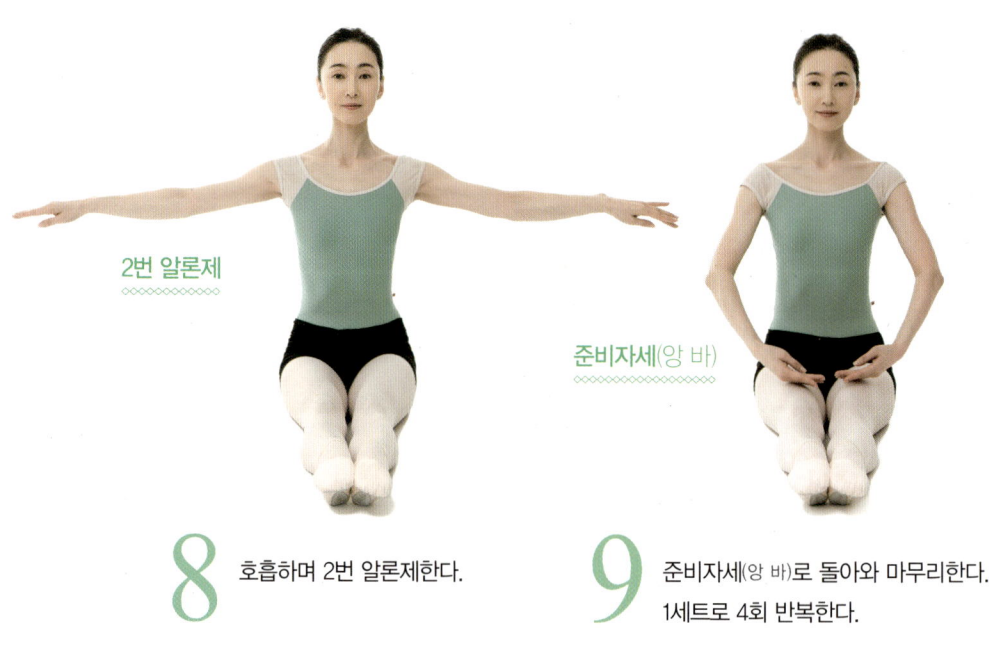

2번 알론제

준비자세(앙 바)

8 호흡하며 2번 알론제한다.

9 준비자세(앙 바)로 돌아와 마무리한다.
1세트로 4회 반복한다.

tip

이 동작은 팔과 몸의 동작을 같이하는 것으로 더욱 집중력이 필요하다.
팔 연결이 익숙해질 때까지 많이 해두자.

25

다리 벌리고 상체 옆 스트레칭

골반과 다리의 유연성을 높이고 어깨 라인, 옆구리 라인을 다듬는 동작

2번 포지션(알 라 쓰공드)

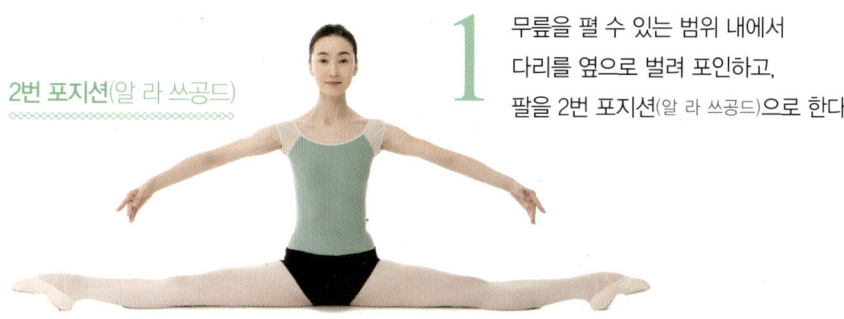

1
무릎을 펼 수 있는 범위 내에서
다리를 옆으로 벌려 포인하고,
팔을 2번 포지션(알 라 쓰공드)으로 한다.

왼팔 3번 포지션(앙 오)

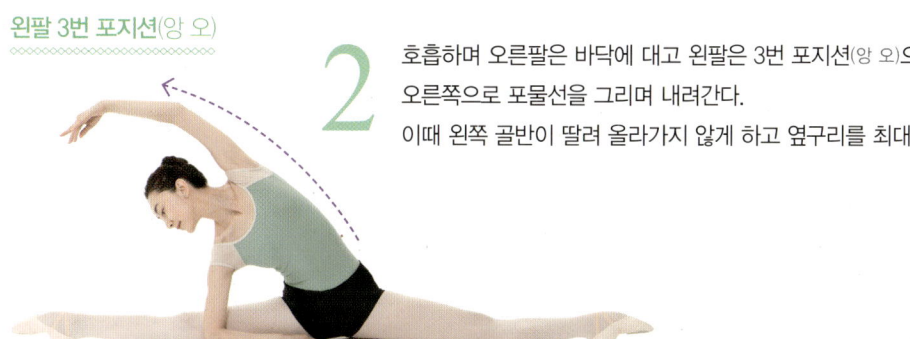

2
호흡하며 오른팔은 바닥에 대고 왼팔은 3번 포지션(앙 오)으로 하면서
오른쪽으로 포물선을 그리며 내려간다.
이때 왼쪽 골반이 딸려 올라가지 않게 하고 옆구리를 최대한 늘려준다.

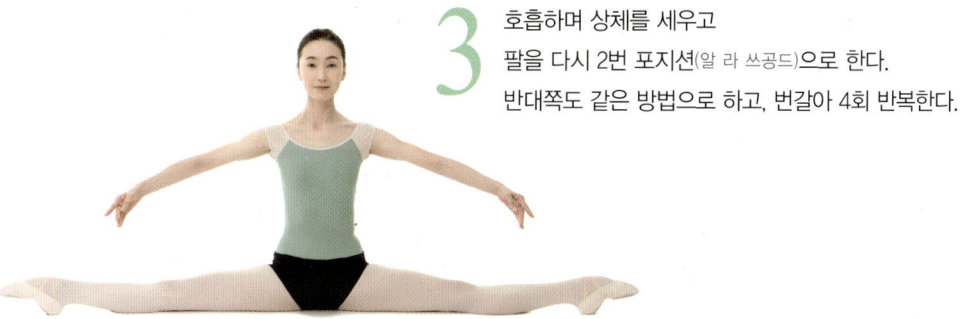

3
호흡하며 상체를 세우고
팔을 다시 2번 포지션(알 라 쓰공드)으로 한다.
반대쪽도 같은 방법으로 하고, 번갈아 4회 반복한다.

111

26

다리 벌리고 상체 앞 스트레칭

골반과 다리, 허리의 유연성을 높이는 동작

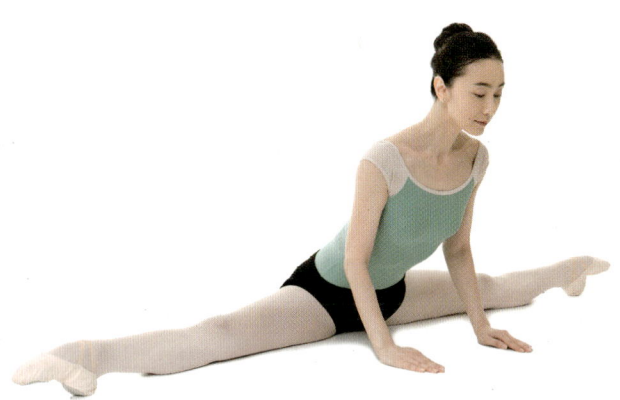

1 다리를 옆으로 벌려 발을 포인하고 허리를 곧추세워 준비한 후 손바닥을 이용해 허리를 편 상태로 내려간다.

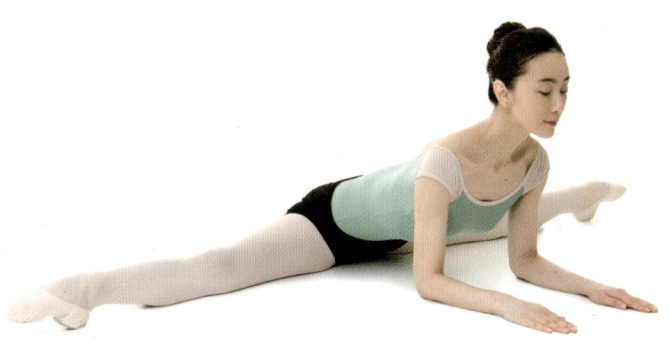

2 유연성이 허락하는 한 허리를 편 상태로 최대한 밑으로 내려간다. 무릎에 힘을 줘 구부러지지 않게 하고, 호흡하며 10초간 유지한다. 상체를 세우고 4회 반복한다.

27

다리 앞, 뒤로 하고 상체 스트레칭

골반과 다리, 등의 유연성을 높이는 동작

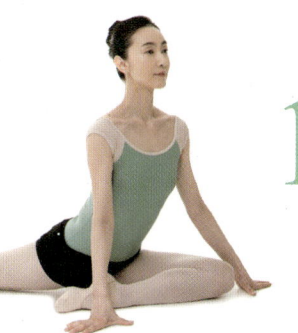

1 왼쪽 무릎을 구부려 앞으로 하고
오른쪽 다리는 길게 뒤로 뻗고 팔은 밑으로 내려 바닥에 댄다.
이때 바닥을 민다는 느낌으로 허리를 곧추세운다.

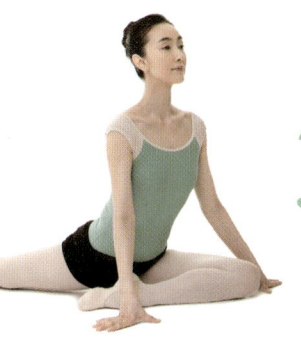

2 호흡하며 상체를 앞으로 길게 내리고
팔을 앞으로 뻗어 바닥에 대고 10초간 유지한다.

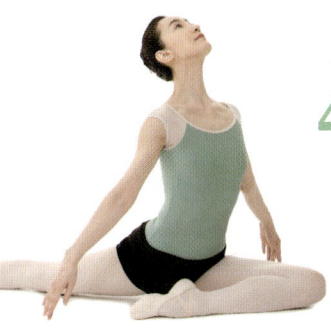

3 상체를 세우고 다시 한 번 바닥을 민다는 느낌으로
자세하고 허리를 곧추세운다.

4 이어서 가슴과 얼굴이 천장을 민다는 느낌으로
가슴선까지 상체를 뒤로 젖힌다. 이때 목이 뒤로
꺾이지 않게 한다. 상체를 세워 다시 한 번 반복하고,
반대쪽도 같은 방법으로 2회 반복한다.

28

상체 아래로 스트레칭

허리와 골반의 유연성을 높이며, 다리 뒤쪽의 탄력과 라인을 잡아주는 동작

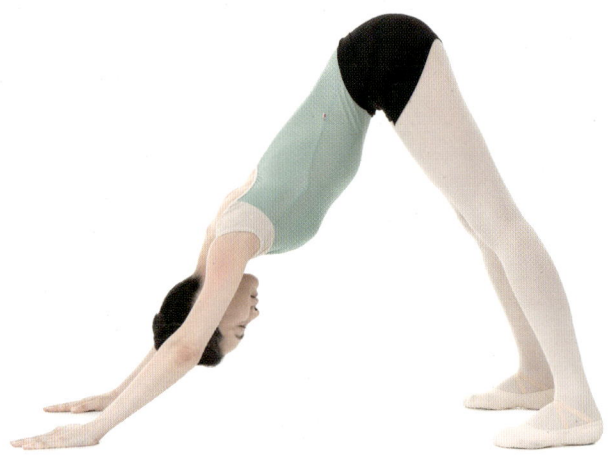

1 상체를 앞으로 구부려 손바닥으로 걸어가 다리와 삼각형을 만든다.

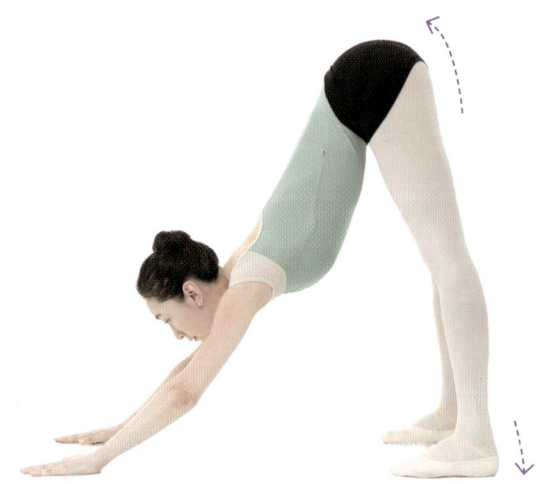

2 호흡하며 고개를 들고 엉덩이는 위쪽으로 최대한 올려
허리의 곡선을 만들며 스트레칭한다.
이때 뒤꿈치가 바닥에서 떨어지지 않게 바닥을 밀고
무릎도 힘을 줘서 구부러지지 않게 한다.

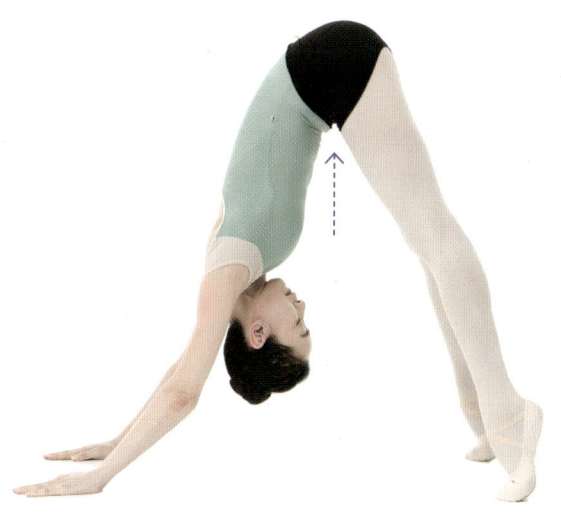

3 손을 고정하고 호흡하며 고개를 숙이고 뒤꿈치를 들어 올린다.
이때 배꼽을 최대한 등에 붙여 마치 위에서 잡아당기듯 올라간다.

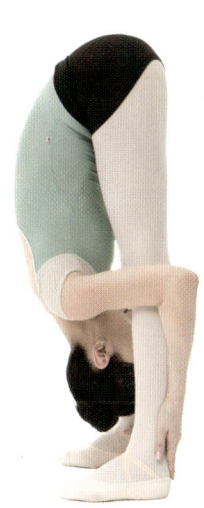

4 손바닥으로 몸 쪽으로 걸어와 자세를 유지한 후
허리, 등, 어깨, 머리 차례대로 천천히 올라온다.
1세트로 2회 반복한다.

29

팔 기본자세 연결하기

어깨 라인과 팔을 가늘고 길게 다듬는 동작

작은 팔 동작

천천히 〈준비자세 → 1번 포지션 → 2번 포지션 → 2번 알롱제 → 준비자세 알롱제 → 준비자세〉 순으로 하고, 4회 반복한다.

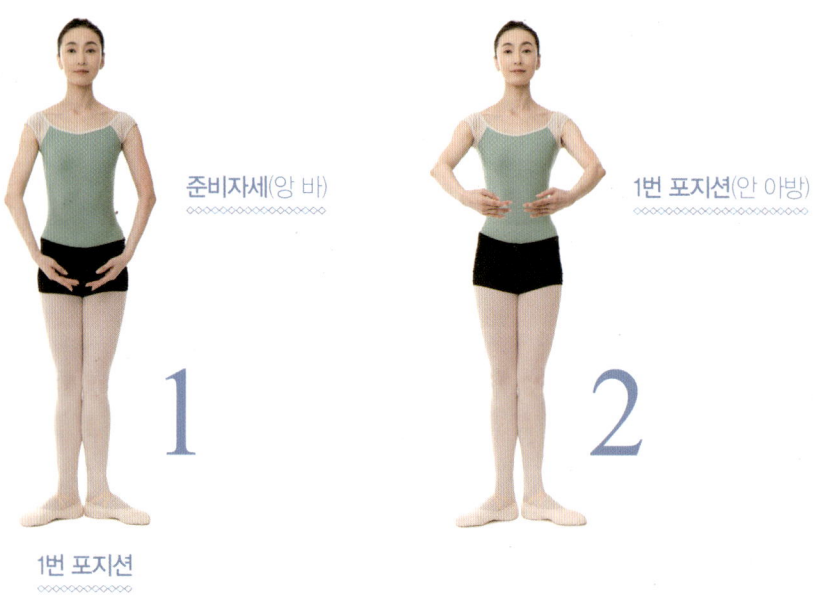

준비자세(앙 바)

1번 포지션(안 아방)

1번 포지션

발은 1번 포지션으로 서는데, 두 무릎을 붙여 펼 수 있을 정도로만 발끝을 벌린다.
엉덩이가 뒤로 빠지지 않게 힘껏 조이고 복부를 모으고 허리를 곧추세워
어깨가 차분히 내려간 상체 자세에 신경을 쓴다.

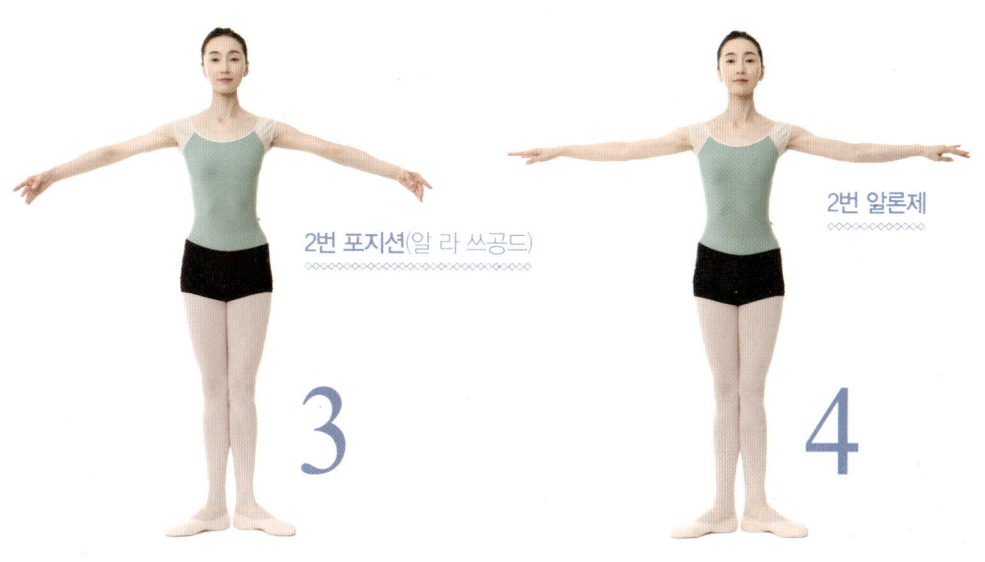

2번 포지션(알 라 쓰공드)

3

2번 알롱제

4

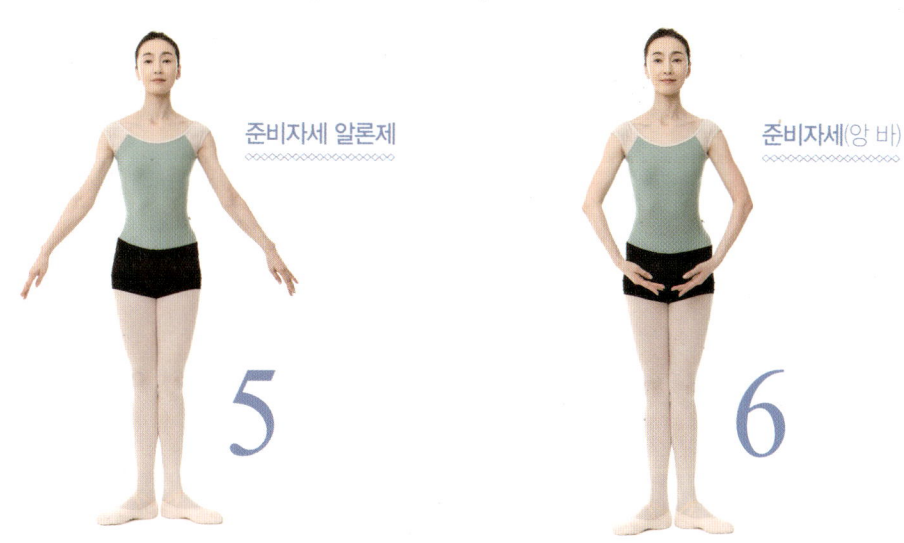

준비자세 알롱제

5

준비자세(앙 바)

6

천천히 〈준비자세 → 1번 포지션 → 3번 포지션 → 2번 포지션 → 2번 알롱제
→ 준비자세 알롱제 → 준비자세〉 순으로 하고, 4회 반복한다.

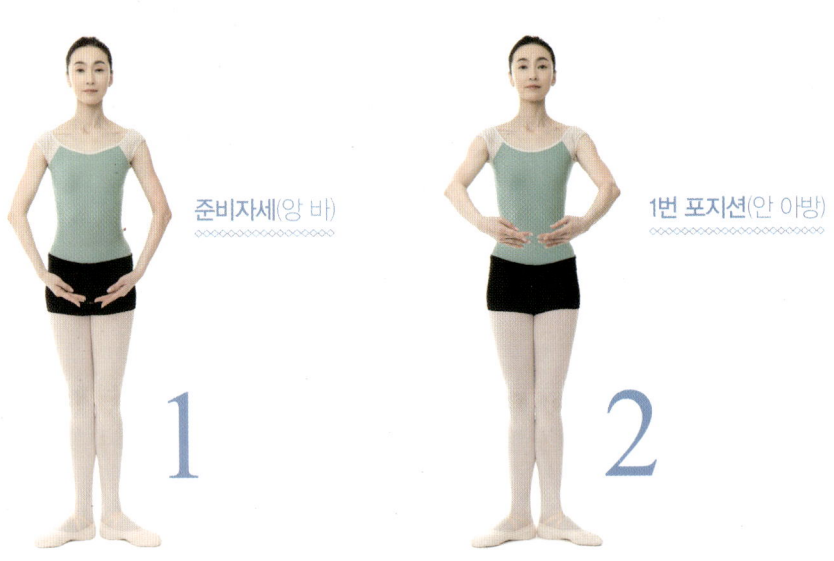

준비자세(앙 바)

1번 포지션(안 이방)

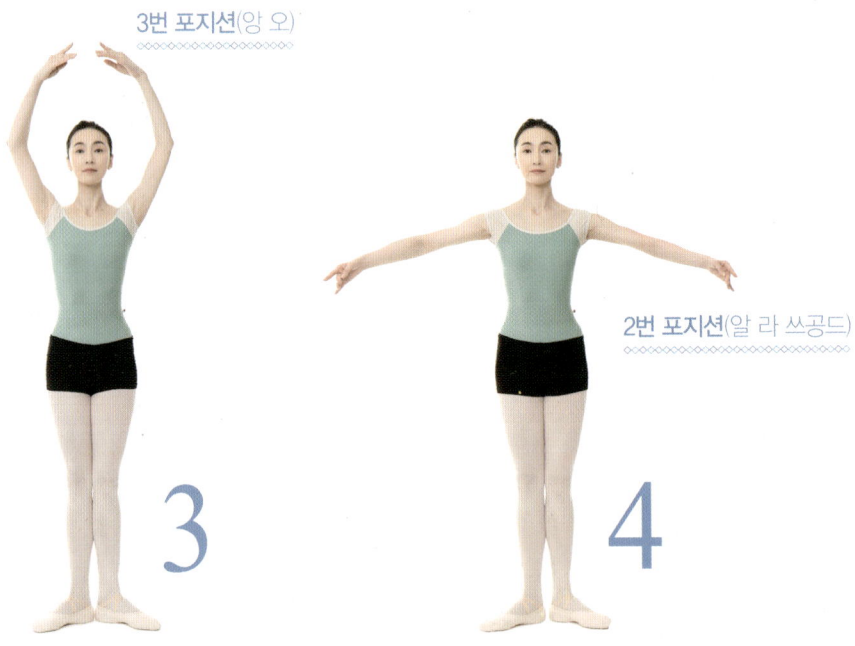

3번 포지션(앙 오)

2번 포지션(알 라 쓰공드)

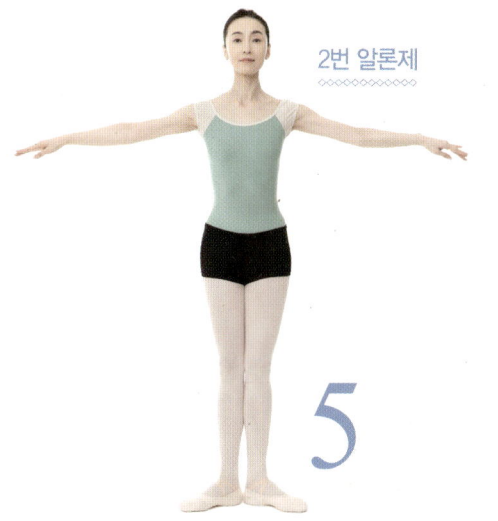

2번 알롱제

5

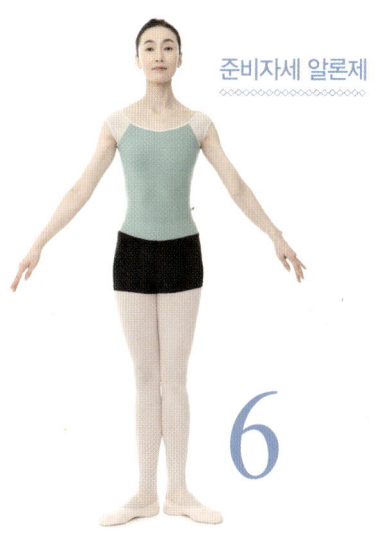

준비자세 알롱제

6

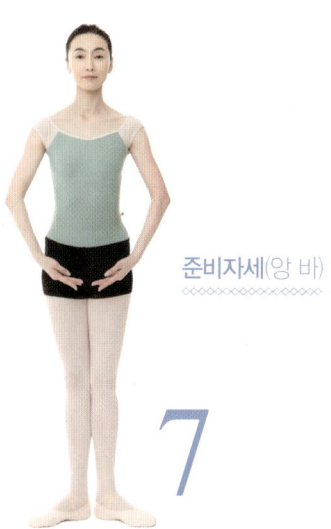

준비자세(앙 바)

7

tip

정확한 자세를 연습하며 천천히 연결시킨다. 팔을 연결시키는 동안 호흡을 깊게 하며,
턴아웃 자세로 서 있는 상·하체의 기본자세에도 집중한다.

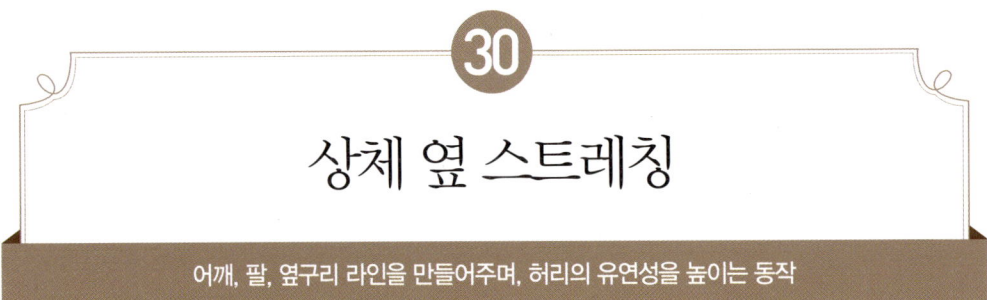

상체 옆 스트레칭

어깨, 팔, 옆구리 라인을 만들어주며, 허리의 유연성을 높이는 동작

시작

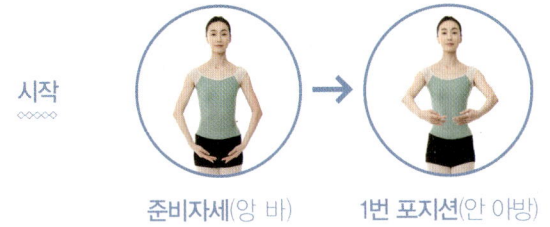

준비자세(앙 바)   1번 포지션(안 아방)

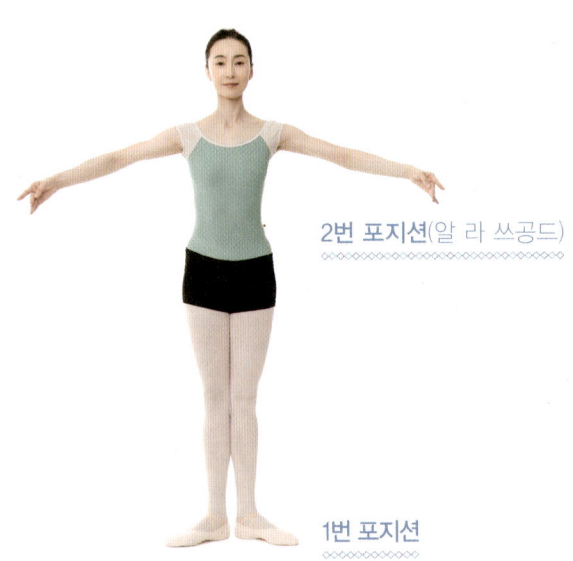

2번 포지션(알 라 쓰공드)

1번 포지션

1 두 무릎을 붙이고 펼 수 있을 정도의 발 1번 포지션을 하고, 팔은 준비자세로 한다.
호흡하며 팔을 1번 포지션(안 아방)을 지나 2번 포지션(알 라 쓰공드)으로 한다.

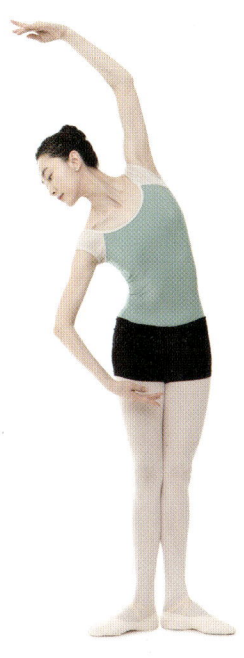

2 호흡하며 상체를 위로 끌어 올리고
왼팔은 3번 포지션(앙 오),
오른팔은 준비자세(앙 바)로 천천히 바꾼다.
이어서 오른쪽으로 포물선을 그리고 호흡하며
최대한 옆으로 구부린다.
시선은 자연스럽게 오른쪽 사선 바닥을 향한다.
이때 왼쪽 어깨가 말리지 않게 등을 튼튼히 잡아주고,
골반 또한 옆으로 밀리지 않게 복부와 엉덩이를 조여
골반의 중심을 잡아준다.

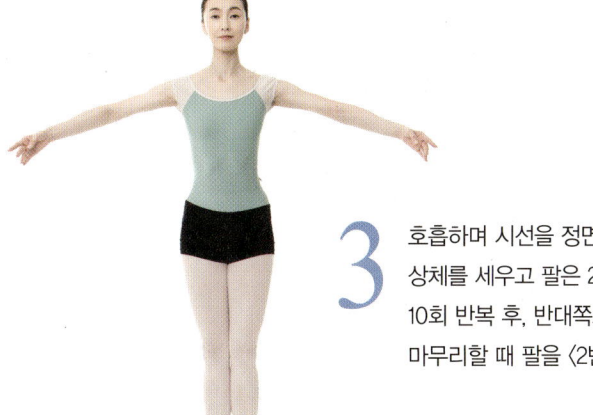

3 호흡하며 시선을 정면으로 하면서
상체를 세우고 팔은 2번 포지션(알 라 쓰공드)으로 바꾼다.
10회 반복 후, 반대쪽도 같은 방법으로 한다.
마무리할 때 팔을 〈2번 알론제 → 준비자세〉로 내린다.

마무리
◇◇◇◇◇◇

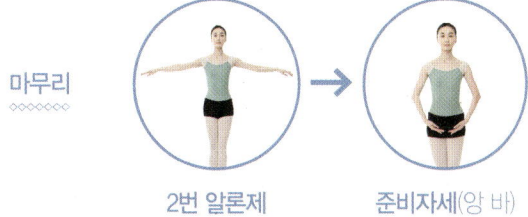

2번 알론제 　→　 준비자세(앙 바)

상체 앞 스트레칭

다리 뒤쪽 라인을 잡아주며, 허리와 등을 강화시키는 동작

시작
◇◇◇◇◇

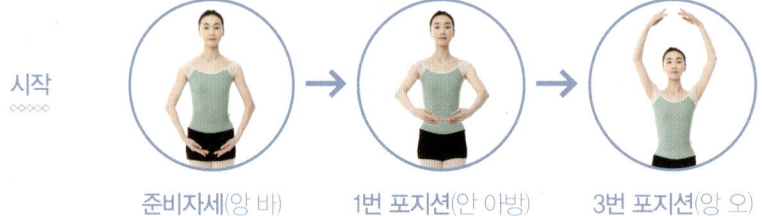

준비자세(앙 바) → 1번 포지션(안 아방) → 3번 포지션(앙 오)

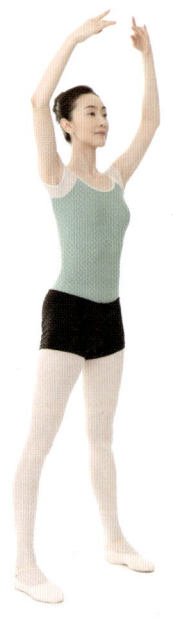

1 다리를 턴인 자세로 어깨너비만큼 벌리고 바른 자세로 선다.
호흡하며 팔을 〈준비자세 → 1번 포지션 → 3번 포지션〉 순으로 올린다.

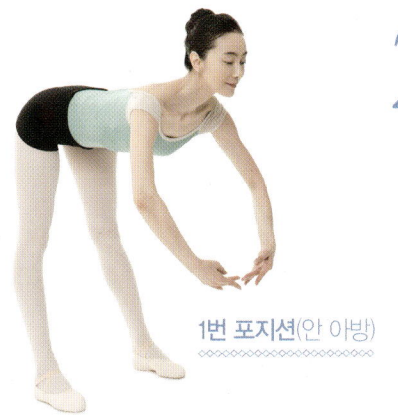

2 호흡하며 다리와 직각을 이루게 내려가고
팔은 1번 포지션(안 아방)으로 내린다.
이때 시선은 정면을 유지해
목선과 허리를 길게 해주며 내려가고,
직각을 유지할 때도 턱을 위로 당겨 멀리 본다.
견갑골을 등 가운데 모으고 어깨를 내려
팔 1번 포지션(안 아방)을 유지하고,
다리는 무릎이 구부러지지 않게
5초간 밸런스를 유지한다.

1번 포지션(안 아방)

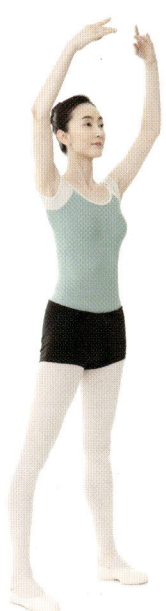

3번 포지션(앙 오)

3 호흡하며 허리를 편 상태로 상체를 세우고
팔은 3번 포지션(앙 오)으로 올린다.
4회 반복하고, 〈2번 포지션 → 2번 알론제 → 준비자세〉 순으로
마무리한다.

마무리

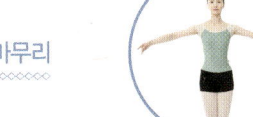 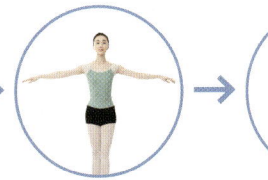 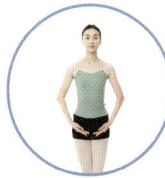

2번 포지션(알 라 쓰공드)　　2번 알론제　　준비자세(앙 바)

상체 뒤 스트레칭

어깨, 팔 라인을 잡아주며, 등과 허리의 유연성을 높이는 동작

시작
◇◇◇◇◇

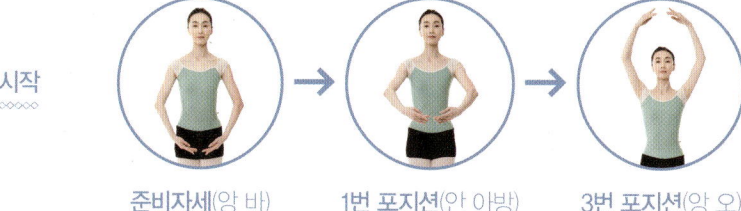

준비자세(앙 바) → 1번 포지션(안 아방) → 3번 포지션(앙 오)

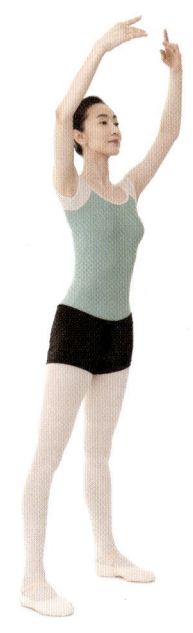

1 다리를 턴인 자세로 어깨너비만큼 벌리고 바른 자세로 선다.
호흡하며 팔을 〈준비자세 → 1번 포지션 → 3번 포지션〉 순으로 올린다.

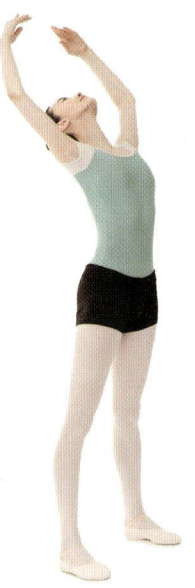

2 다리를 지지대 삼아 바닥을 밀며
가슴과 얼굴이 천장을 민다는 느낌으로
상체를 뒤로 젖힌다.
이때 목이 뒤로 젖혀지지 않게 하고,
복부와 엉덩이를 조여 허리가 짓눌리지 않게
위로 끌어올리며 뒤로 젖힌다.

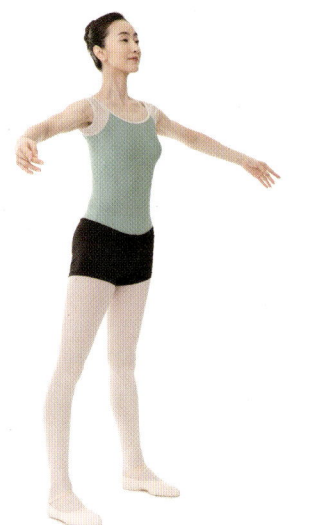

3 상체를 세우는 동시에
팔은 2번 포지션(알 라 쓰공드)으로 한다.
호흡하며, 〈2번 알롱제 → 준비자세〉로 내린다.
호흡과 함께 4회 반복한다.

마무리

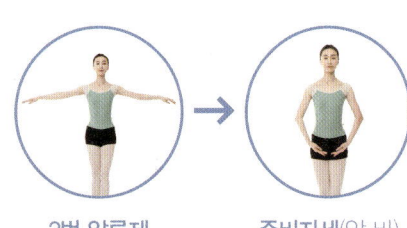

2번 알롱제   준비자세(앙 바)

꼭 알아야 할 발레 기본 용어 2

발레 용어 중 다음 '4장 바 동작'에서 주로 나오는
용어 중심으로 간단하게 몇 가지를 정리했다.
실제 발레 클래스에서도 자주 쓰이는 발레 용어들이므로 외워두면
발레 클래스를 보다 쉽게 이해하는 데 도움이 될 것이다.

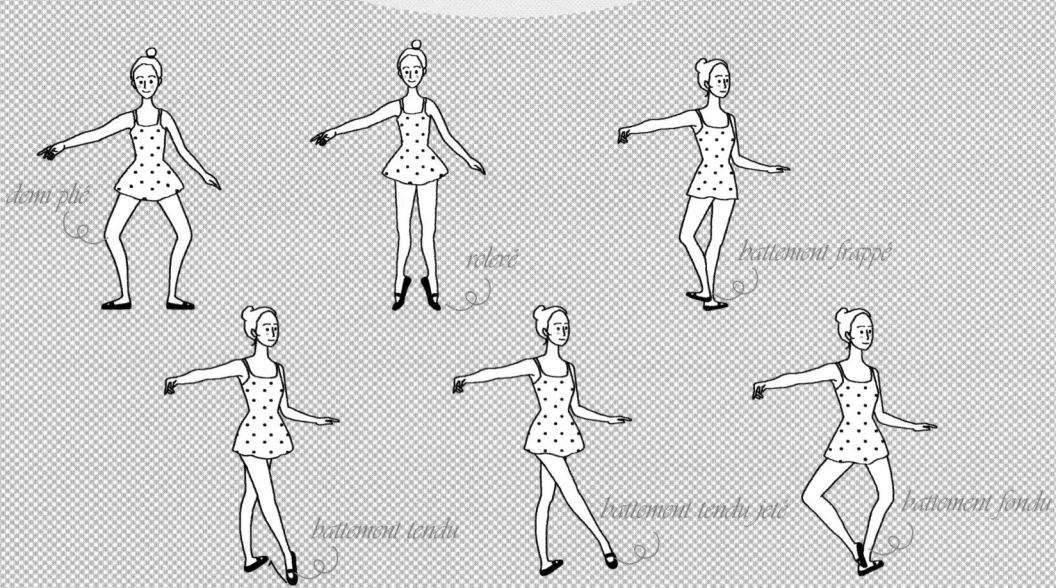

demi plié　　*relevé*　　*battement frappé*

battement tendu　　*battement tendu jeté*　　*battement fondu*

데미 쁠리에 demi plié 무릎을 반만 구부리는 동작
이고, **그랑 쁠리에** grand plié 무릎을 크고 깊게 구
부리는 동작이다.

럴르베 relevé '들어 올리다'라는 뜻으로, 발가락은
바닥에 붙이고 무릎을 펴서 뒤꿈치를 최대한 높이 올
리는 동작이다. 데미 포인demi pointe이라고도 한다.

바뜨망 떵듀 battement tendu 한쪽 다리를 발끝
만 바닥에 닿게 한 상태로, 앞·옆, 혹은 뒤로 쭉 뻗었
다가 다시 원 상태로 돌아오는 동작이다.

바뜨망 떵듀 쥬떼 battement tendu jeté '쥬떼'가
'던진다'는 뜻으로, 바뜨망 떵듀 동작에서 한쪽 다리를
쭉 펴서 약간의 각도로 힘 있게 던지는 동작을 뜻한다.

바뜨망 뽕듀 battement fondu 다리를 부드럽게 움
직여 앞·옆·뒤로 내보내는 동작이다. 한쪽 발은 데미
쁠리에를 하고 다른 발은 꾸드삐에 자세를 해서 아띠
뜌드로 연결시켜 두 다리 무릎을 동시에 편다.

바뜨망 후라삐 battement frappé '후라삐'는 '때
리다'는 뜻으로, 발목을 때리듯 들어오거나 다리를 펼
때 강하게 때리듯 나가는 동작을 말한다.

바뜨망 데벨로뻬 battement développé 한쪽 다
리를 무릎을 구부려 올린 다음 앞·옆·뒤로 90도 이
상 들어 올리는 동작이다.

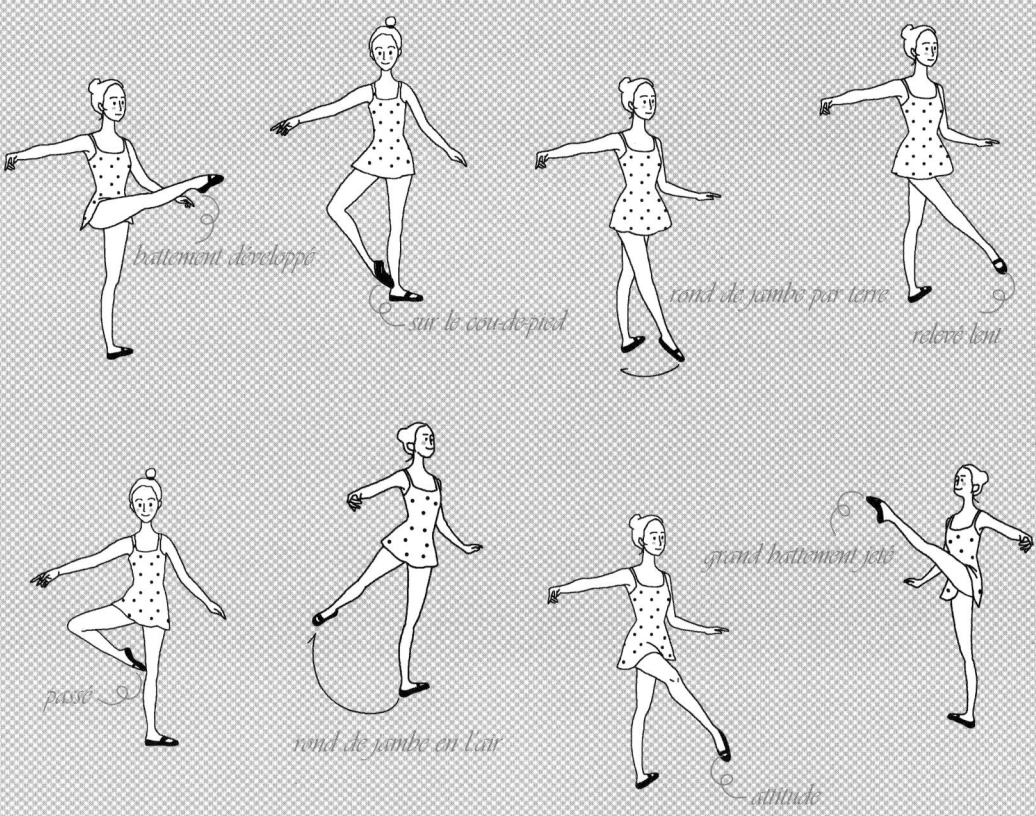

battement développé

sur le cou-de-pied

rond de jambe par terre

relevé lent

passé

rond de jambe en l'air

grand battement jeté

attitude

쑬 루 꾸드삐에 sur le cou-de-pied '쑬'은 '~위에' 라는 뜻이고, '꾸드삐에'는 '발목'에 해당한다. 발을 발 가락만 꺾어 세운 후 발끝을 발목에 대는 동작이다.

파쎄 passé '지나가는' '옮기는'이란 뜻으로, 한쪽 다 리를 들어 올려 몸을 지탱하고 있는 다른 다리의 무릎 부분에 가져가는 동작이다.

롱 드 잠 빠 떼르 rond de jambe par terre 발 끝으로 바닥에서 원을 그리는 동작이다. 앙 디올en dehors은 앞에서 뒤로 이어 돌리고, 앙 디당en dedans 은 뒤에서 앞으로 돌린다.

롱 드 잠 앙 레르 rond de jambe en l'air 한쪽 발 로 공중에서 타원을 그리는 롱 드 잠 동작이다.

럴르베 렁 relevé lent 무릎을 편 상태로 천천히 다 리를 들어 올리는 동작이다.

아띠뜌드 attitude 한쪽 다리로 중심을 잡고 서고, 다른쪽 다리의 무릎을 약간 구부려 앞·옆·뒤로 들어 올리는 동작이다.

그랑 바뜨망 쥬떼 grand battement jeté '쥬떼'가 '던진다'는 뜻으로, 한쪽 발을 앞·옆·뒤로 90도 이상 되게 차올리는 동작이다.

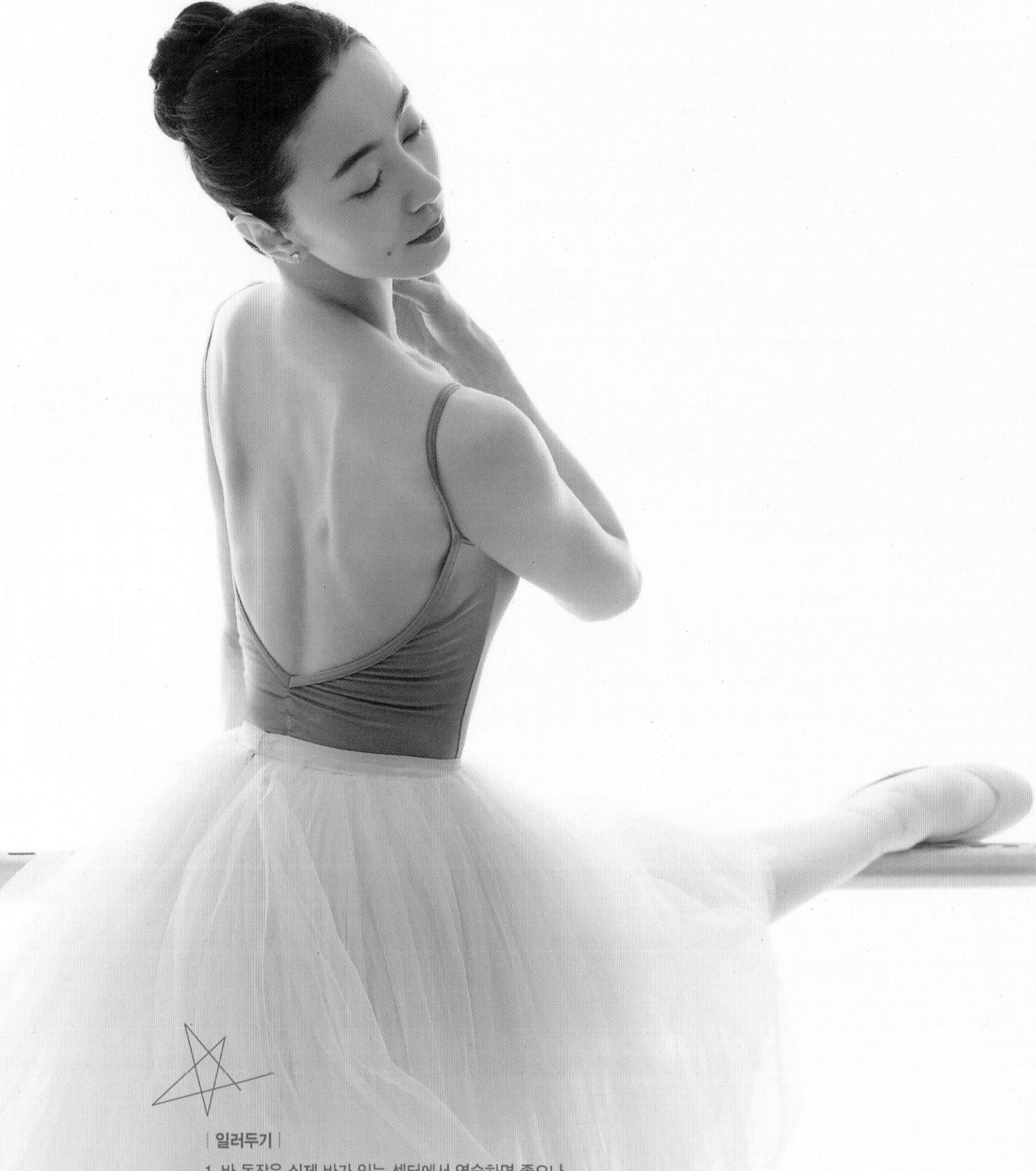

| 일러두기 |

1. 바 동작은 실제 바가 있는 센터에서 연습하면 좋으나,
   일상생활 중 집에서도 쉽게 연습할 수 있도록 바를 의자로 대체해 실었다.
2. 발 3번 포지션은 실제 발레 클래스에서는 잘 쓰지 않고, 캐릭터 댄스에서만 쓰인다.
   동작별 연습하는 발 포지션이 다르기 때문에 실제 발레 클래스에서 연습하는 포지션 그대로 실었다.

PART 04

탄력이 가득한 라인을 살리는
바 동작

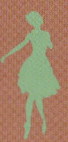

바 연습은 스탠딩 자세에서 한 팔로 바를 잡고 하는
본격적인 발레 동작 연습 단계이다.
발레리나들도 매일 아침 발레 스트레칭으로 몸을 푼 후에
좋은 몸 컨디션을 만들고 유지하기 위해
바 연습의 기본자세부터 시작해 근력과 유연성을 높여 나간다.
이제 발레 스트레칭에서 좀 더 나아가 발레리나에 더 가까운
근력과 유연성, 자세와 라인을 완성해보자.

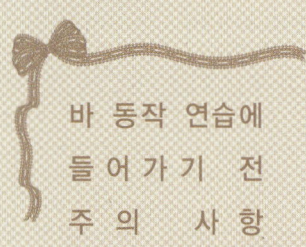

바 동작 연습에
들어가기 전
주의 사항

첫째 / 다리

발은 주로 1번 포지션과 5번 포지션에서 하게 되는데, 복부와 엉덩이를 힘껏 조여 허벅지 근육을 바깥으로 보내고 무릎을 완전히 펼 수 있는 범위 내에서 발끝을 벌리고 발을 교차해야 한다. 특히 발 5번 포지션은 처음엔 어려울 수 있기 때문에 발 3번 포지션을 5번 포지션 대용으로 연습하면 도움이 된다. 그리고 두 팔 모두 바(의자)를 잡고 다리 동작만 먼저 연습한 후에 한 팔과 연결시키는 것도 효율성을 높이는 방법이다.

둘째 / 상체와 팔 동작

여러 가지 다리 동작을 하다 보면 상체와 팔 동작에 소홀히 하기 쉽다. 하지만 상체의 기본자세를 반듯하게 해줘야 다리도 정확하고 길게 쓸 수 있으며, 팔과 조화를 이룰 때 결과적으로 몸 라인을 예쁘게 하면서 근력을 높일 수 있다.
예쁜 자세란 그만큼 몸에 대한 이해와 정성으로 만들어지는 것이기에 몸에 대한 섬세한 감각과 균형 감각을 높이는 데도 매우 중요하다.
모든 발레 동작의 시작에는 예절처럼 동작을 시작한다는 의미의 '준비 동작(쁘레빠라씨용, préparation)'을 해준다. 바 동작에서도 모든 다리 동작 전에 준비를 알리는 팔 동작을 한다. 바(의자) 잡는 팔은 팔꿈치를 밑으로 편안하게 구부려 옆구리 앞쪽에 위치하도록 해서 목이 앞으로 빠지거나 갈비뼈가 벌어지지 않게 주의하자.

셋째 / DVD

바 동작에 앞서 DVD로 먼저 한번 살펴보면서 전체적인 맥락과 흐름을 보는 것도 도움이 된다. DVD에서는 개별적으로 나뉜 동작들을 피아노 반주와 함께 일정 길이의 순서를 만들어 시연한다. 이것이 실제로 연습하는 바 동작의 모습인데, 정지 사진에선 볼 수 없는 음악과 조화된 느낌, 동작의 성격, 동작 사이의 연결을 어떻게 하는지도 눈여겨보길 바란다.
같은 동작이라도 매번 횟수, 방향을 달리해서 순서를 만들 수 있고, 각 동작을 집중적으로 연습하면서 다른 동작도 조합시키면 지루하지 않게 재미를 더해준다. 같은 음악이라도 박자를 어떻게 쓰느냐에 따라 빠르기가 달라질 수 있는 것도 참고하길 바란다.

〈 **준비자세**앙 바 ⟶ **1번 포지션**안 아방 ⟶ **2번 포지션**알 라 쓰공드 〉

순으로 팔 동작하여 다리 동작 전에 준비를 한다.

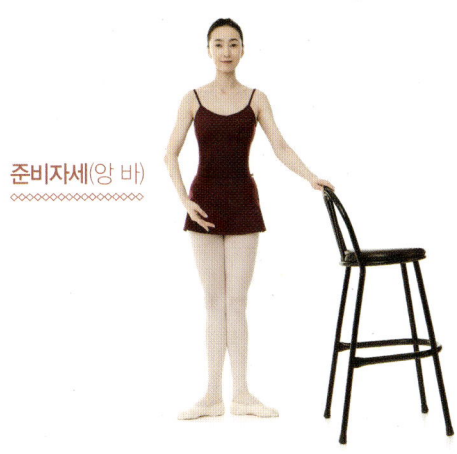

준비자세(앙 바)
◇◇◇◇◇◇◇◇◇◇◇◇◇◇◇

1 한쪽 팔은 의자를 잡고 다른 쪽 팔은 준비자세(앙 바)로 해서 정면을 본다.

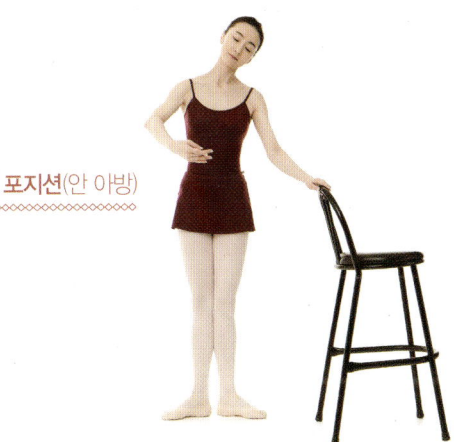

1번 포지션(안 아방)
◇◇◇◇◇◇◇◇◇◇◇◇◇◇◇

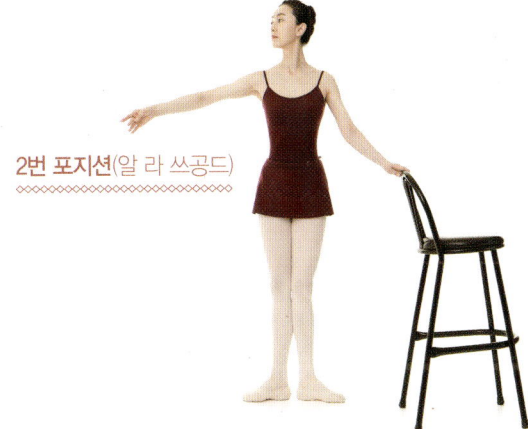

2번 포지션(알 라 쓰공드)
◇◇◇◇◇◇◇◇◇◇◇◇◇◇◇

2 1번 포지션(안 아방)으로 올리고, 고개를 살짝 옆으로 기울여 시선은 손가락 끝을 본다.

3 2번 포지션(알 라 쓰공드)으로 열고, 고개도 팔 열리는 속도와 같이 옆으로 돌려 멀리 본다. 다리 동작 전에 시선을 정면으로 한다.

무릎 구부리기

데미(작게) 쁠리에 *demi plié*, 그랑(크게) 쁠리에 *grand plié*

발 1번 포지션
데미 쁠리에

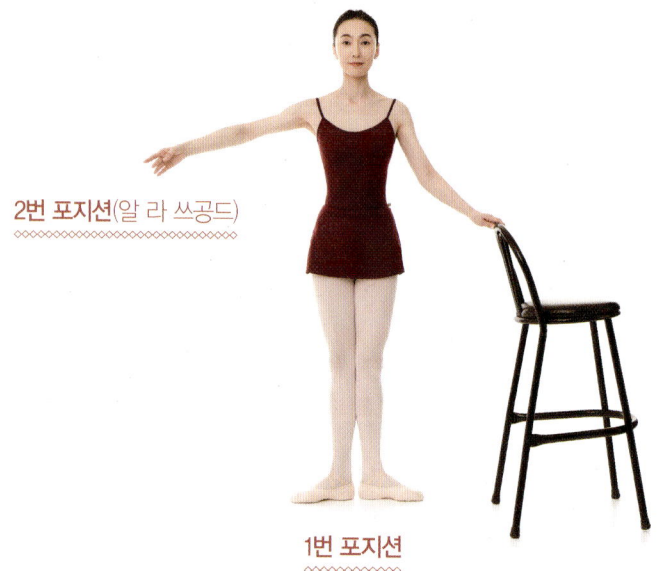

2번 포지션(알 라 쓰공드)

1번 포지션

1 발은 1번 포지션으로 서고,
팔은 2번 포지션(알 라 쓰공드)으로 한다.

tip 무릎을 구부리는 동작이지만 바닥을 밀어서 내려가고 올라와야 아킬레스건, 복부, 허리,
허벅지가 강해진다. 다리 중심은 항상 두 다리 가운데 있고, 한 번도 끊어지지 않게 연결시킨다.

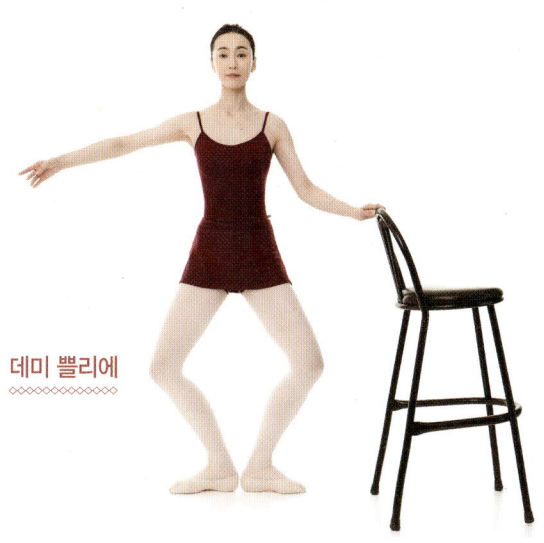

데미 쁠리에
◇◇◇◇◇◇◇◇◇◇◇◇

2 호흡하며, 뒤꿈치를 바닥에 더 이상 붙일 수 없는 한계까지
턴아웃 자세를 유지하면서 천천히 무릎을 구부린다.
무릎을 구부릴 때 허리와 엉덩이를 위로 당겨준다.

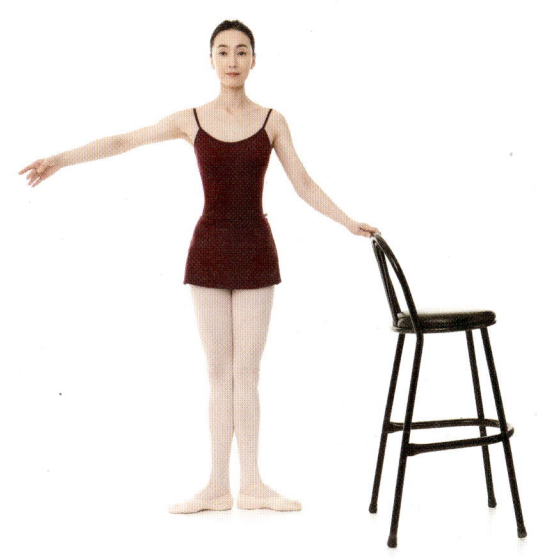

3 턴아웃 자세를 유지하며, 바닥을 밀면서 무릎을 천천히 편다.
4회 반복하고, 반대쪽도 같은 방법으로 한다.

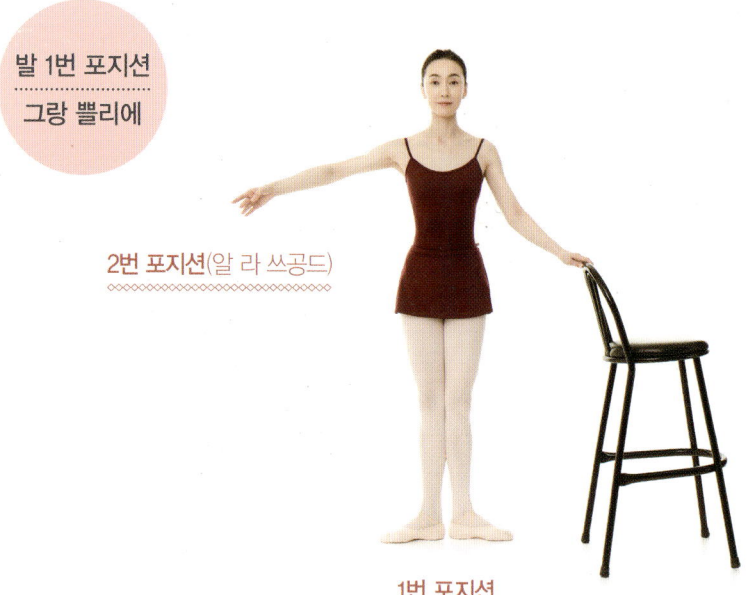

발 1번 포지션
그랑 쁠리에

2번 포지션(알 라 쓰공드)

1번 포지션

1 발은 1번 포지션으로 서고,
팔은 2번 포지션(알 라 쓰공드)으로 한다.

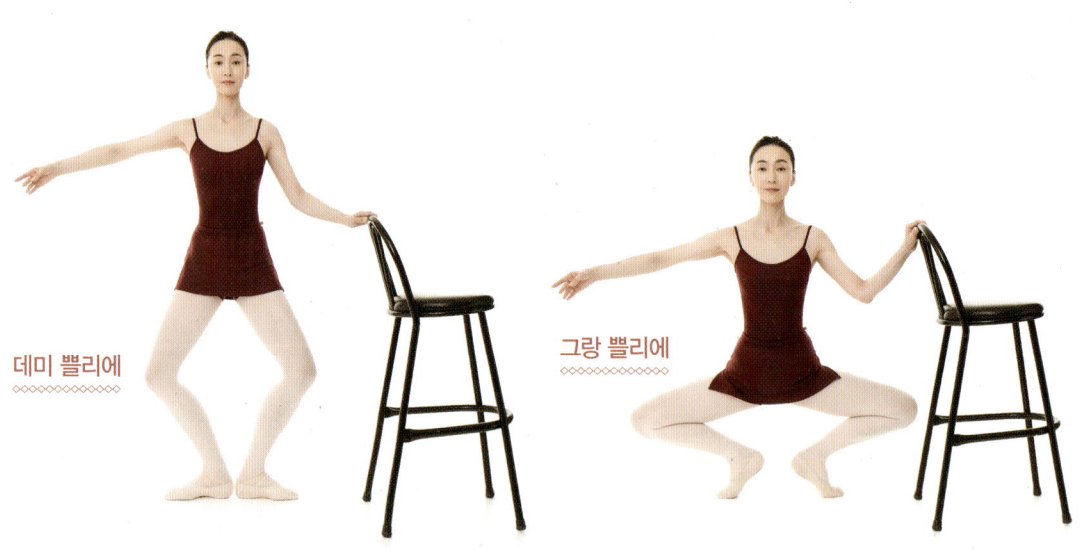

데미 쁠리에

그랑 쁠리에

2 호흡하며 데미 쁠리에로 내려간다.

3 이어서 허벅지를 강하게 하고
뒤꿈치를 살짝 들어 천천히 내려간다.

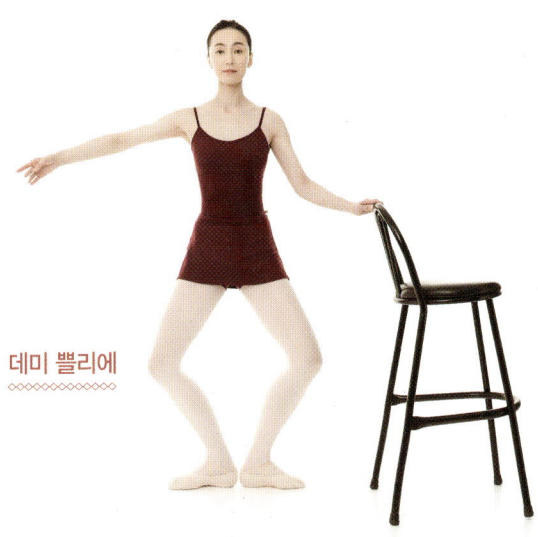

데미 쁠리에

4 올라올 땐 뒤꿈치를 최대한 빨리 바닥에 붙여, 데미 쁠리에로 올라온다.

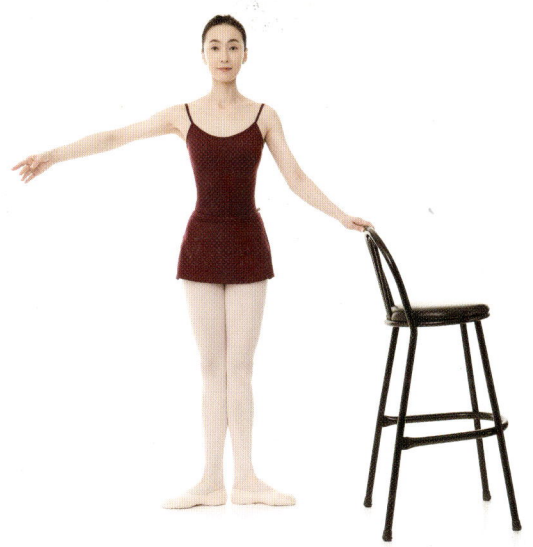

5 턴아웃 자세를 유지하며, 바닥을 밀면서 천천히 무릎을 편다.
2회 반복하고, 반대쪽도 같은 방법으로 한다.

tip

완전히 내려갔을 때 주저앉게 되는 경우가 많은데, 등과 엉덩이를 위로 당겨준다는 느낌으로 내려간다.
동작이 끊어지지 않도록 내려가는 속도와 올라오는 속도를 조절한다.
그랑 쁠리에는 상당한 근력이 필요하므로, 데미 쁠리에 연습을 충분히 한 후 하도록 하자.

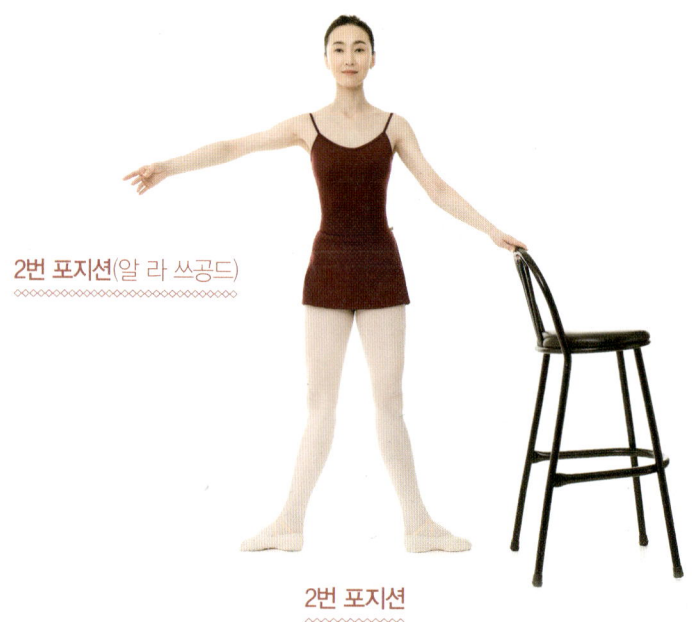

2번 포지션(알 라 쓰공드)

2번 포지션

1 발은 2번 포지션으로 서고,
팔은 2번 포지션(알 라 쓰공드)으로 한다.

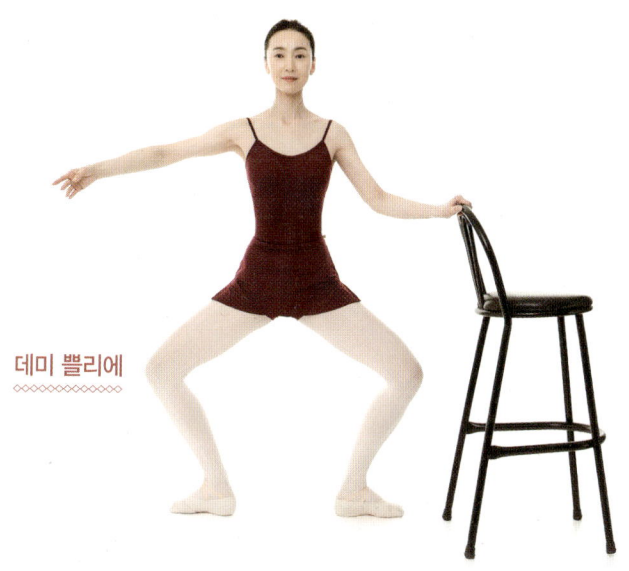

데미 쁠리에

2 호흡과 함께 턴아웃 자세를 유지하며 천천히 무릎을 반만 구부린다.
무릎을 구부릴 때 바닥을 밀면서 허리와 엉덩이를 위로 당겨준다.

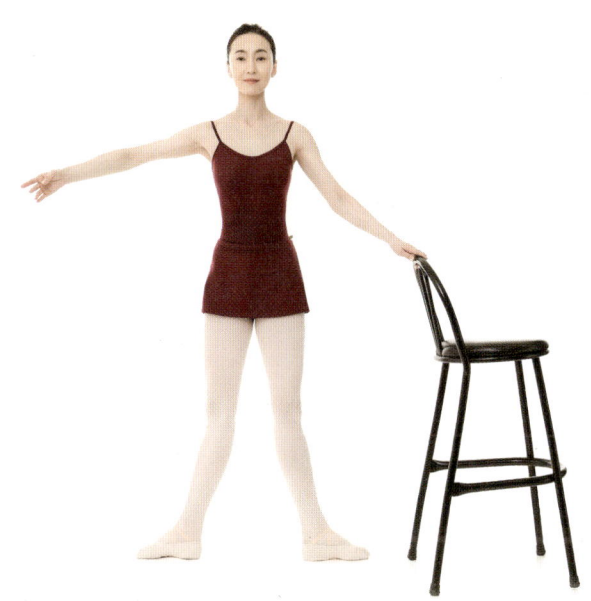

3 턴아웃 자세를 유지하며, 바닥을 밀면서 무릎을 천천히 편다.
4회 반복하고, 반대쪽도 같은 방법으로 한다.

발 2번 포지션
·················
그랑 쁠리에

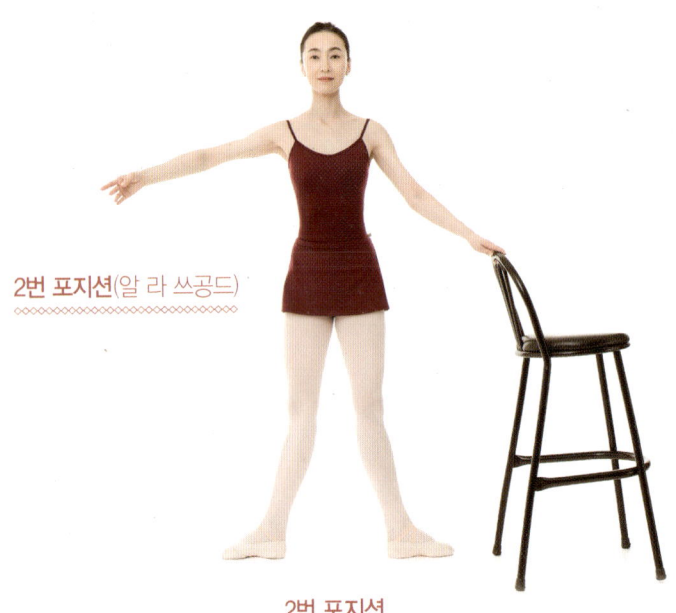

2번 포지션(알 라 쓰공드)
◇◇◇◇◇◇◇◇◇◇◇◇◇◇◇◇◇◇◇◇◇◇◇◇◇◇◇◇

2번 포지션
◇◇◇◇◇◇◇◇◇◇◇◇◇◇◇◇

1 발은 2번 포지션으로 서고,
팔은 2번 포지션(알 라 쓰공드)으로 한다.

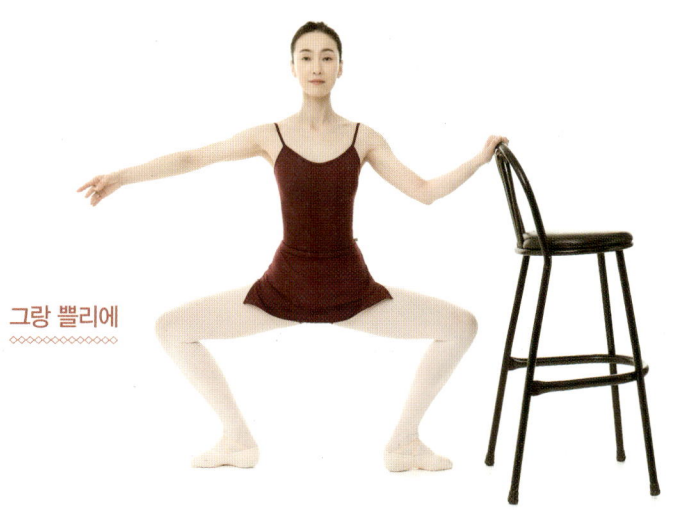

그랑 쁠리에

2 호흡과 함께 바닥을 밀면서 천천히 크게 내려간다.
허리와 엉덩이를 위로 당겨주면서 내려가고 뒤꿈치는 바닥에 그대로 붙인다.

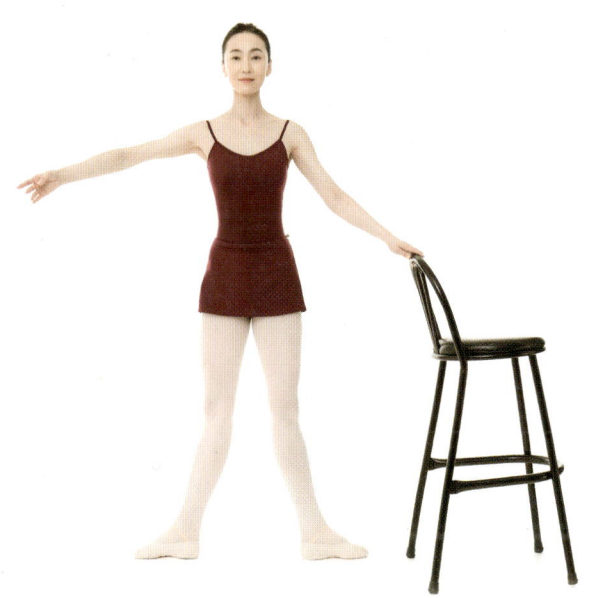

3 턴아웃 자세를 유지하며, 바닥을 밀면서 무릎을 천천히 편다.
2회 반복하고, 반대쪽도 같은 방법으로 한다.

쁠리에는 발은 1번 포지션과 2번 포지션으로 충분히 연습한 후,
난이도가 높은 4번 포지션과 5번 포지션으로 연습한다.

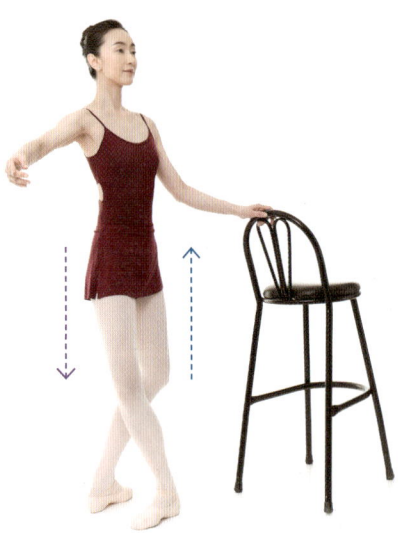

발 4번 포지션
데미 쁠리에

호흡과 함께 턴아웃 자세를 유지하며
뒤꿈치를 바닥에 더 이상 붙일 수 없는
한계까지 무릎을 천천히 구부린다.
바닥을 밀면서 무릎을 천천히 편다.
4회 반복하고, 반대쪽도 같은 방법으로 한다.

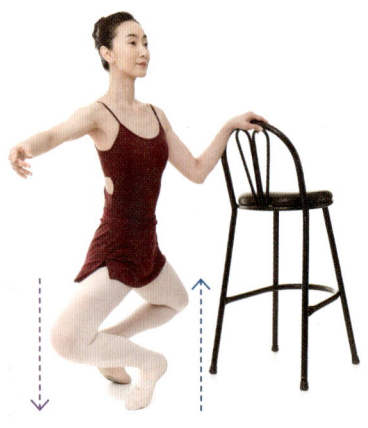

발 4번 포지션
그랑 쁠리에

호흡과 함께 데미 쁠리에를 지나
뒤꿈치를 살짝 들어 천천히 내려간다.
올라올 땐 뒤꿈치를 최대한 빨리 바닥에 붙여,
데미 쁠리에를 거친 후 무릎을 편다.
2회 반복하고, 반대쪽도 같은 방법으로 한다.

발 5번 포지션
데미 쁠리에

발 5번 포지션
그랑 쁠리에

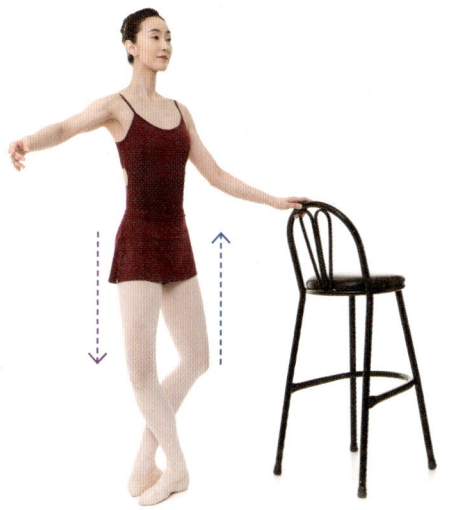

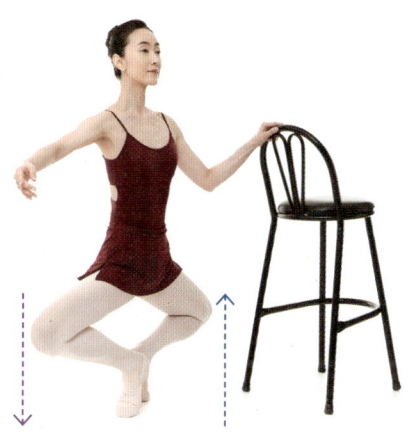

호흡과 함께 턴아웃 자세를 유지하며
뒤꿈치를 바닥에 더 이상 붙일 수 없는
한계까지 무릎을 천천히 구부린다.
바닥을 밀면서 무릎을 천천히 편다.
4회 반복하고, 반대쪽도 같은 방법으로 한다.

호흡과 함께 데미 쁠리에를 지나
뒤꿈치를 살짝 들어 천천히 내려간다.
올라올 땐 뒤꿈치를 최대한 빨리 바닥에 붙여,
데미 쁠리에를 거친 후 무릎을 편다.
2회 반복하고, 반대쪽도 같은 방법으로 한다.

뒤꿈치 올리기

럴르베 *relevé*

발 1번 포지션
················
럴르베

2번 포지션(알 라 쓰공드)
◇◇◇◇◇◇◇◇◇◇◇◇◇◇◇◇

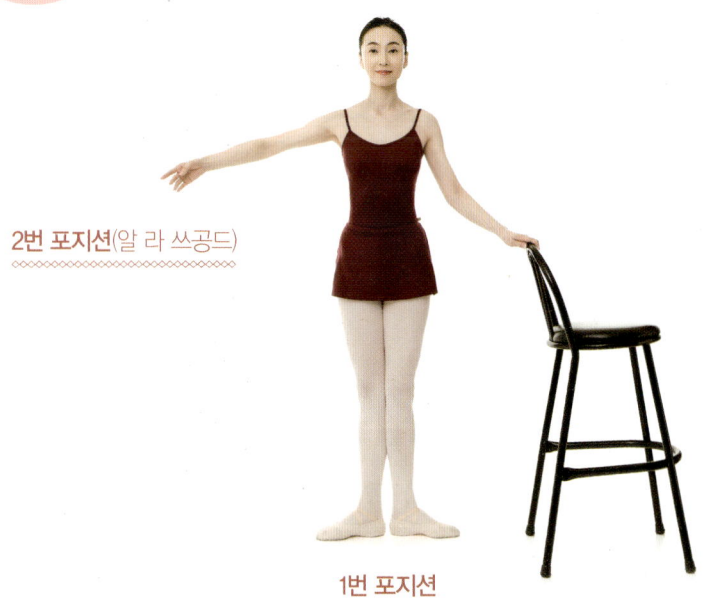

1번 포지션
◇◇◇◇◇◇◇◇◇◇

1 발은 1번 포지션으로 서고,
팔은 2번 포지션(알 라 쓰공드)으로 한다.

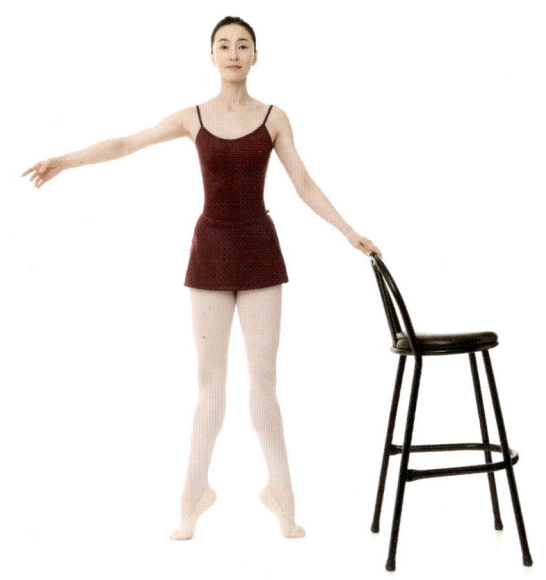

2 호흡과 함께 무릎을 편 상태로 바닥을 밀면서 뒤꿈치를 최대한 올린다.
이때 복부와 엉덩이를 힘껏 조여 턴아웃 자세를 유지한다.

* 이 동작을 '데미 포인demi pointe' 또는 '데미 뽀앙'이라고도 한다.
발등만 펴고 발가락은 포인을 안 한, 반만 포인한 상태이기 때문이다.

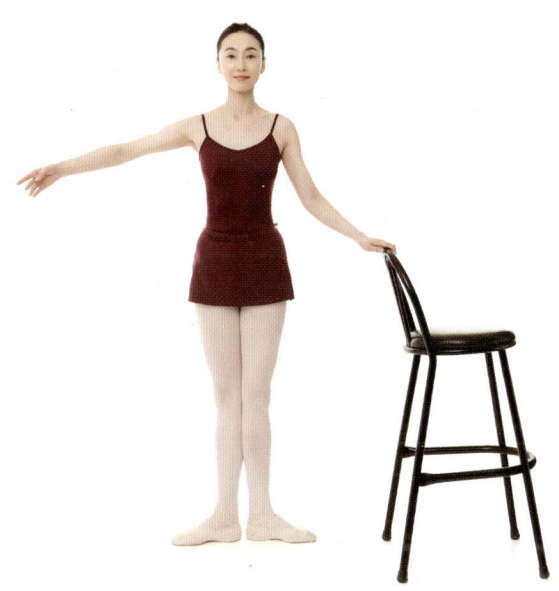

3 내려올 때도 턴아웃을 유지하고,
몸을 위로 당겨주며 뒤꿈치를 바닥으로 내린다.
천천히 4회 반복하고, 반대쪽도 같은 방법으로 한다.

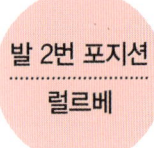

발 2번 포지션
럴르베

2번 포지션(알 라 쓰공드)

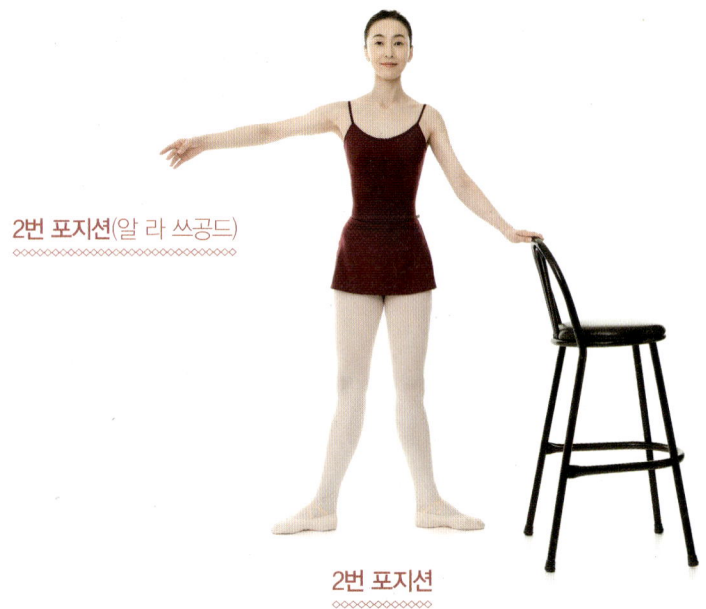

2번 포지션

1 발은 2번 포지션으로 서고,
팔은 2번 포지션(알 라 쓰공드)으로 한다.

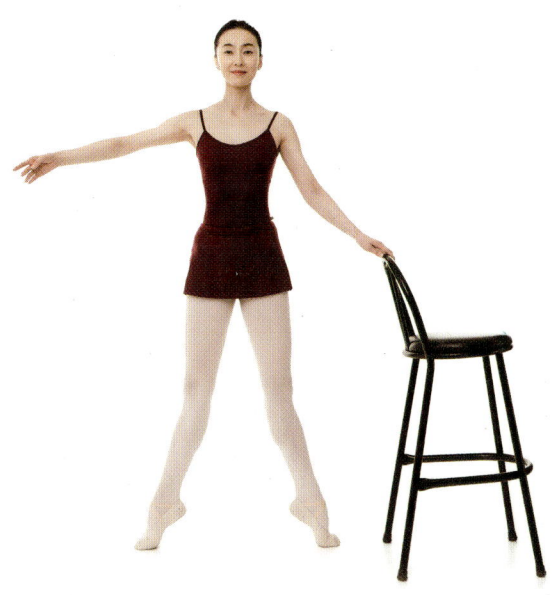

2 호흡과 함께 무릎을 편 상태로 바닥을 밀면서 뒤꿈치를 최대한 올린다.
이때 복부와 엉덩이를 힘껏 조여 턴아웃 자세를 유지한다.

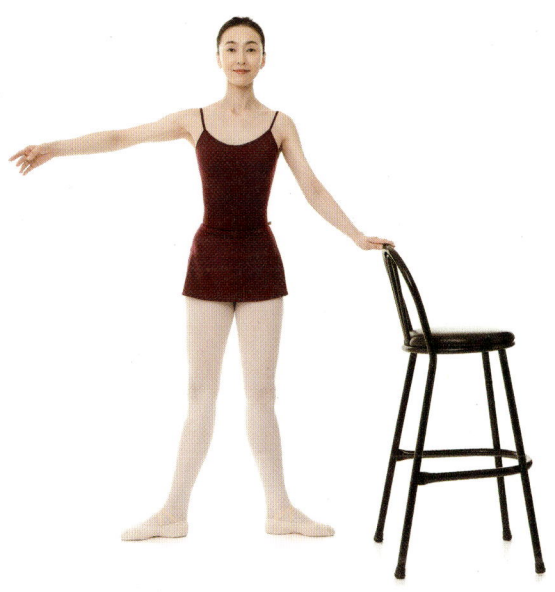

3 내려올 때도 턴아웃을 유지하고,
몸을 위로 당겨주며 뒤꿈치를 바닥으로 내린다.
천천히 4회 반복하고, 반대쪽도 같은 방법으로 한다.

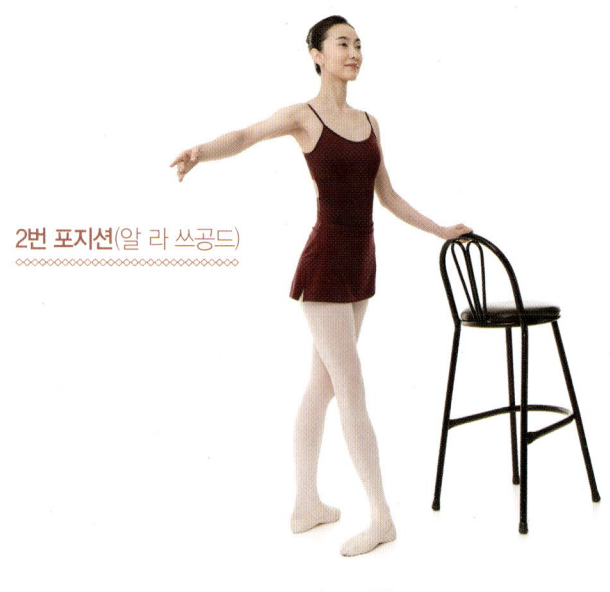

발 4번 포지션
럴르베

2번 포지션(알 라 쓰공드)

4번 포지션

1 발은 4번 포지션으로 서고,
팔은 2번 포지션(알 라 쓰공드)으로 한다.

> tip
>
> 발 1번 포지션과 발 2번 포지션 럴르베와 같은 방법으로 하되
> 다리가 교차해 있기 때문에 올라가면서 뒤꿈치가 뒤로 빠지거나 돌아가기 쉽다.
> 뒤꿈치를 더욱 앞으로 보내면서 턴아웃 자세를 유지하도록 한다.

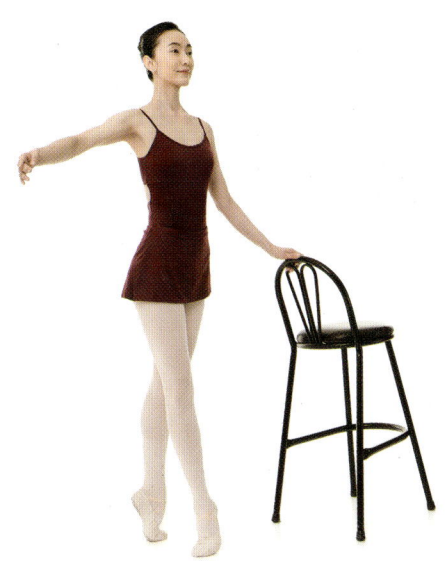

2 호흡과 함께 무릎을 편 상태로 바닥을 밀면서 뒤꿈치를 최대한 올린다.
이때 복부와 엉덩이를 힘껏 조여 턴아웃 자세를 유지한다.

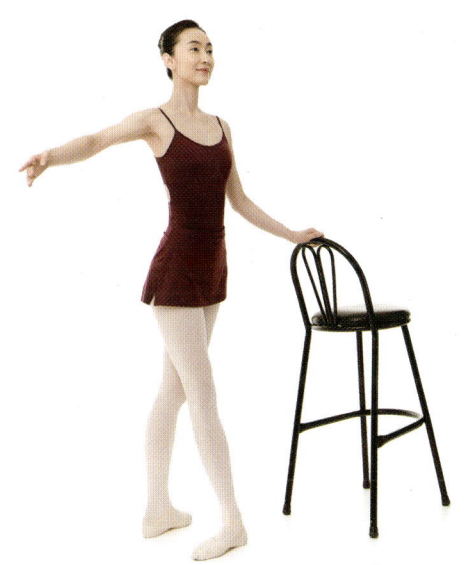

3 내려올 때도 턴아웃을 유지하고,
몸을 위로 당겨주며 뒤꿈치를 바닥으로 내린다.
천천히 4회 반복하고, 반대쪽도 같은 방법으로 한다.

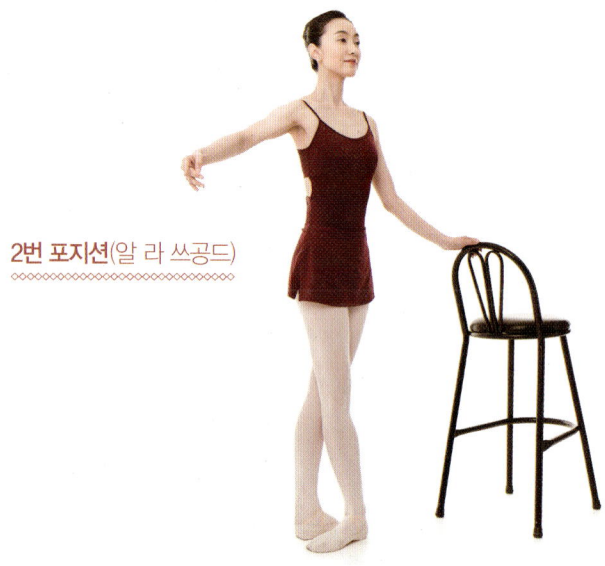

2번 포지션(알 라 쓰공드)
◇◇◇◇◇◇◇◇◇◇◇◇◇◇◇◇◇◇◇◇

5번 포지션
◇◇◇◇◇◇◇◇◇◇◇◇

1 발은 5번 포지션으로 서고,
팔은 2번 포지션(알 라 쓰공드)으로 한다.

tip

다리가 교차해 있기 때문에 올라가면서 뒤꿈치가 뒤로 빠지지 않게 턴아웃 자세에 더욱 신경 쓴다.
처음에는 뒤꿈치만 들어올리는 연습을 한 후, 익숙해지면 다리를 완전히 겹쳐준다.

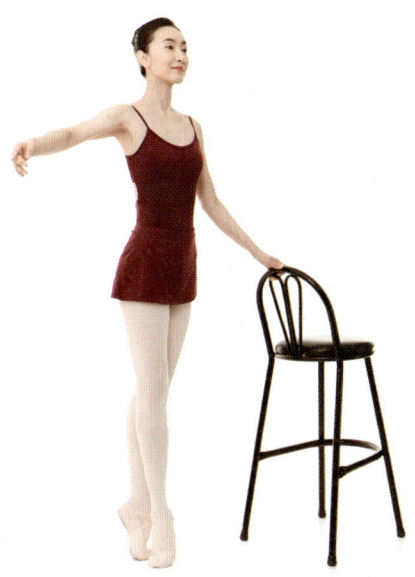

2 호흡과 함께 무릎을 편 상태로 뒤꿈치를 올리면서
앞다리를 뒷다리 쪽에 붙여 두 다리를 완전히 겹친다.

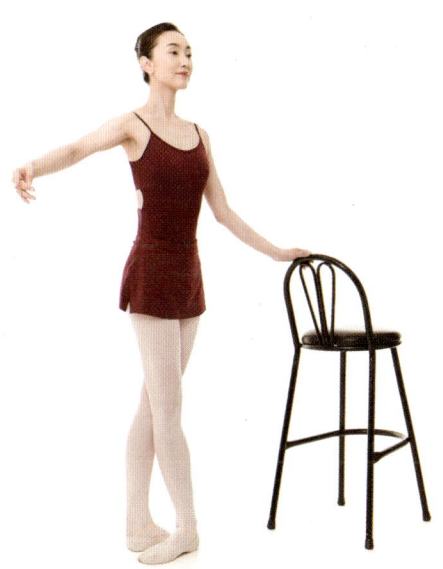

3 내려올 때도 턴아웃을 유지하고,
몸을 위로 당겨주며 뒤꿈치를 바닥으로 내린다.
천천히 4회 반복하고, 반대쪽도 같은 방법으로 한다.

③

상체 앞으로 구부리기

뽈 드 브라 *port de bras*

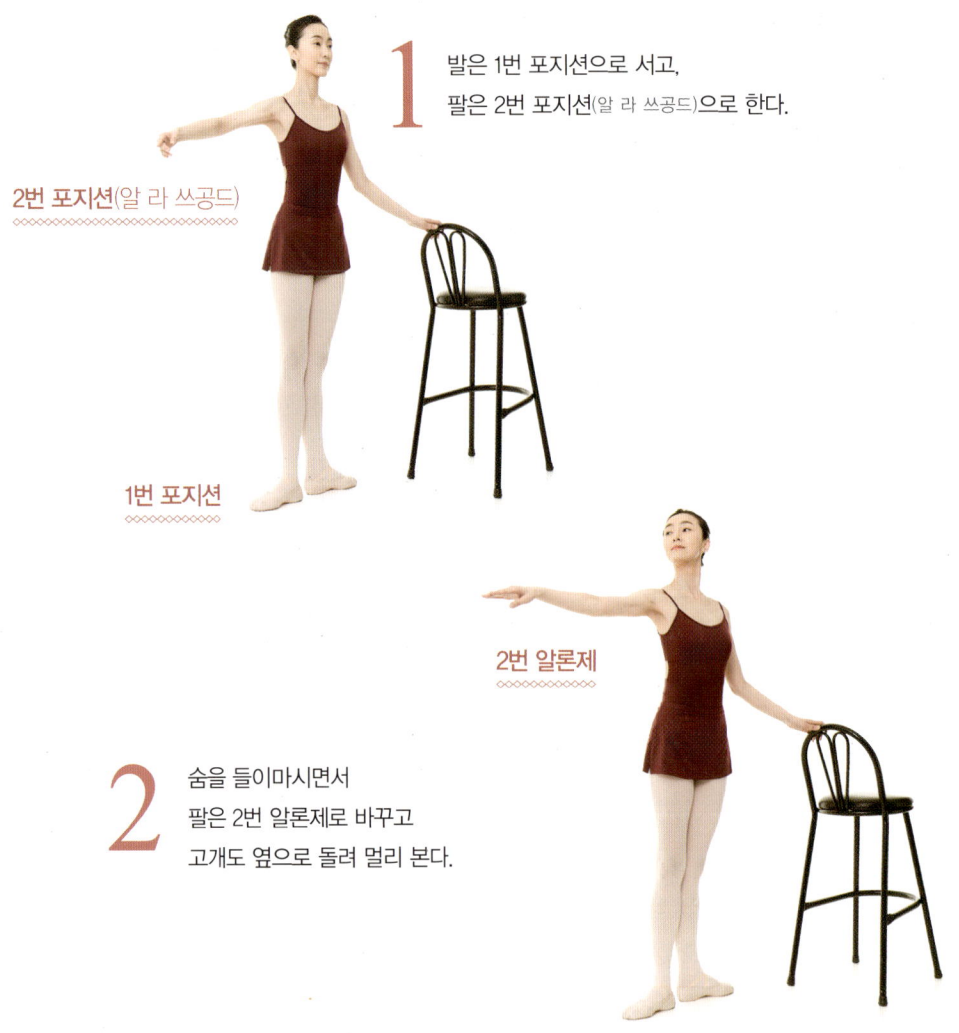

2번 포지션(알 라 쓰공드)

1번 포지션

1 발은 1번 포지션으로 서고,
팔은 2번 포지션(알 라 쓰공드)으로 한다.

2번 알론제

2 숨을 들이마시면서
팔은 2번 알론제로 바꾸고
고개도 옆으로 돌려 멀리 본다.

tip
처음엔 시선 처리가 어려울 수 있으니 팔만 연결시키고, 익숙해진 후 시선과 함께 연습한다.

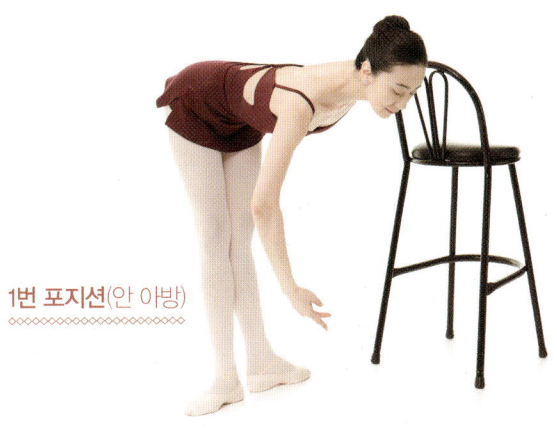

1번 포지션(안 아방)

3 숨을 내쉬며 허리를 편 상태로 내려가고, 팔은 1번 포지션(안 아방)으로 보낸다.
이때 시선은 목선을 위로 당겨주며 손가락 끝을 따라가고
무릎이 구부러지지 않게 한다.

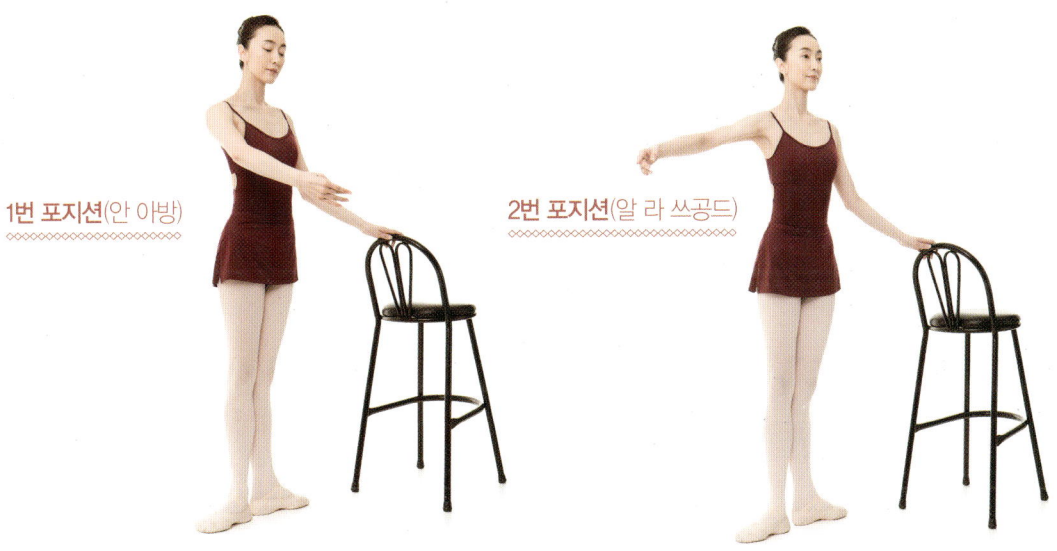

1번 포지션(안 아방)

2번 포지션(알 라 쓰공드)

4 숨을 들이마시면서
허리를 편 상태로 상체를 세우고,
팔은 1번 포지션(안 아방)을 유지한다.
이때도 시선은 손가락 끝을 본다.

5 시선을 정면으로 하고
팔을 2번 포지션(알 라 쓰공드)으로 보내
마무리한다. 천천히 4회 반복하고,
반대쪽도 같은 방법으로 한다.

상체 옆으로 구부리기

뽈 드 브라 *port de bras*

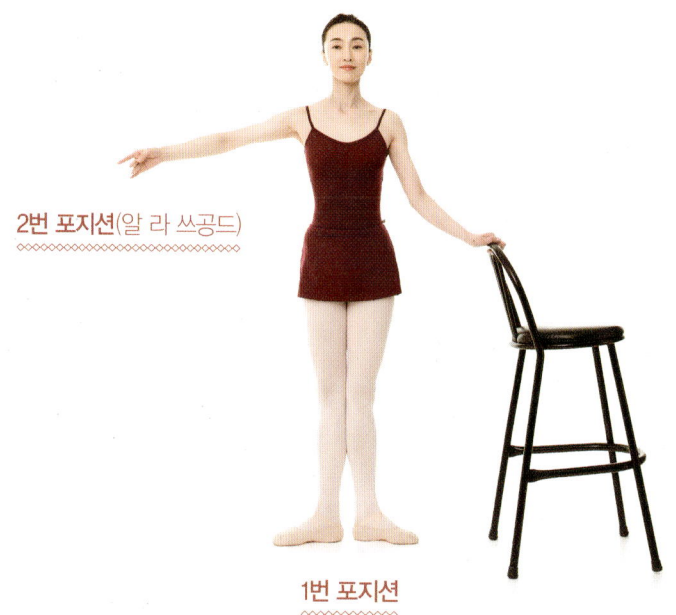

2번 포지션(알 라 쓰공드)

1번 포지션

1 발은 1번 포지션으로 서고,
팔은 2번 포지션(알 라 쓰공드)으로 한다.

tip

양어깨와 양쪽 골반의 직사각형을 생각하면
팔꿈치나 어깨가 앞으로 말리지 않고, 등을 더욱 튼튼히 할 수 있다.

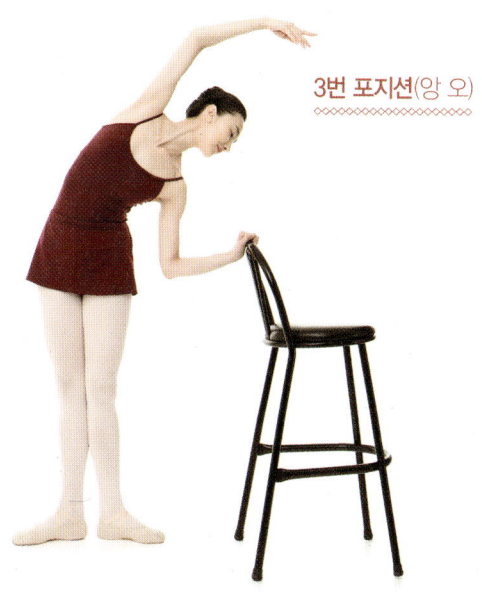

3번 포지션(앙 오)

2 숨을 들이마시며 팔을 3번 포지션(앙 오)으로 올린 다음
상체를 포물선을 그리듯 옆으로 구부린다. 숨을 내쉬며 최대한 옆으로 스트레칭하고,
고개는 의자 쪽 옆으로 돌려 바닥을 멀리 본다.

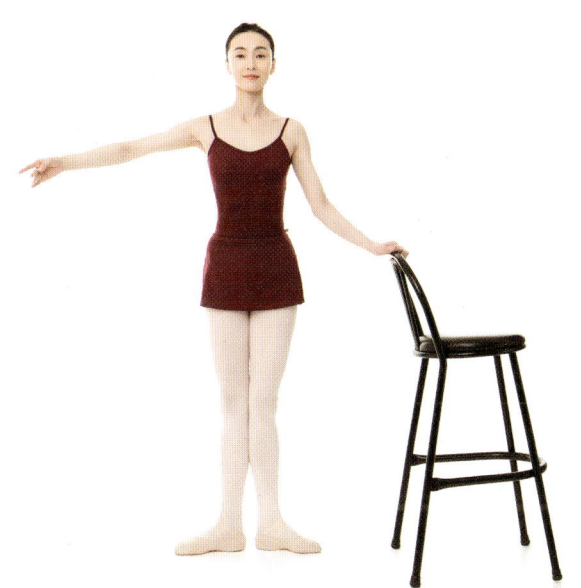

3 호흡과 함께 상체를 세운 후, 팔을 2번 포지션(알 라 쓰공드)으로 내린다.
천천히 4회 반복하고, 반대쪽도 같은 방법으로 한다.

5

상체 뒤로 젖히기

뽈 드 브라 *port de bras*

3번 포지션(앙 오)

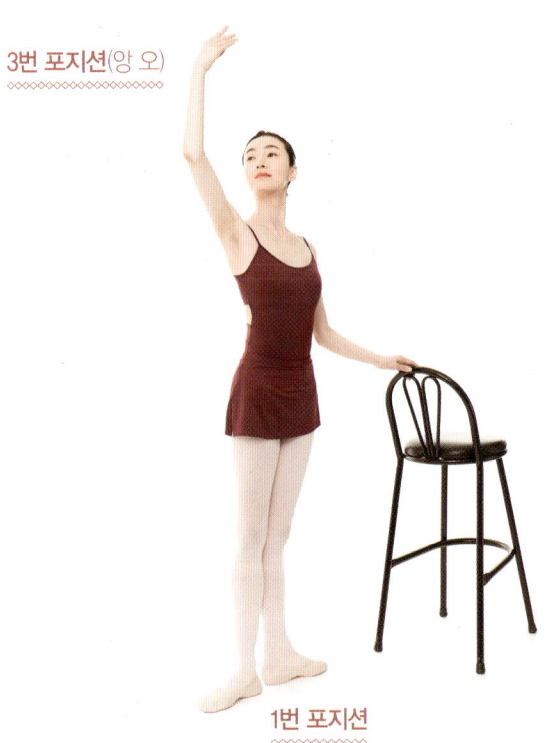

1번 포지션

1 발은 1번 포지션으로 서고,
팔은 3번 포지션(앙 오)으로 준비한다.
시선은 올린 팔 쪽 옆으로 돌려, 멀리 본다.

tip

상체를 뒤로 젖힐 때 갈비뼈와 복부가 벌어지지 않게 신경 쓰고, 허리를 최대한 위로 당겨준다.
그렇지 않으면 골반이 앞으로 밀리고 허리가 짓눌릴 수 있다.
상체를 앞, 옆, 뒤로 구부리며 하는 뽈 드 브라는 발의 모든 포지션에서 가능하다.

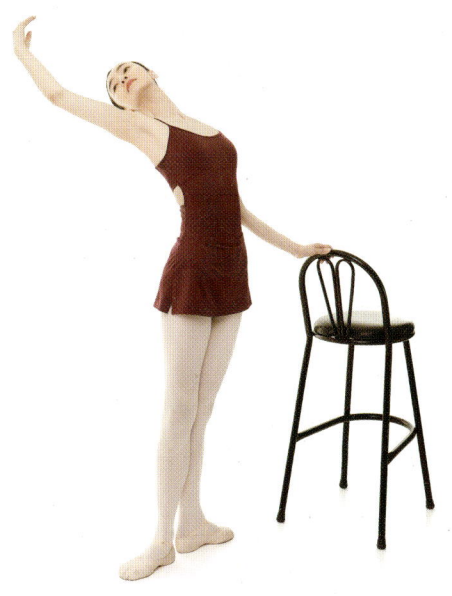

2 호흡과 함께 천장을 민다는 느낌으로 가슴 위쪽을 뒤로 젖힌다.

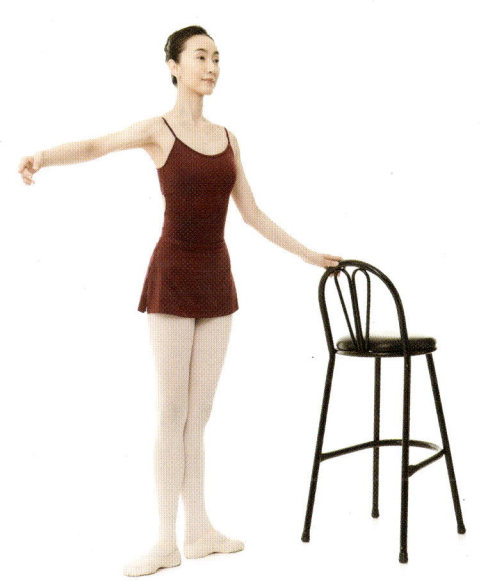

3 숨을 들이마시며 상체를 세우는 동시에
팔은 2번 포지션(알 라 쓰공드)으로, 고개는 정면을 바라본다.
천천히 4회 반복하고, 반대쪽도 같은 방법으로 한다.

6

다리 길게 펴기

바뜨망 떵듀 *battement tendu*

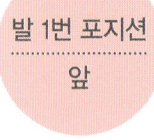

발 1번 포지션
앞

2번 포지션(알 라 쓰공드)

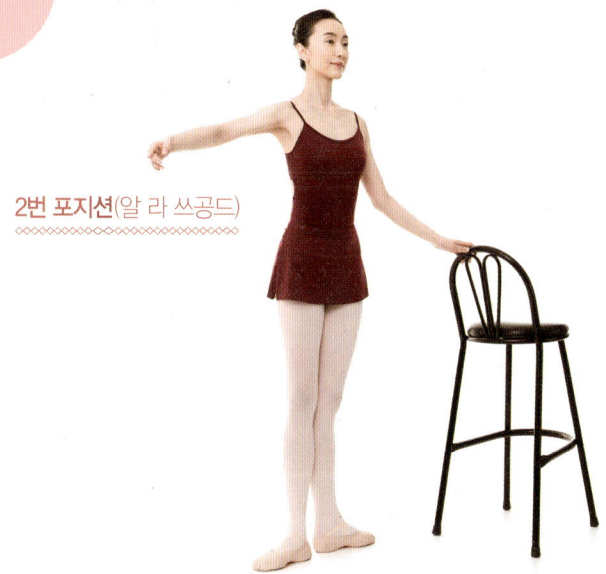

1번 포지션

1 발은 1번 포지션으로 서고,
팔은 2번 포지션(알 라 쓰공드)으로 한다.

tip

무게중심을 지탱하는 다리 쪽에 확실히 두고 직사각형 상체 자세를 유지한다.
두 다리로 바닥을 밀면서 동작을 하면, 지탱하는 다리도 더 강해지고
뻗는 다리도 더 섬세하게 쓰게 된다.

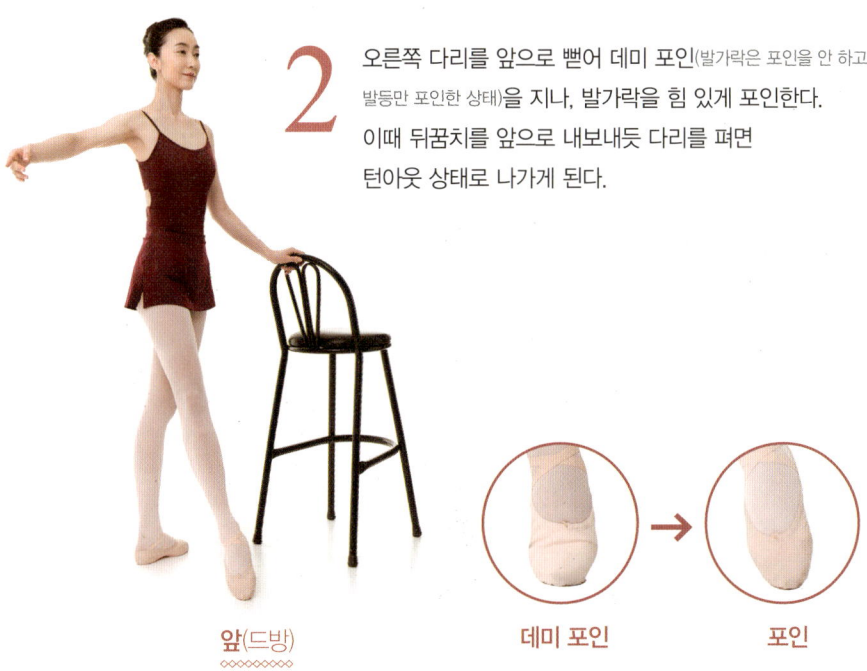

2 오른쪽 다리를 앞으로 뻗어 데미 포인(발가락은 포인을 안 하고
발등만 포인한 상태)을 지나, 발가락을 힘 있게 포인한다.
이때 뒤꿈치를 앞으로 내보내듯 다리를 펴면
턴아웃 상태로 나가게 된다.

앞(드방)

데미 포인 → 포인

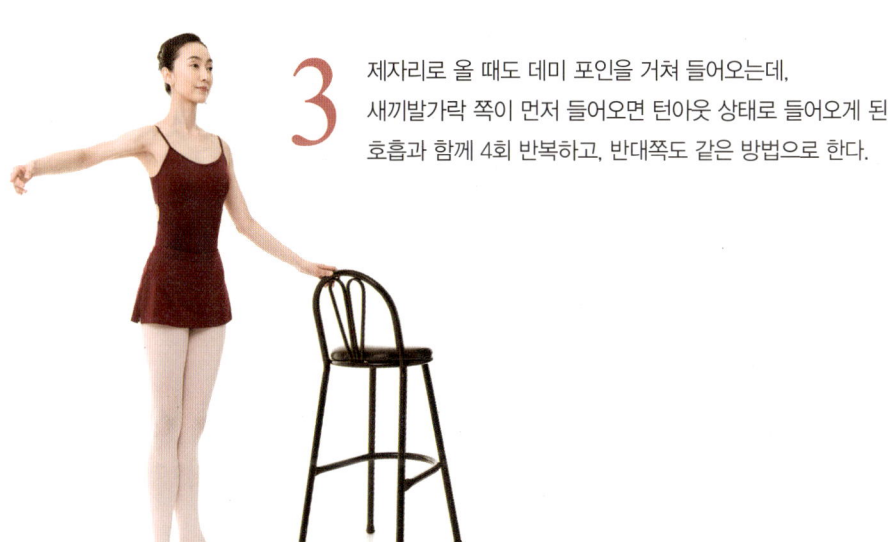

3 제자리로 올 때도 데미 포인을 거쳐 들어오는데,
새끼발가락 쪽이 먼저 들어오면 턴아웃 상태로 들어오게 된다.
호흡과 함께 4회 반복하고, 반대쪽도 같은 방법으로 한다.

2번 포지션(알 라 쓰공드)

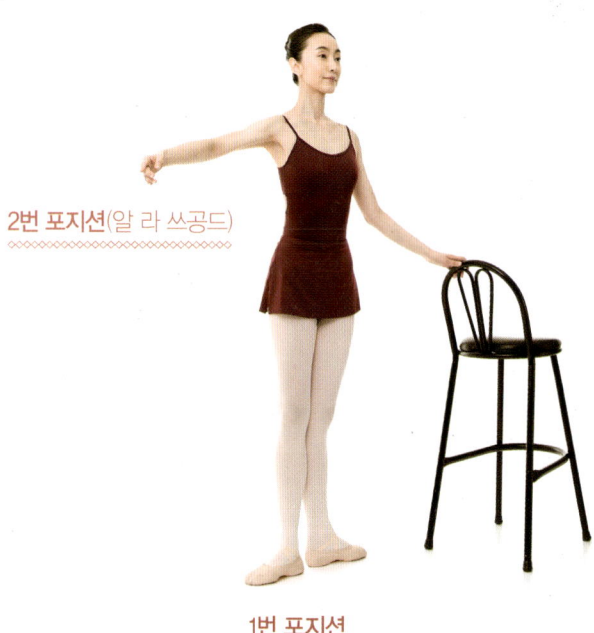

1번 포지션

1 발은 1번 포지션으로 서고,
팔은 2번 포지션(알 라 쓰공드)으로 한다.

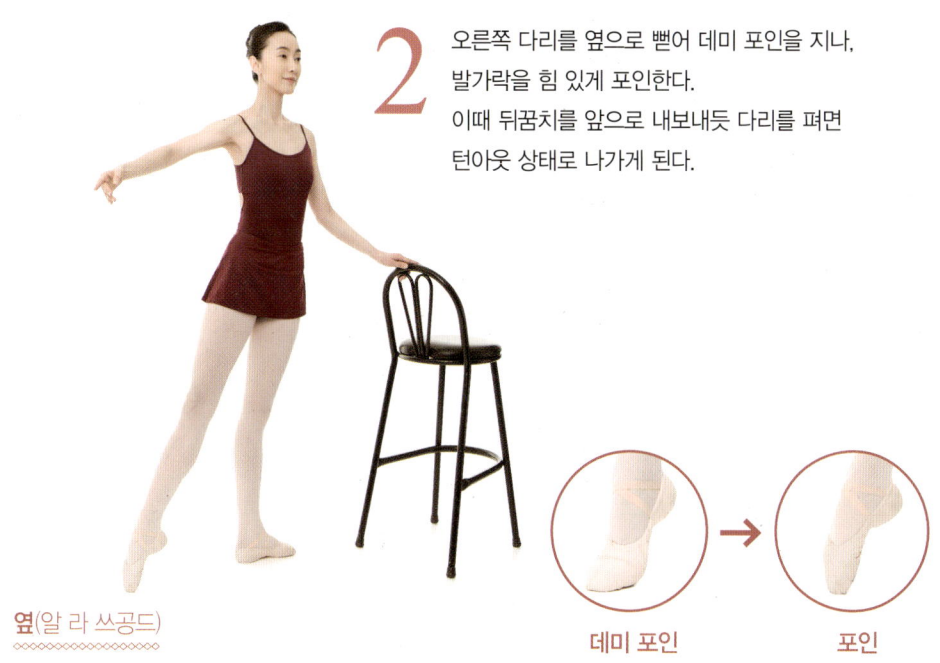

2 오른쪽 다리를 옆으로 뻗어 데미 포인을 지나,
발가락을 힘 있게 포인한다.
이때 뒤꿈치를 앞으로 내보내듯 다리를 펴면
턴아웃 상태로 나가게 된다.

옆(알 라 쓰공드)

데미 포인 → 포인

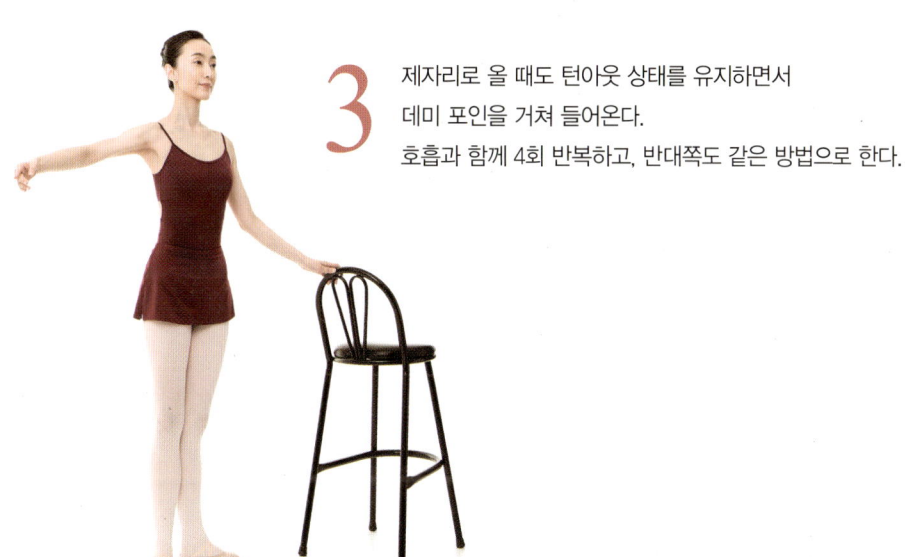

3 제자리로 올 때도 턴아웃 상태를 유지하면서
데미 포인을 거쳐 들어온다.
호흡과 함께 4회 반복하고, 반대쪽도 같은 방법으로 한다.

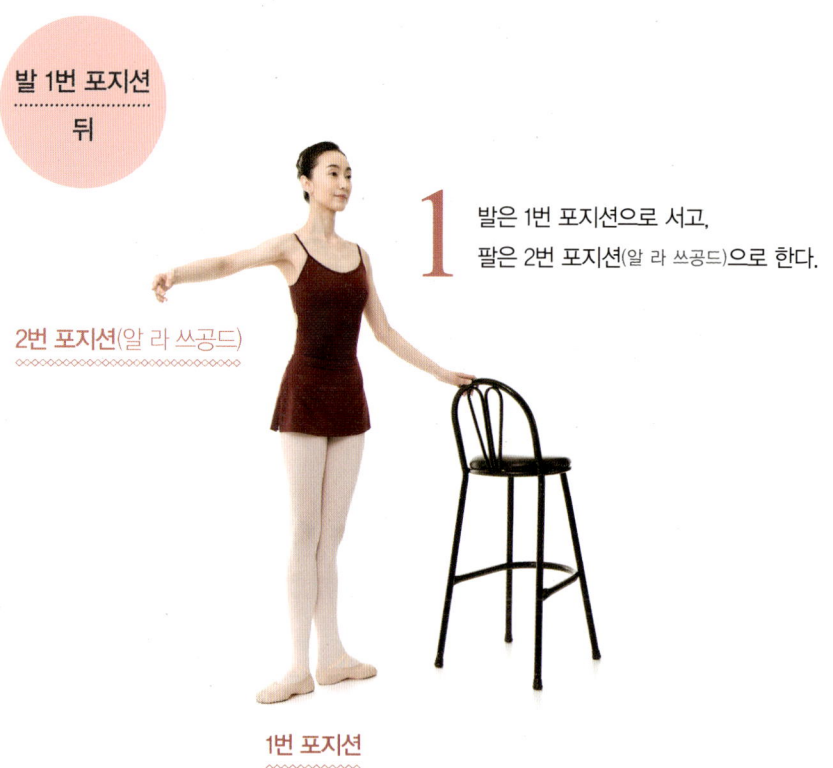

발 1번 포지션
뒤

2번 포지션(알 라 쓰공드)
〜〜〜〜〜〜〜〜〜〜〜〜

1 발은 1번 포지션으로 서고,
팔은 2번 포지션(알 라 쓰공드)으로 한다.

1번 포지션
〜〜〜〜〜〜〜〜〜

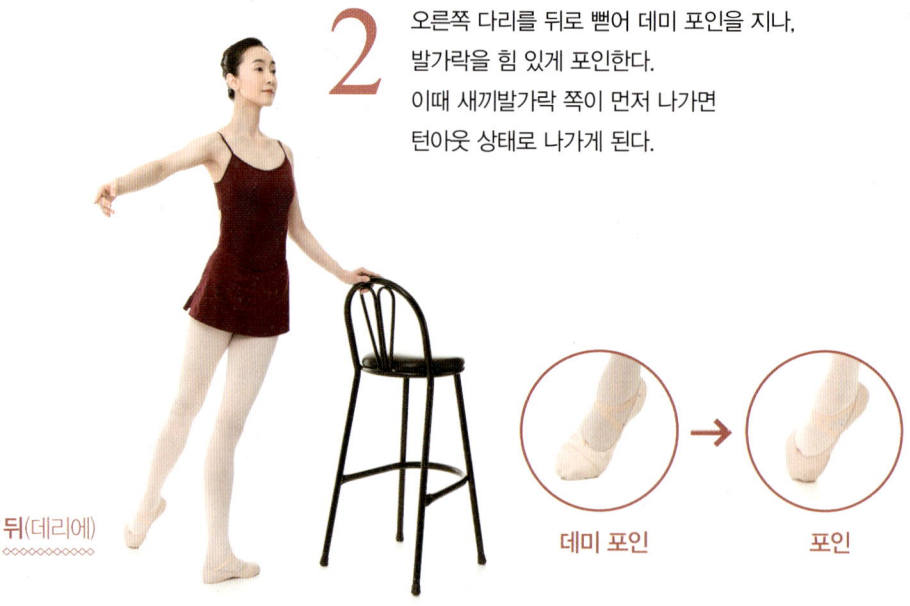

2 오른쪽 다리를 뒤로 뻗어 데미 포인을 지나,
발가락을 힘 있게 포인한다.
이때 새끼발가락 쪽이 먼저 나가면
턴아웃 상태로 나가게 된다.

뒤(데리에)
〜〜〜〜〜〜〜〜〜

데미 포인 → 포인

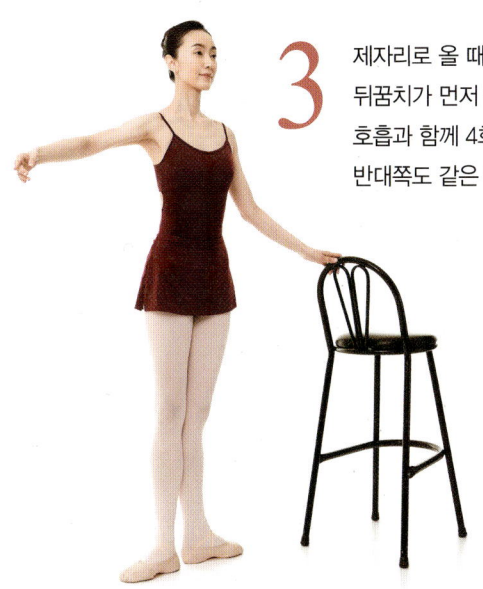

3 제자리로 올 때도 데미 포인을 거치고
뒤꿈치가 먼저 들어오면 턴아웃 상태로 들어오게 된다.
호흡과 함께 4회 반복하고,
반대쪽도 같은 방법으로 한다.

tip

다리가 나가고 들어올 때 두 다리가 계속 붙어 있다고 생각하면 무릎이 구부러지지 않고
복부, 엉덩이, 다리 안쪽 근육을 더 타이트하게 조일 수 있다.

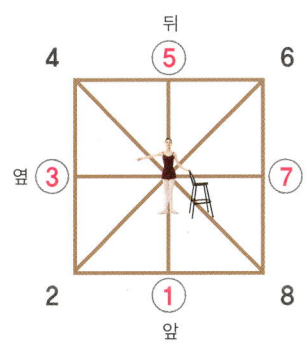

4   뒤   6
    ⑤
옆 ③   ⑦

2   앞   8
    ①
| 8가지 기본 방향 |

턴아웃 자세에서 정확한 방향을 알려주는 '8가지 기본 방향'을
적용하면 안쪽 근육을 더욱 견고히 하며 길게 쓸 수 있다.

• 양어깨와 골반 : 3번, 7번
• 앞으로 나가는 다리 : 1번
• 옆으로 나가는 다리 : 3번, 7번
• 뒤로 나가는 다리 : 5번
• 양쪽 뒤꿈치와 무릎 : 3번, 7번

＊ 뒤에 나오는 모든 동작들을 할 때도 이 '8가지 기본 방향'을 생각하면서 적용하도록 하자.

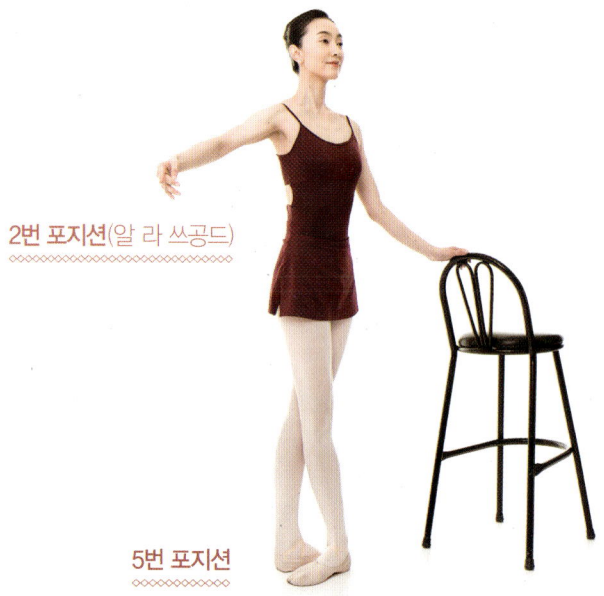

발 5번 포지션
·········
앞

2번 포지션(알 라 쓰공드)
◇◇◇◇◇◇◇◇◇◇◇◇◇◇◇◇◇◇◇◇

5번 포지션
◇◇◇◇◇◇◇◇◇◇◇

1 발은 5번 포지션으로 서고,
팔은 2번 포지션(알 라 쓰공드)으로 한다.

tip

난이도가 높은 발 5번 포지션은 발과 다리가 완전히 겹쳐 있는 자세이기 때문에
상체를 더욱 곧추세워 체중의 부담감을 다리에 쏠리지 않게 하고,
무릎을 완전히 편 상태로 골반이 틀어지지 않게 하는 것이 중요하다.

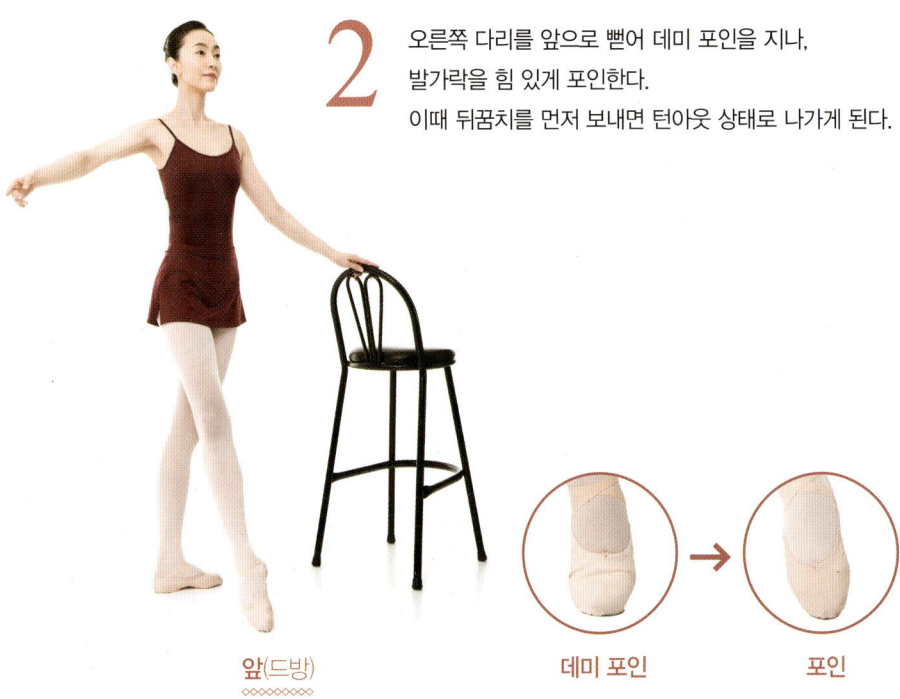

2 오른쪽 다리를 앞으로 뻗어 데미 포인을 지나,
발가락을 힘 있게 포인한다.
이때 뒤꿈치를 먼저 보내면 턴아웃 상태로 나가게 된다.

앞(드방)

데미 포인 → 포인

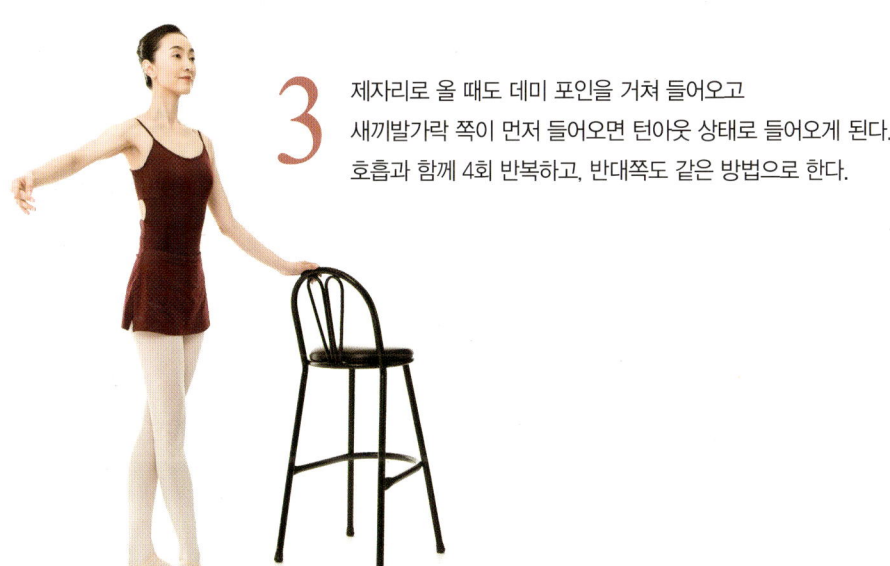

3 제자리로 올 때도 데미 포인을 거쳐 들어오고
새끼발가락 쪽이 먼저 들어오면 턴아웃 상태로 들어오게 된다.
호흡과 함께 4회 반복하고, 반대쪽도 같은 방법으로 한다.

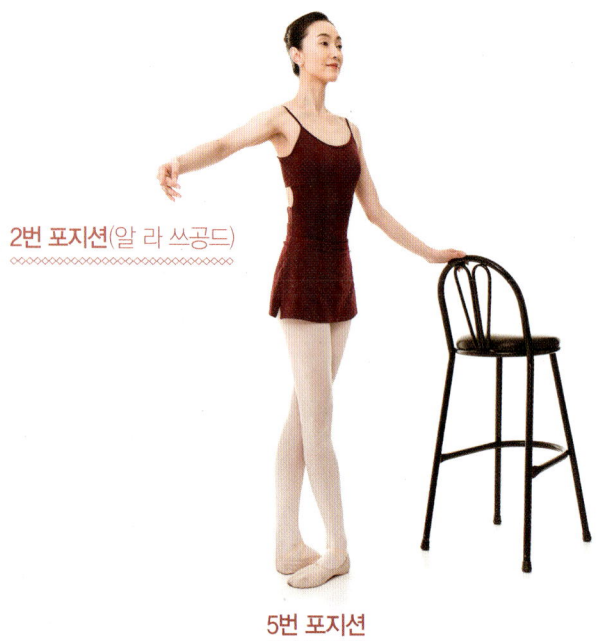

2번 포지션(알 라 쓰공드)

5번 포지션

1 발은 5번 포지션으로 서고,
팔은 2번 포지션(알 라 쓰공드)으로 한다.

tip
발 5번 포지션에서 바뜨망 떵듀를 옆에서 할 때는 지탱하는 다리 앞, 뒤에서 나가고 들어올 수 있다.

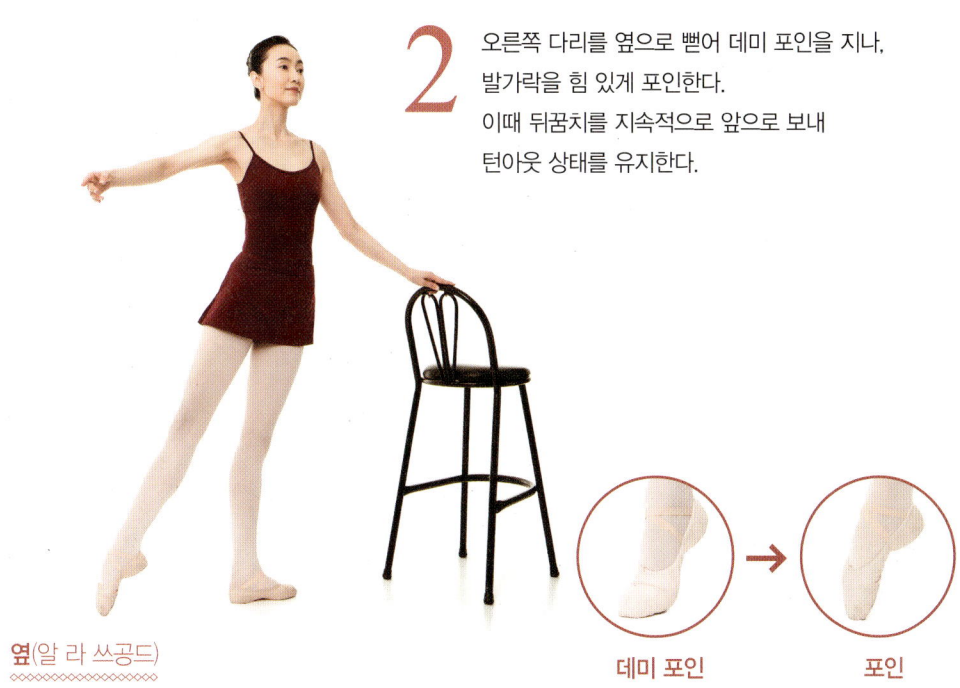

2 오른쪽 다리를 옆으로 뻗어 데미 포인을 지나, 발가락을 힘 있게 포인한다. 이때 뒤꿈치를 지속적으로 앞으로 보내 턴아웃 상태를 유지한다.

옆(알 라 쓰공드)

데미 포인 → 포인

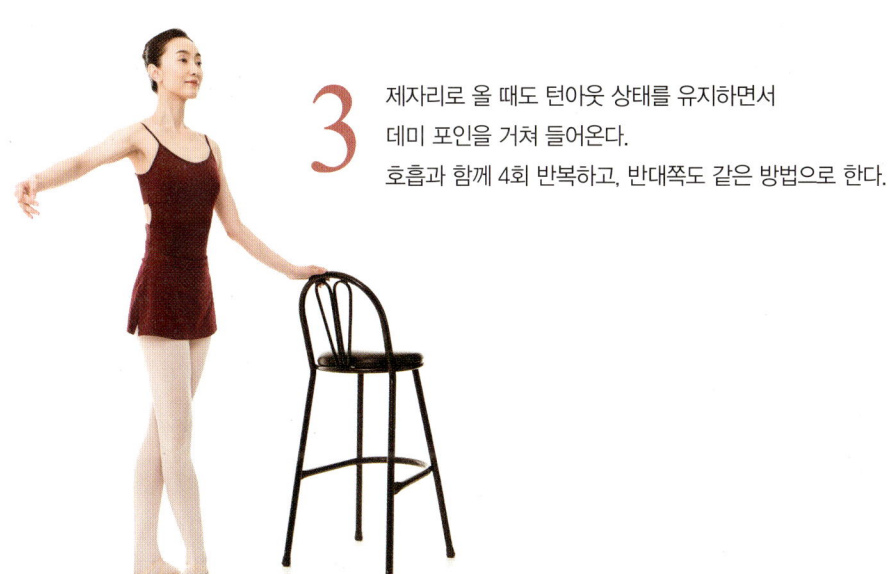

3 제자리로 올 때도 턴아웃 상태를 유지하면서 데미 포인을 거쳐 들어온다. 호흡과 함께 4회 반복하고, 반대쪽도 같은 방법으로 한다.

2번 포지션(알 라 쓰공드)
◇◇◇◇◇◇◇◇◇◇◇◇◇◇◇◇

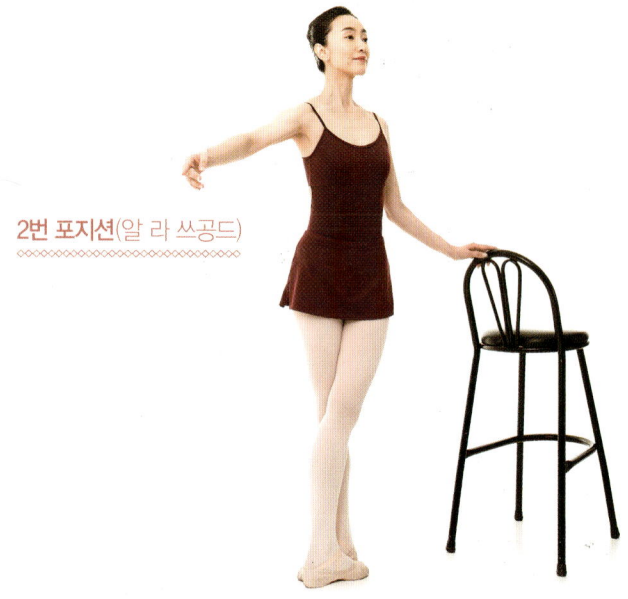

뒤 5번 포지션
◇◇◇◇◇◇◇◇◇◇◇◇◇

1 발은 뒤 5번 포지션으로 서고,
팔은 2번 포지션(알 라 쓰공드)으로 한다.

＊ '발 뒤 5번 포지션'은 어느 방향이든
　 운동할 다리가 뒤에 위치한 발 자세이다.

2 오른쪽 다리를 뒤로 뻗어 데미 포인을 지나,
발가락을 힘 있게 포인한다.
이때 새끼발가락 쪽이 먼저 나가면
턴아웃 상태로 나가게 된다.

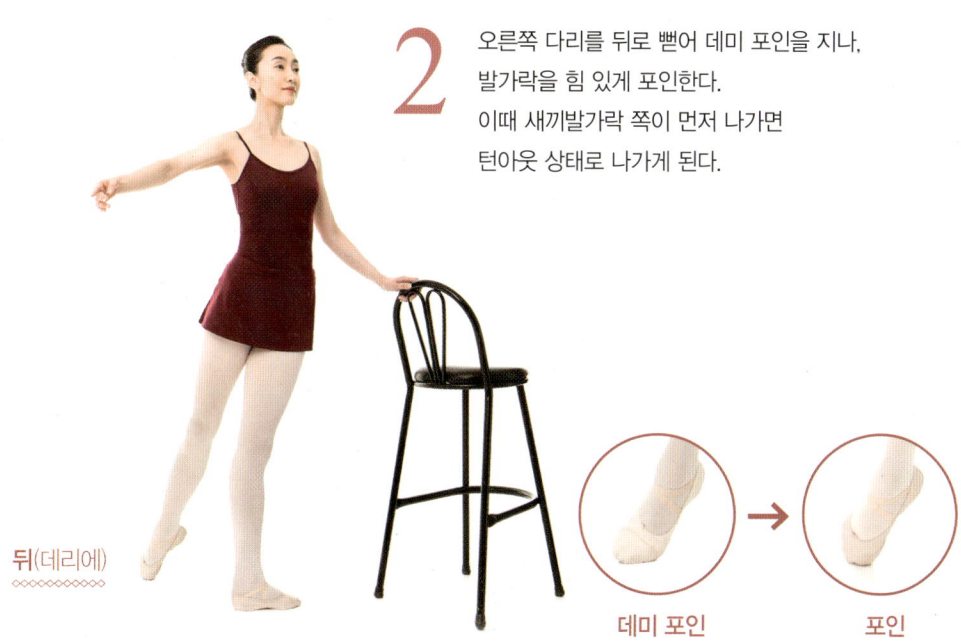

뒤(데리에)

데미 포인 → 포인

3 제자리로 올 때도 데미 포인을 거쳐 들어오고
뒤꿈치가 먼저 들어오면 턴아웃 상태로 들어오게 된다.
호흡과 함께 4회 반복하고, 반대쪽도 같은 방법으로 한다.

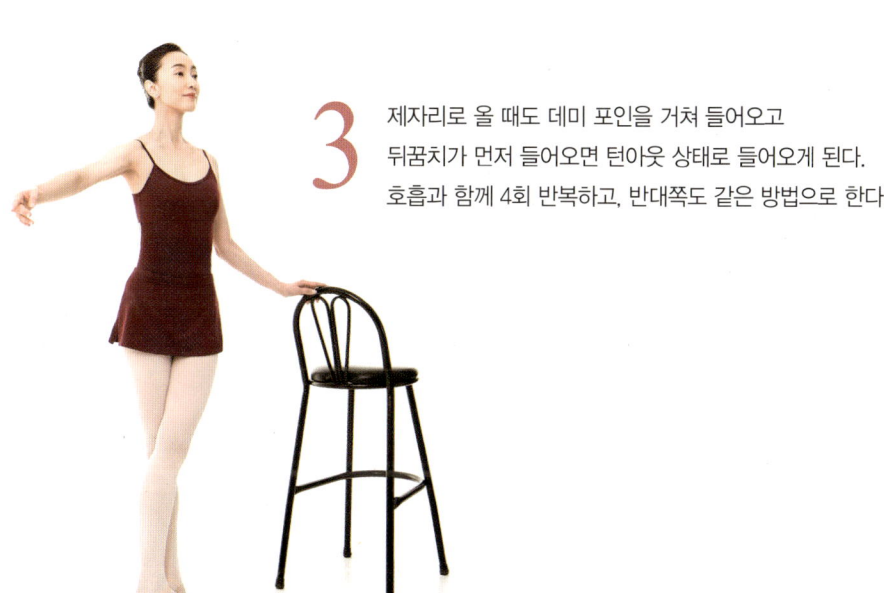

7

다리 펴서 던지기

바뜨망 떵듀 쥬떼 *battement tendu jeté*

발 1번 포지션
··········
앞

2번 포지션(알 라 쓰공드)
∞∞∞∞∞∞∞∞∞∞∞∞

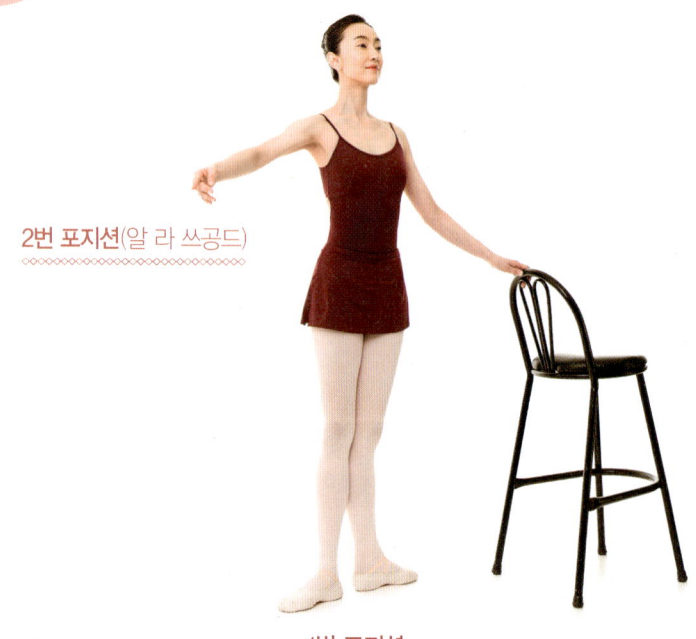

1번 포지션
∞∞∞∞∞∞∞∞

1 발은 1번 포지션으로 서고,
팔은 2번 포지션(알 라 쓰공드)으로 한다.

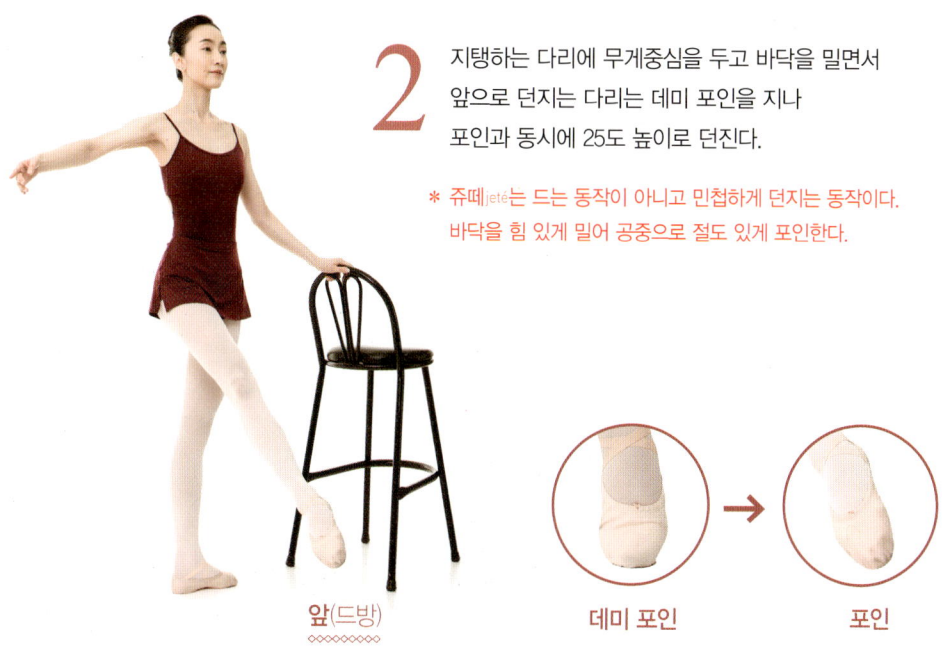

2 지탱하는 다리에 무게중심을 두고 바닥을 밀면서
앞으로 던지는 다리는 데미 포인을 지나
포인과 동시에 25도 높이로 던진다.

* 쥬떼jeté는 드는 동작이 아니고 민첩하게 던지는 동작이다.
바닥을 힘 있게 밀어 공중으로 절도 있게 포인한다.

앞(드방)

데미 포인 → 포인

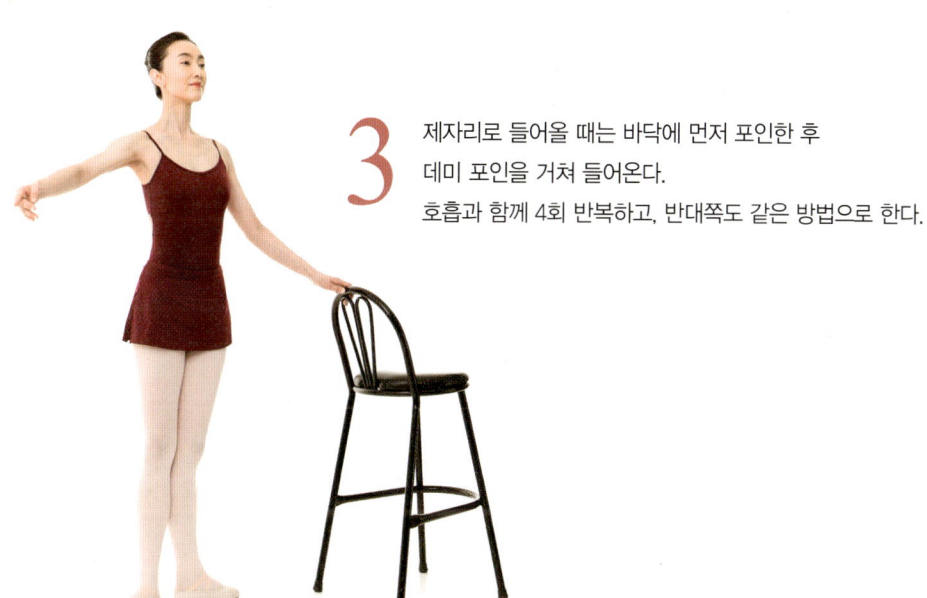

3 제자리로 들어올 때는 바닥에 먼저 포인한 후
데미 포인을 거쳐 들어온다.
호흡과 함께 4회 반복하고, 반대쪽도 같은 방법으로 한다.

발 1번 포지션
┈┈┈┈┈┈┈┈
옆

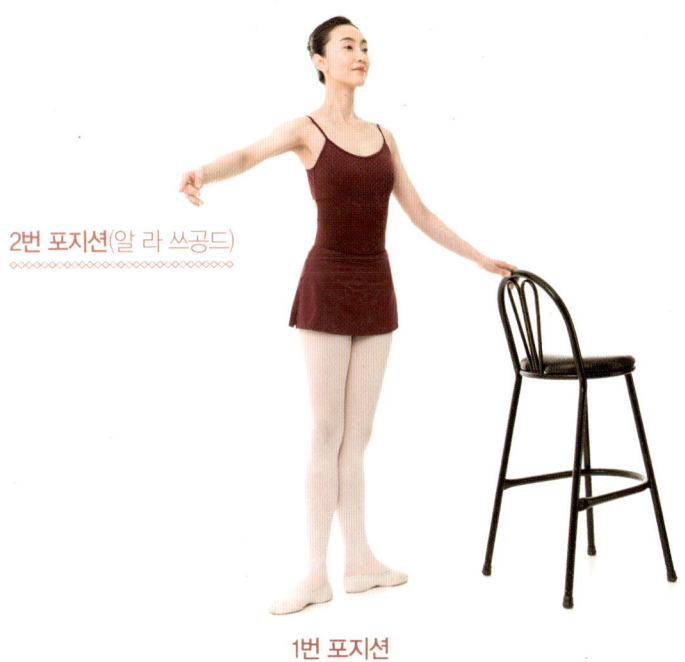

2번 포지션(알 라 쓰공드)
◇◇◇◇◇◇◇◇◇◇◇◇◇◇◇

1번 포지션
◇◇◇◇◇◇◇◇◇◇◇◇

1 발은 1번 포지션으로 서고,
팔은 2번 포지션(알 라 쓰공드)으로 한다.

tip

다리를 힘 있게 던질 때 몸의 중심과 자세가 흐트러질 수 있기 때문에
무게중심을 지탱하는 다리에 확실히 싣고, 직사각형의 몸 자세를 유지하는 데 더욱 집중한다.

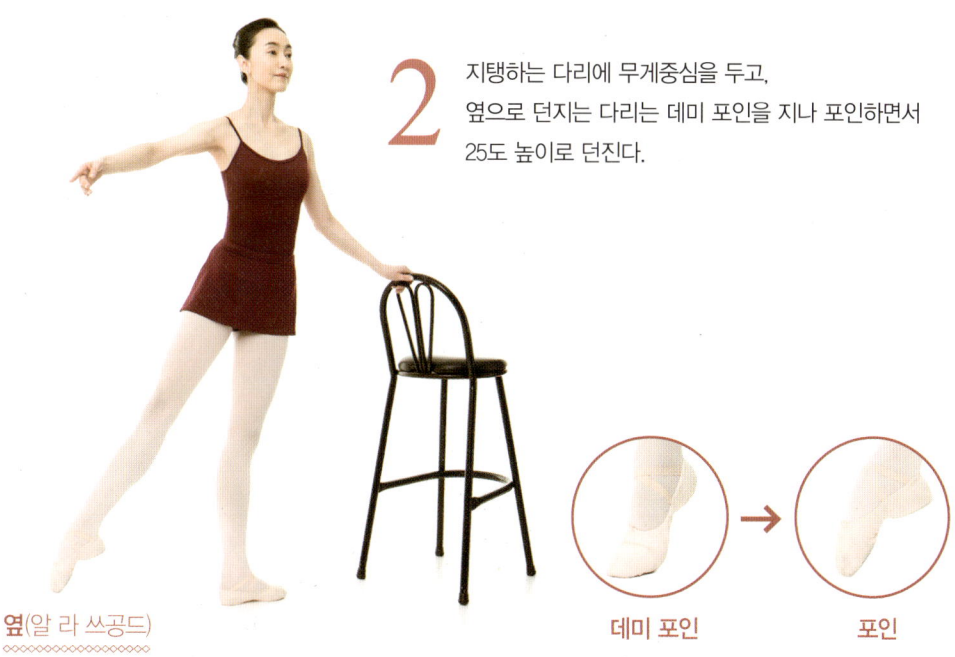

2 지탱하는 다리에 무게중심을 두고,
옆으로 던지는 다리는 데미 포인을 지나 포인하면서
25도 높이로 던진다.

옆(알 라 쓰공드)

데미 포인 → 포인

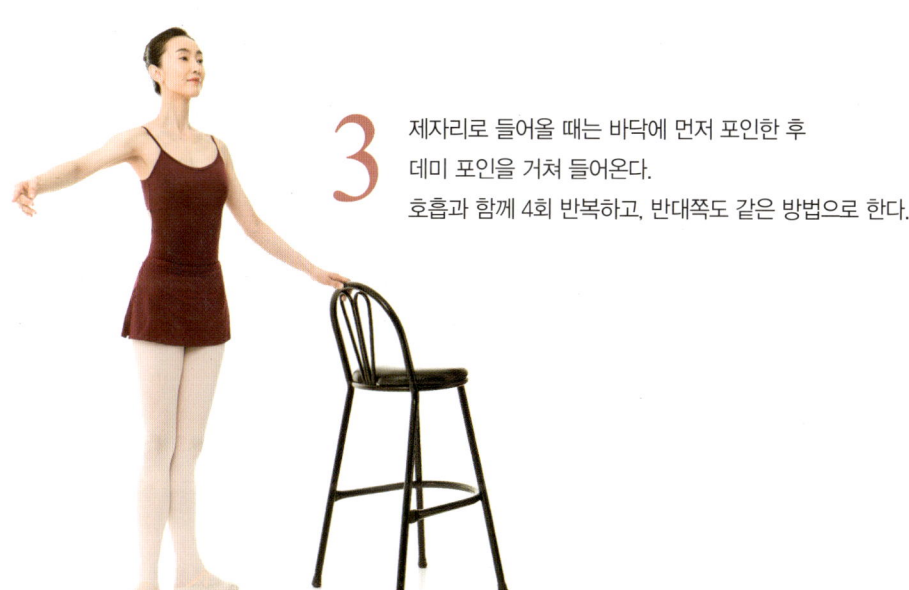

3 제자리로 들어올 때는 바닥에 먼저 포인한 후
데미 포인을 거쳐 들어온다.
호흡과 함께 4회 반복하고, 반대쪽도 같은 방법으로 한다.

발 1번 포지션
·········
뒤

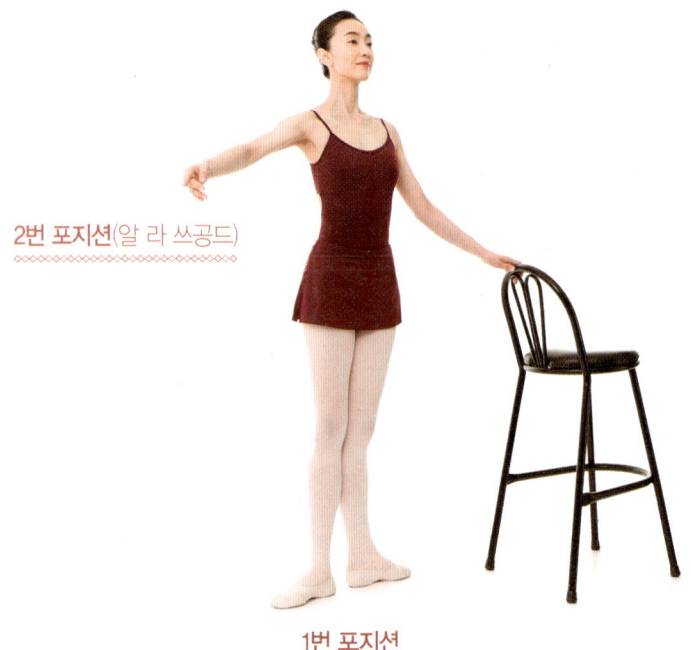

2번 포지션(알 라 쓰공드)
◇◇◇◇◇◇◇◇◇◇◇◇◇◇◇◇◇◇◇◇◇◇

1번 포지션
◇◇◇◇◇◇◇◇◇◇◇◇◇◇◇◇◇

1 발은 1번 포지션으로 서고,
팔은 2번 포지션(알 라 쓰공드)으로 한다.

tip
뒤로 할 때는 엉덩이가 뒤로 빠지기 쉬운데, 그럴수록 배를 등에 붙인다는 느낌으로
허리를 더욱 곧추세우고 엉덩이를 힘껏 조여 꼬리뼈를 바닥으로 향하게 한다.

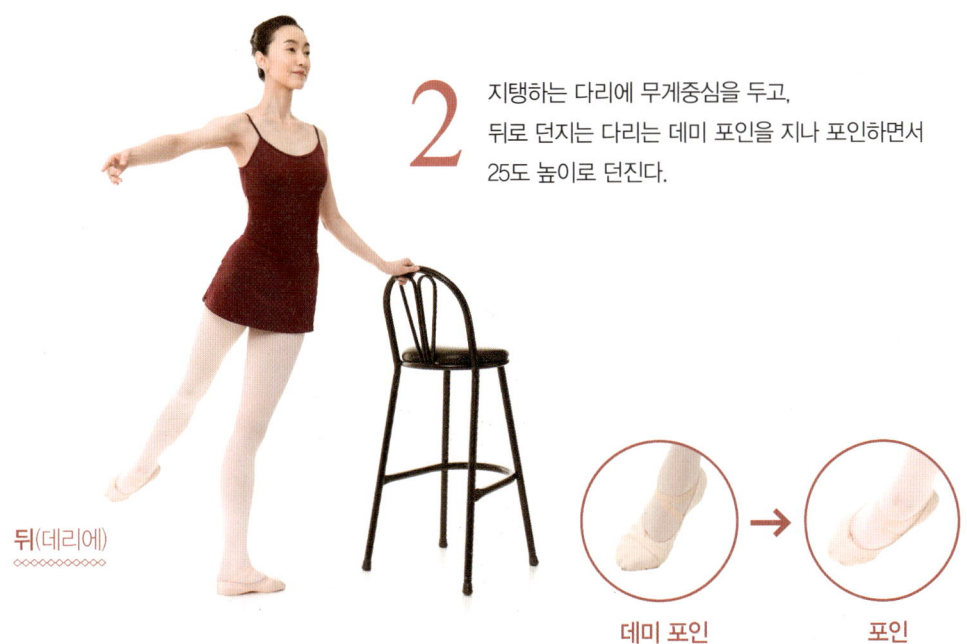

2 지탱하는 다리에 무게중심을 두고,
뒤로 던지는 다리는 데미 포인을 지나 포인하면서
25도 높이로 던진다.

뒤(데리에)

데미 포인 → 포인

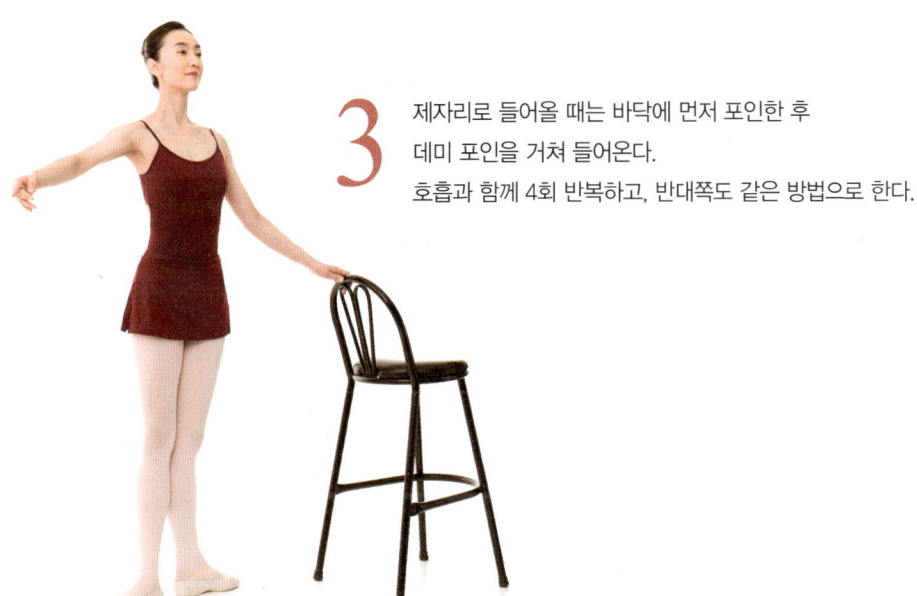

3 제자리로 들어올 때는 바닥에 먼저 포인한 후
데미 포인을 거쳐 들어온다.
호흡과 함께 4회 반복하고, 반대쪽도 같은 방법으로 한다.

2번 포지션(알 라 쓰공드)
〰〰〰〰〰〰〰〰〰〰〰〰〰

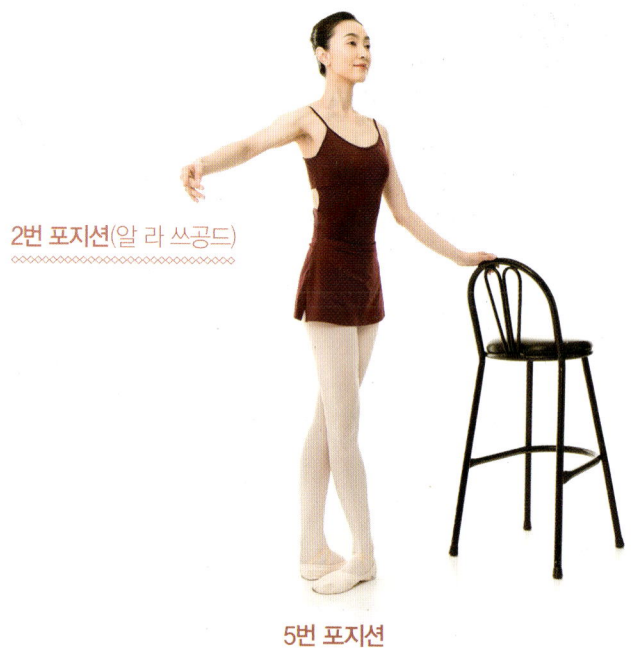

5번 포지션
〰〰〰〰〰〰〰〰

1 발은 5번 포지션으로 서고,
팔은 2번 포지션(알 라 쓰공드)으로 한다.

tip

난이도 높은 발 5번 포지션은 발과 다리가 완전히 겹쳐 있는 자세이기 때문에
상체를 더욱 곧추세워 체중의 부담감을 다리에 쏠리지 않게 하고
무릎을 완전히 편 상태로 골반이 틀어지지 않게 하는 것이 중요하다.

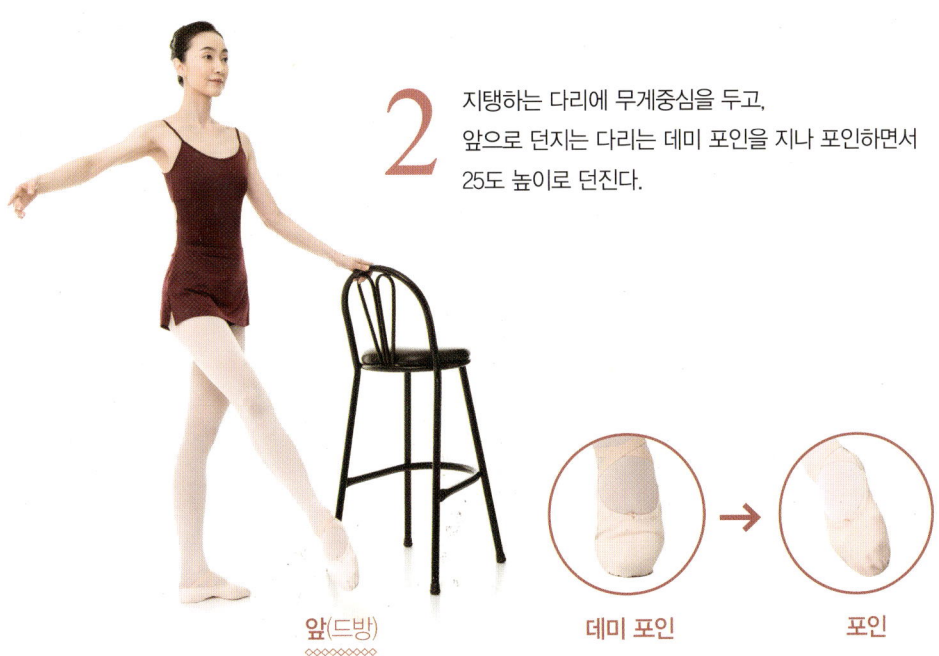

2 지탱하는 다리에 무게중심을 두고,
앞으로 던지는 다리는 데미 포인을 지나 포인하면서
25도 높이로 던진다.

앞(드방)
⬧⬧⬧⬧⬧⬧⬧⬧⬧

데미 포인 → 포인

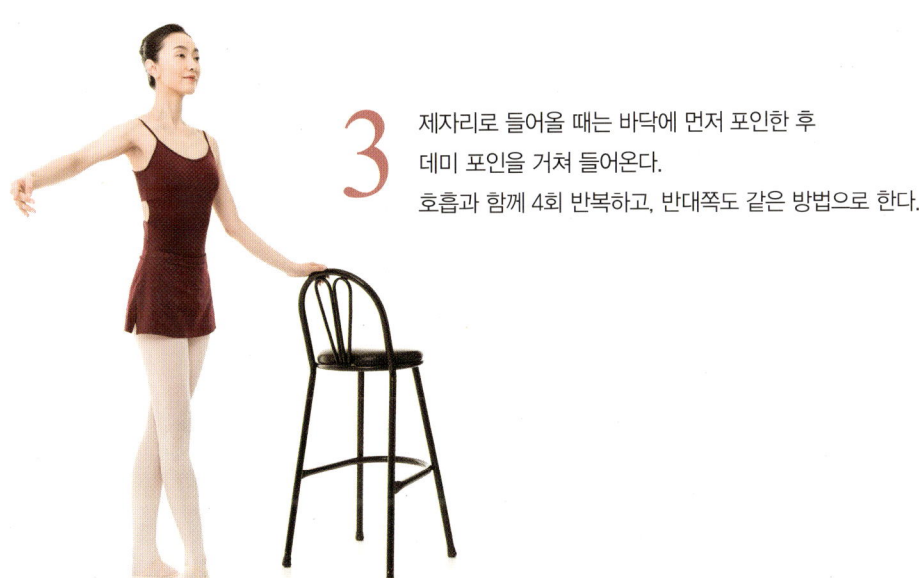

3 제자리로 들어올 때는 바닥에 먼저 포인한 후
데미 포인을 거쳐 들어온다.
호흡과 함께 4회 반복하고, 반대쪽도 같은 방법으로 한다.

2번 포지션(알 라 쓰공드)

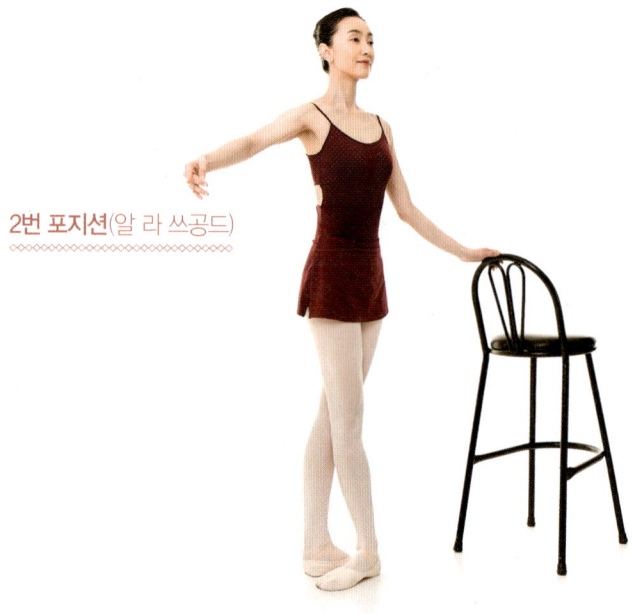

5번 포지션

1 발은 5번 포지션으로 서고,
팔은 2번 포지션(알 라 쓰공드)으로 한다.

tip

발 5번 포지션에서 바뜨망 떵듀 쥬떼를 옆에서 할 때는 지탱하는 다리 앞, 뒤에서 나가고 들어올 수 있다.

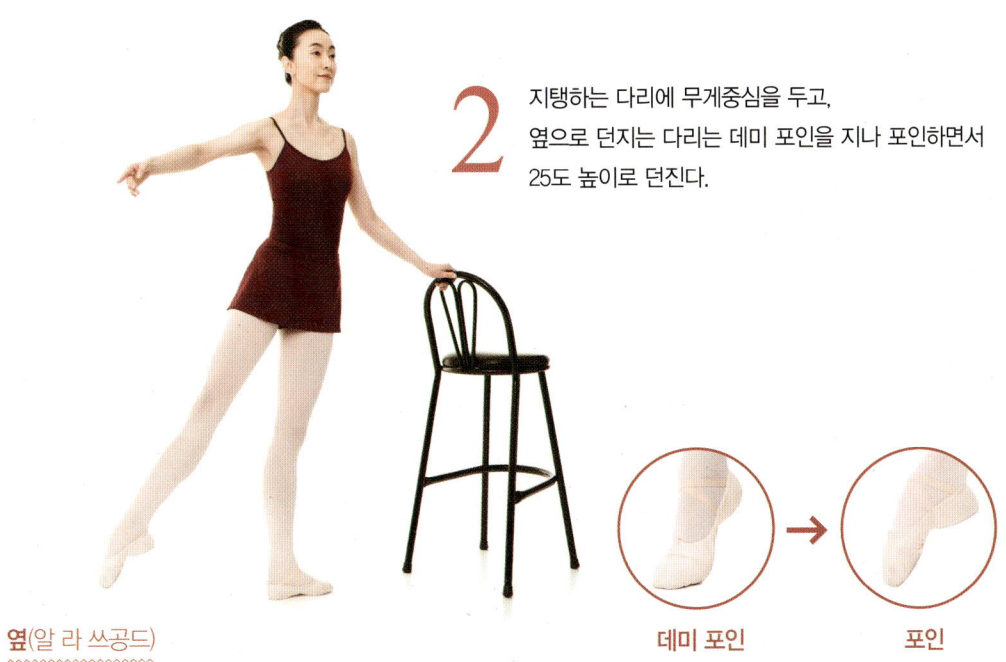

2 지탱하는 다리에 무게중심을 두고,
옆으로 던지는 다리는 데미 포인을 지나 포인하면서
25도 높이로 던진다.

옆(알 라 쓰공드)

데미 포인 → 포인

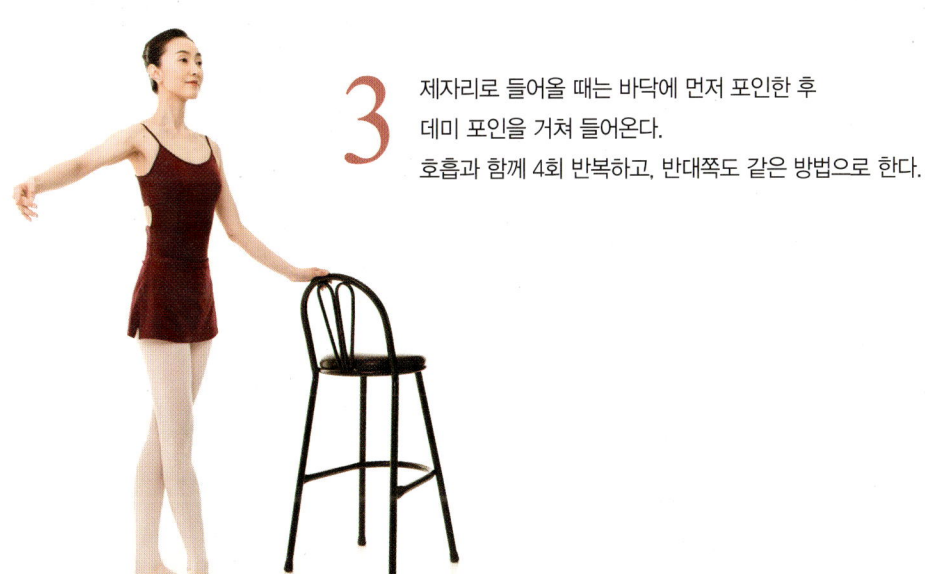

3 제자리로 들어올 때는 바닥에 먼저 포인한 후
데미 포인을 거쳐 들어온다.
호흡과 함께 4회 반복하고, 반대쪽도 같은 방법으로 한다.

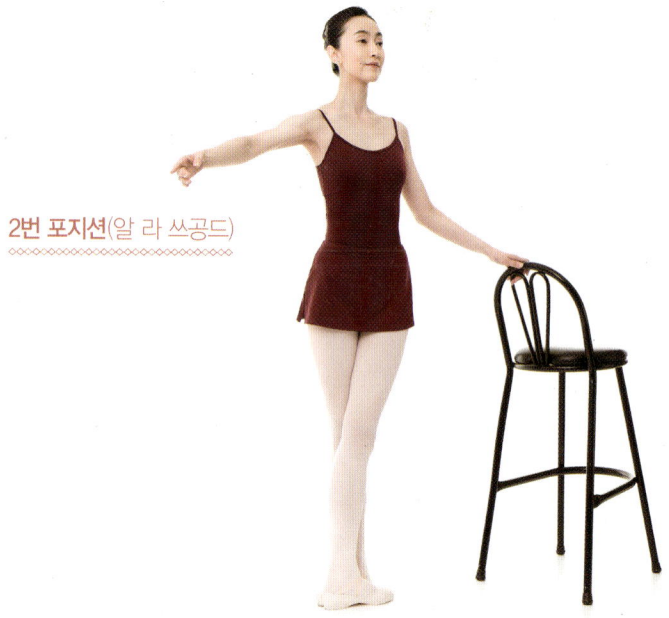

2번 포지션(알 라 쓰공드)
◇◇◇◇◇◇◇◇◇◇◇◇◇◇◇◇◇◇◇◇◇◇◇

뒤 5번 포지션
◇◇◇◇◇◇◇◇◇◇◇◇◇◇◇◇◇◇◇

1 발은 뒤 5번 포지션으로 서고,
팔은 2번 포지션(알 라 쓰공드)으로 한다.

* '발 뒤 5번 포지션'은 어느 방향이든
운동할 다리가 뒤에 위치한 발 자세이다.

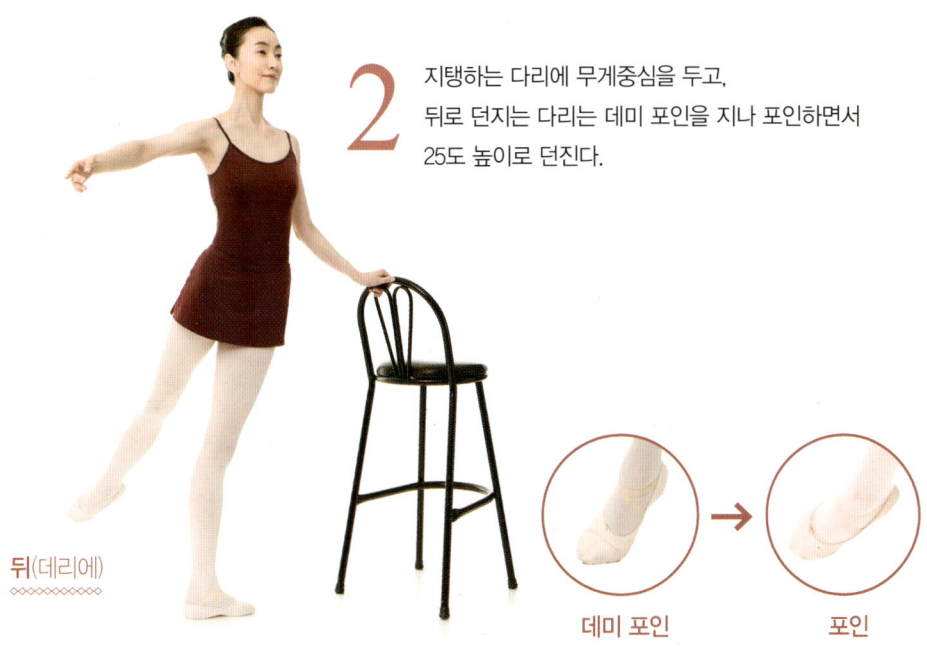

2 지탱하는 다리에 무게중심을 두고,
뒤로 던지는 다리는 데미 포인을 지나 포인하면서
25도 높이로 던진다.

뒤(데리에)
◇◇◇◇◇◇◇◇◇◇

데미 포인 → 포인

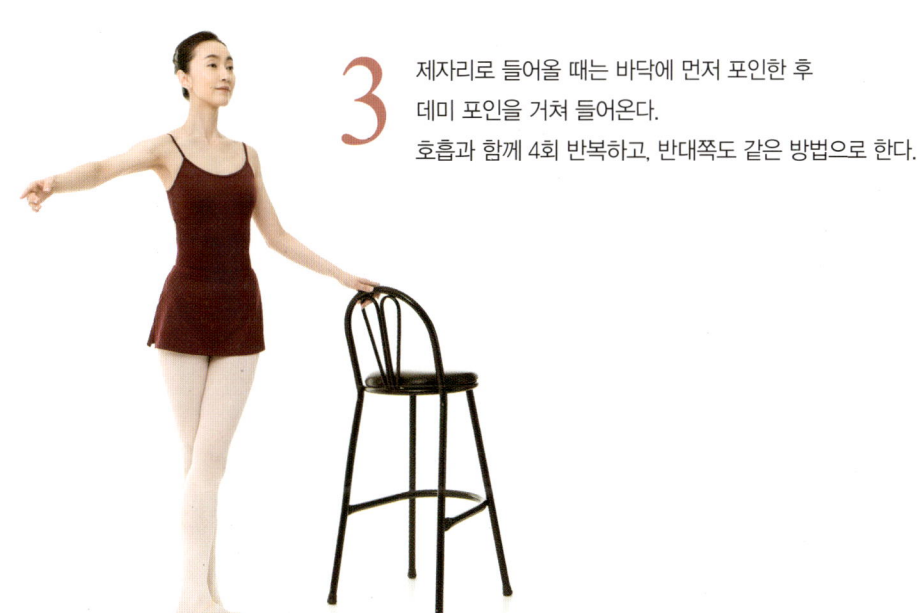

3 제자리로 들어올 때는 바닥에 먼저 포인한 후
데미 포인을 거쳐 들어온다.
호흡과 함께 4회 반복하고, 반대쪽도 같은 방법으로 한다.

179

8

발목 위에 포인하기

쏠 루 꾸드삐에 *sur le cou-de-pied*

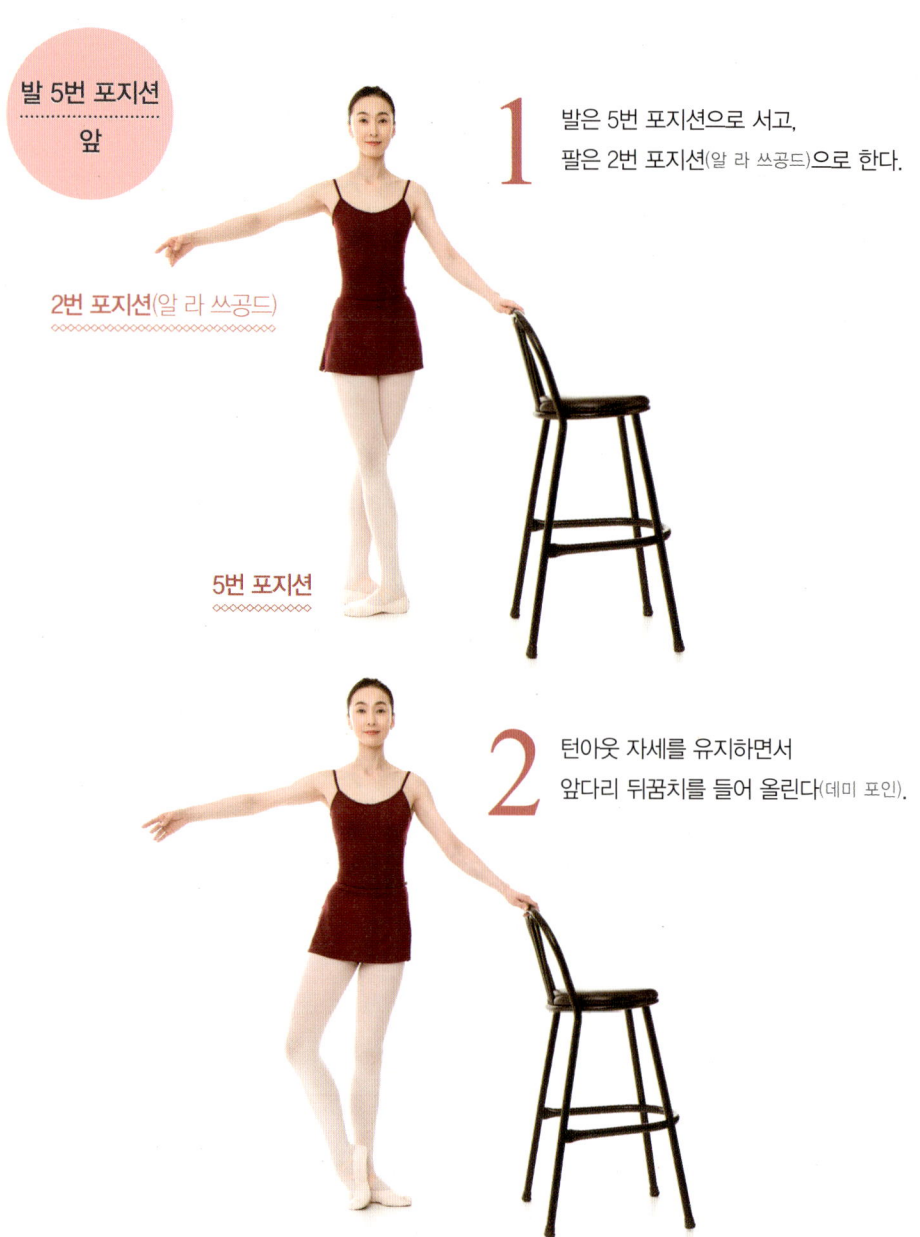

발 5번 포지션
⋯⋯⋯⋯
앞

1 발은 5번 포지션으로 서고,
팔은 2번 포지션(알 라 쓰공드)으로 한다.

2번 포지션(알 라 쓰공드)

5번 포지션

2 턴아웃 자세를 유지하면서
앞다리 뒤꿈치를 들어 올린다(데미 포인).

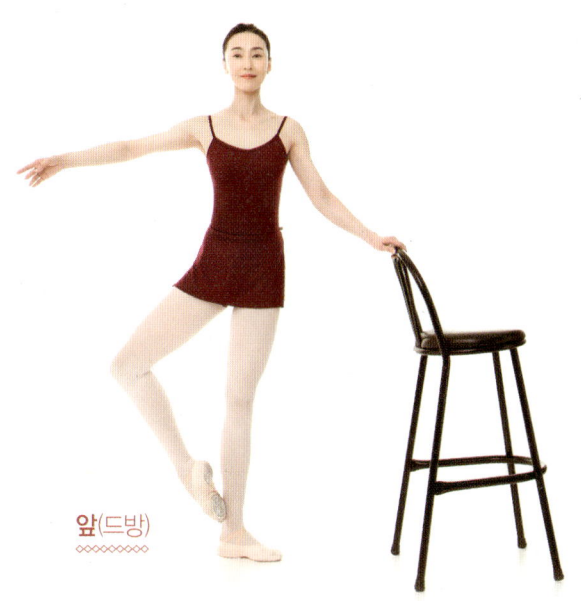

앞(드방)

3 이어서 포인하면서 새끼발가락 쪽을 지탱하는 다리의 발목에 댄다.
호흡하면서 자세를 유지한다.

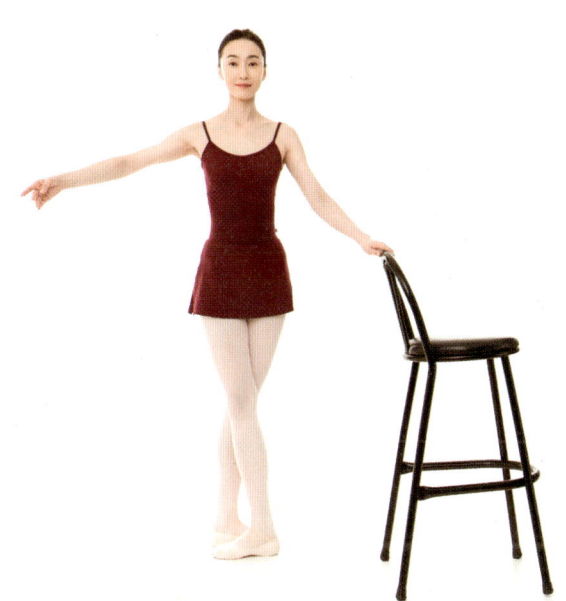

4 내릴 때는 다시 데미 포인을 거쳐 발 5번 포지션으로 내려온다.
호흡과 함께 4회 반복하고, 반대쪽도 같은 방법으로 한다.

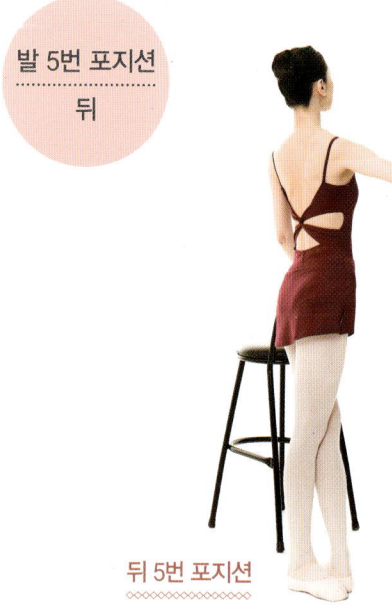

2번 포지션(알 라 쓰공드)
◇◇◇◇◇◇◇◇◇◇◇◇◇◇◇◇◇◇◇◇◇◇

1 발은 뒤 5번 포지션으로 서고,
팔은 2번 포지션(알 라 쓰공드)으로 한다.

뒤 5번 포지션
◇◇◇◇◇◇◇◇◇◇◇◇◇◇◇◇

* '발 뒤 5번 포지션'은 어느 방향이든
운동할 다리가 뒤에 위치한 발 자세이다.

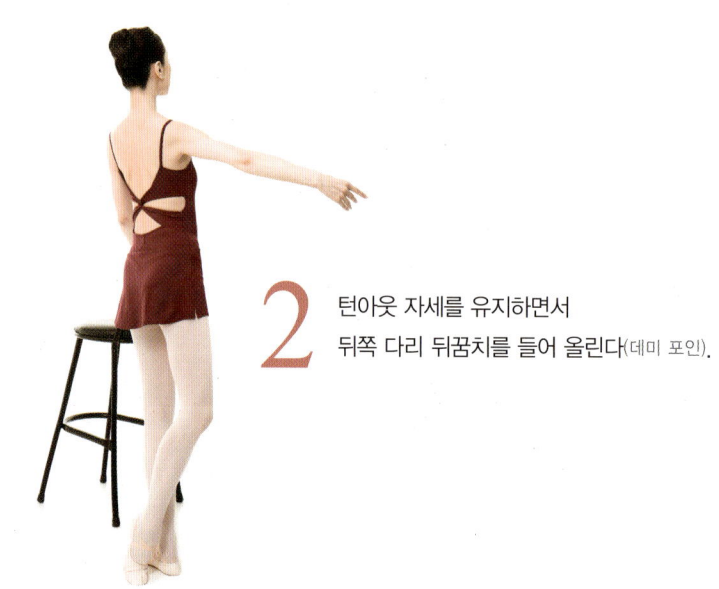

2 턴아웃 자세를 유지하면서
뒤쪽 다리 뒤꿈치를 들어 올린다(데미 포인).

tip

무릎을 뒤로, 뒤꿈치를 앞으로 보낸다고 생각하면 턴아웃 자세를 유지하는 데 도움이 된다.

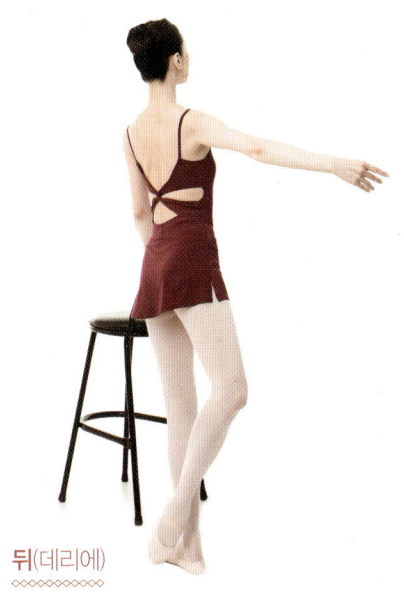

뒤(데리에)

3 이어서 힘 있게 포인하면서 지탱하는 다리의 발목에 뒤꿈치를 댄다.
호흡하며 자세를 유지한다.

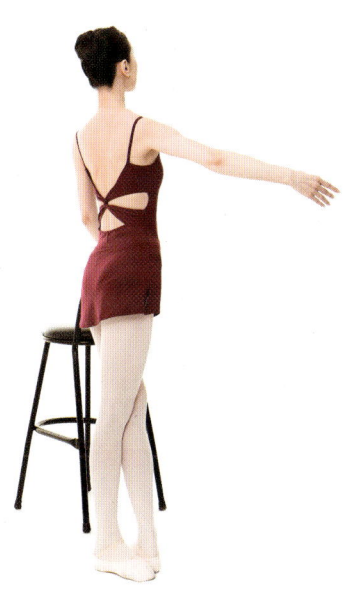

4 내릴 때는 다시 데미 포인을 거쳐 발 뒤 5번 포지션으로 내려온다.
호흡과 함께 4회 반복하고, 반대쪽도 같은 방법으로 한다.

9

무릎 구부려 끌어올리기

파쎄 *passé* 또는 바뜨망 레티레 *battement retiré*

발 5번 포지션
··········
앞

2번 포지션(알 라 쓰공드)
⬦⬦⬦⬦⬦⬦⬦⬦⬦⬦⬦⬦⬦⬦

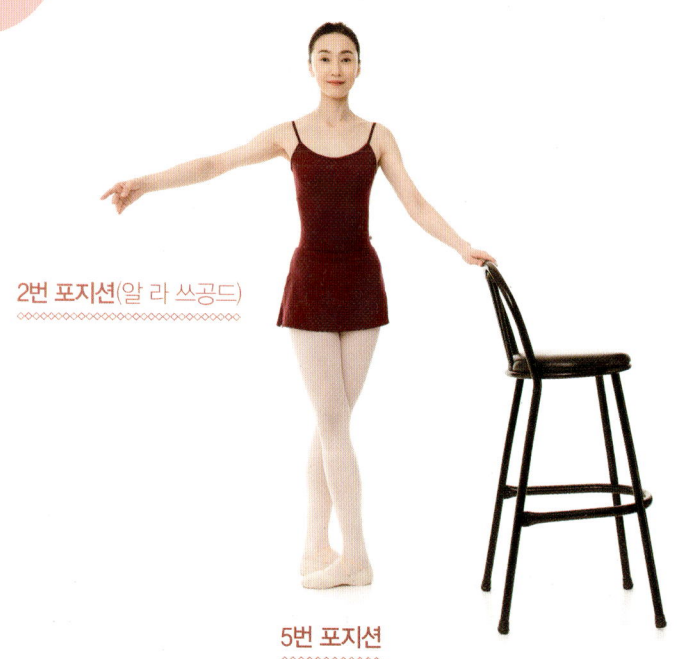

5번 포지션
⬦⬦⬦⬦⬦⬦⬦⬦⬦

1 발은 5번 포지션으로 서고,
팔은 2번 포지션(알 라 쓰공드)으로 한다.

tip

다리를 끌어올리면서 골반이 틀어지지 않게 주의하고 턴아웃에 신경 쓴다.

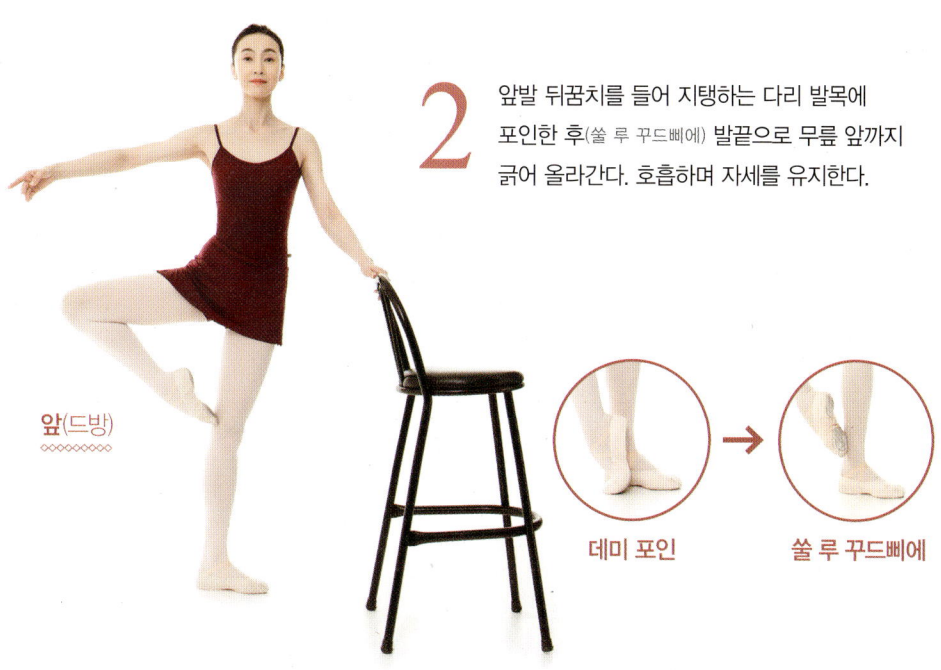

앞(드방)

2 앞발 뒤꿈치를 들어 지탱하는 다리 발목에 포인한 후(쑬 루 꾸드삐에) 발끝으로 무릎 앞까지 긁어 올라간다. 호흡하며 자세를 유지한다.

데미 포인 → 쑬 루 꾸드삐에

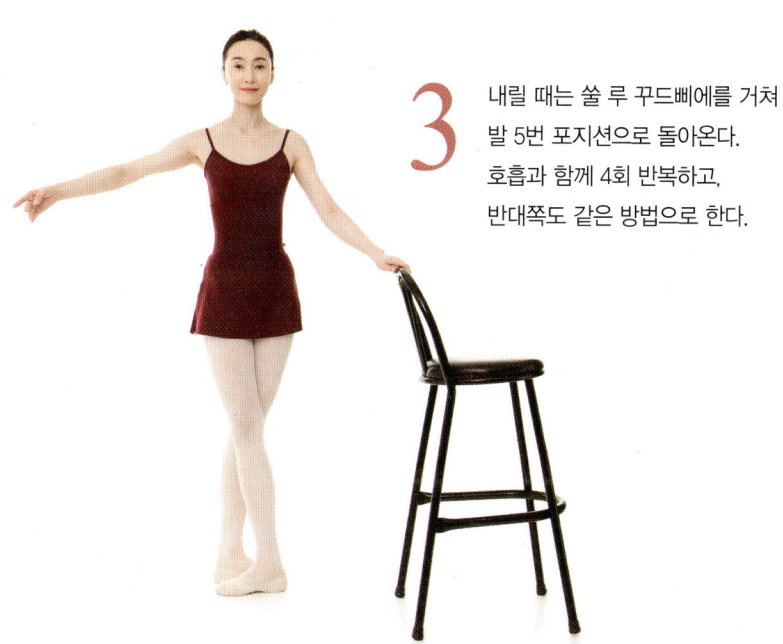

3 내릴 때는 쑬 루 꾸드삐에를 거쳐 발 5번 포지션으로 돌아온다. 호흡과 함께 4회 반복하고, 반대쪽도 같은 방법으로 한다.

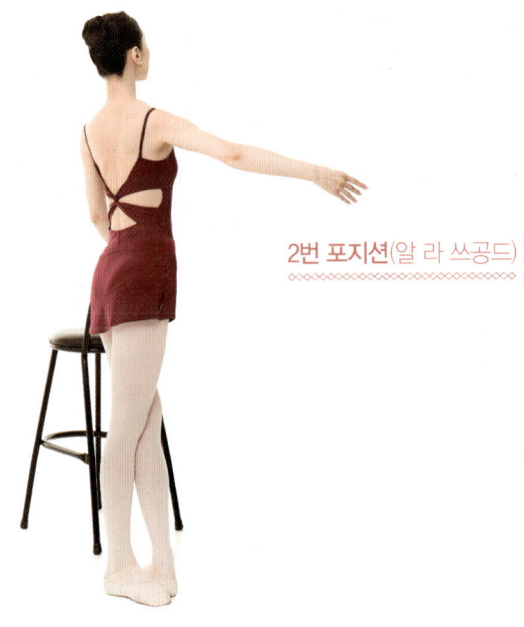

발 5번 포지션
·········
뒤

2번 포지션(알 라 쓰공드)
◇◇◇◇◇◇◇◇◇◇◇◇◇◇◇◇◇

뒤 5번 포지션
◇◇◇◇◇◇◇◇◇◇◇◇◇◇

1 발은 뒤 5번 포지션으로 서고,
팔은 2번 포지션(알 라 쓰공드)으로 한다.

* '발 뒤 5번 포지션'은 어느 방향이든
운동할 다리가 뒤에 위치한 발 자세이다.

tip

양쪽 허벅지와 무릎을 지속적으로 바깥쪽으로 보내 턴아웃 자세를 유지한다.

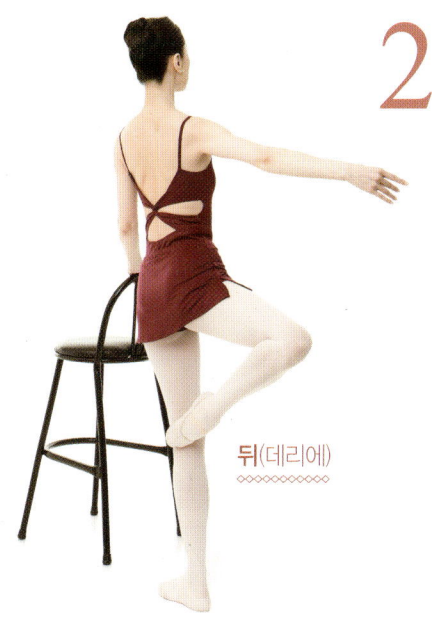

뒤(데리에)

2 뒷발로 쑬 루 꾸드삐에를 한 후,
발끝으로 지탱하는 다리의 무릎 뒤까지 긁어 올라간다.
호흡하며 자세를 유지한다.

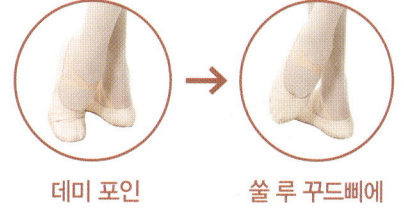

데미 포인   쑬 루 꾸드삐에

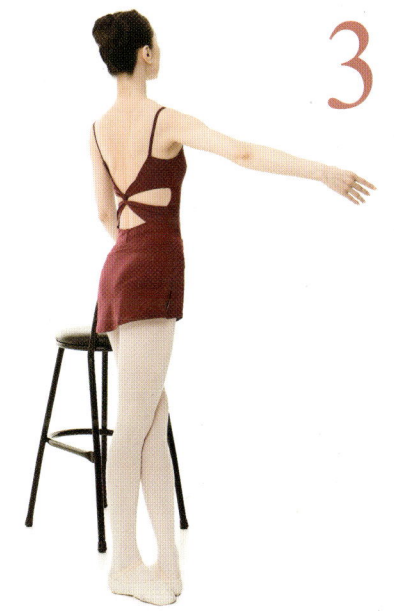

3 내릴 때는 쑬 루 꾸드삐에를 거쳐
발 뒤 5번 포지션으로 돌아온다.
호흡하며 4회 반복하고, 반대쪽도 같은 방법으로 한다.

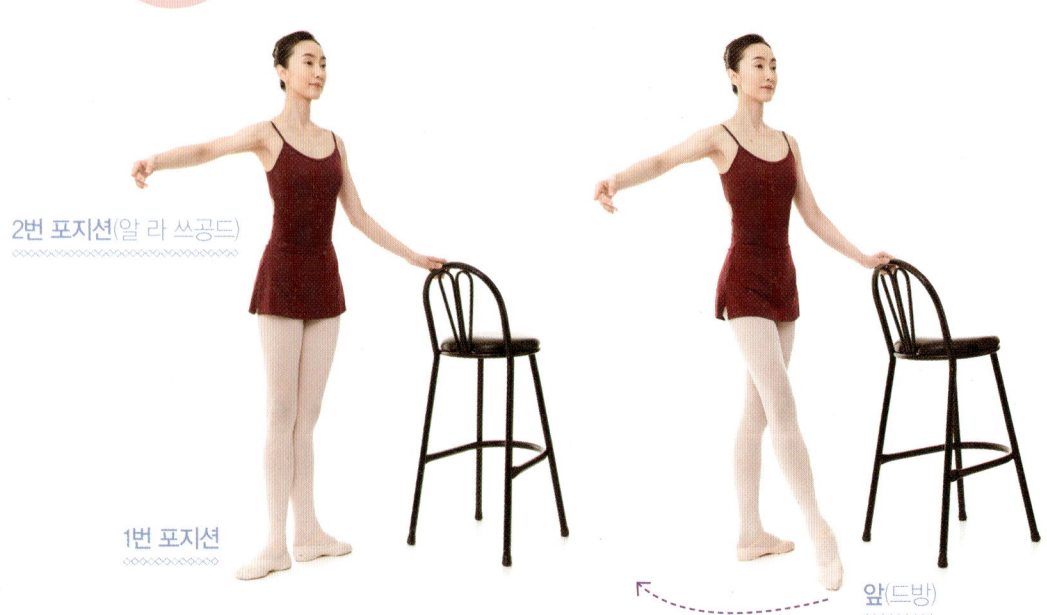

바닥에서 원 그리기

10

롱 드 잠 빠 떼르 *rond de jambe par terre*

바깥으로
·················
앙 디올

2번 포지션(알 라 쓰공드)
·······················

1번 포지션
·············

앞(드방)

1 발은 1번 포지션으로 서고,
팔은 2번 포지션(알 라 쓰공드)으로 한다.

2 호흡하며 다리를 앞으로 뻗어
포인한다(바뜨망 떵듀).

tip

이 동작은 앞서 배운 바뜨망 떵듀 앞, 옆, 뒤 자세를 끊어지지 않게 연결시켜 원을 그리는 동작으로,
턴아웃 자세를 유지하며 원을 그릴 때 골반이 유연해지고, 다리 안쪽 근육을 길게 쓸 수 있다.

188

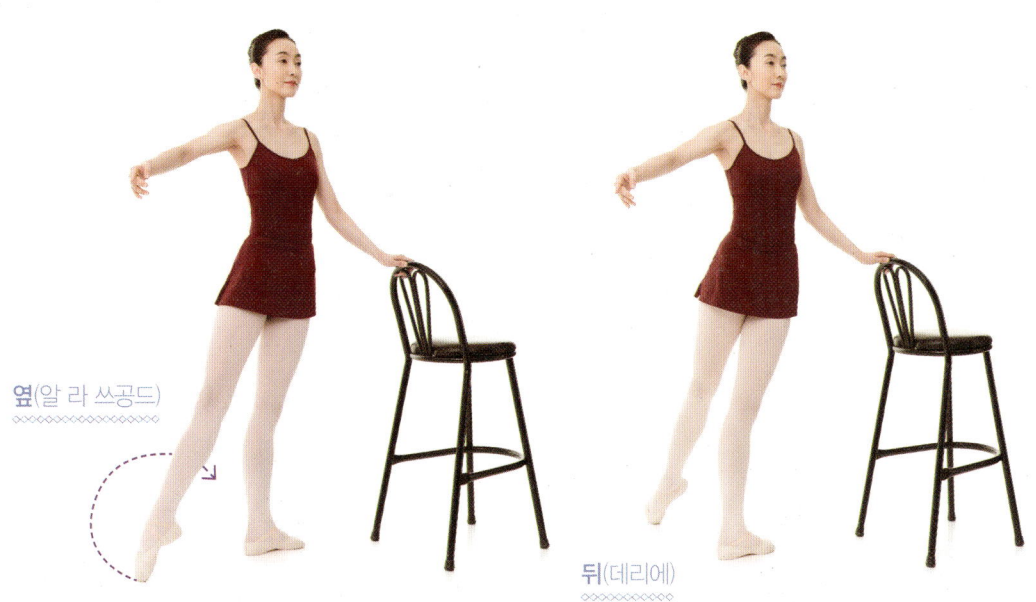

옆(알 라 쓰공드)

뒤(데리에)

3 이어서 옆, 뒤로 연결시켜 천천히 반원을 그린다.

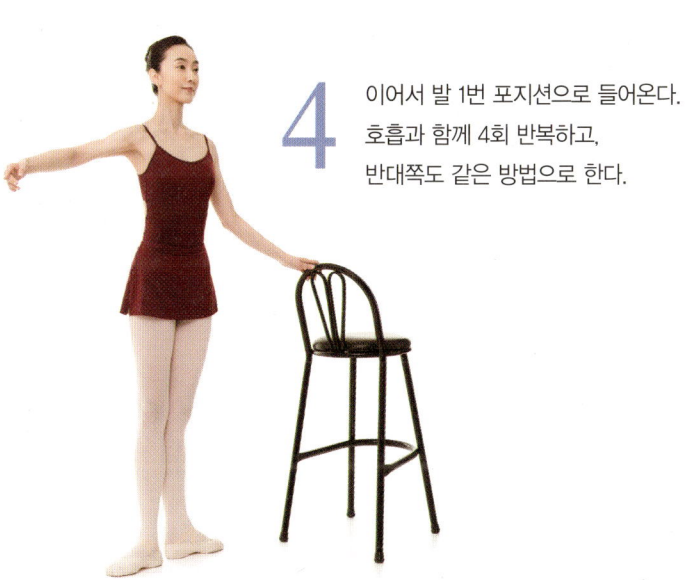

4 이어서 발 1번 포지션으로 들어온다.
호흡과 함께 4회 반복하고,
반대쪽도 같은 방법으로 한다.

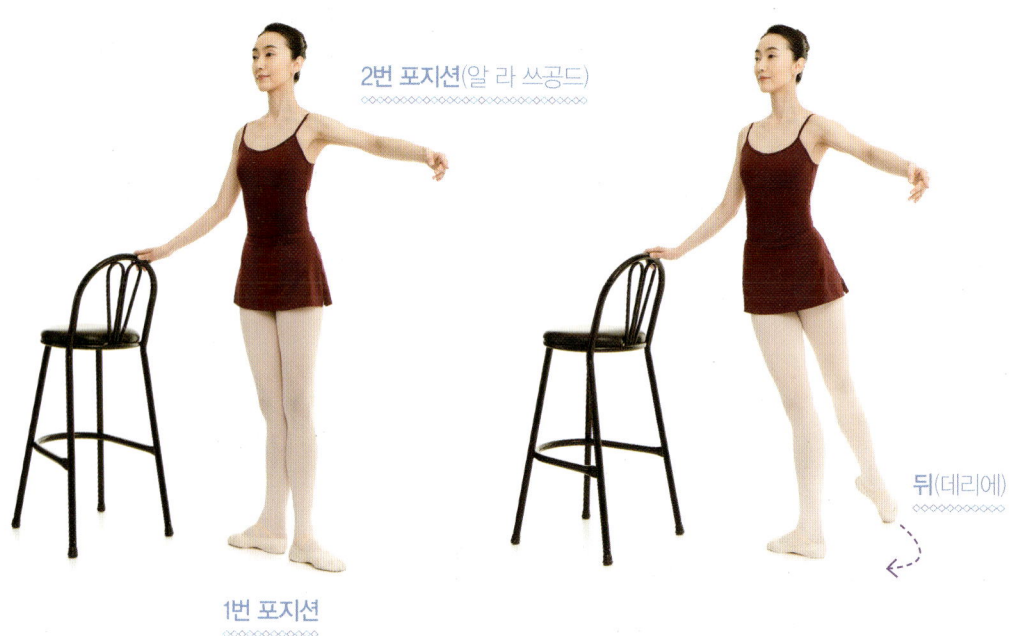

안쪽으로
앙 디당

2번 포지션(알 라 쓰공드)

1번 포지션

2번 포지션(알 라 쓰공드)

뒤(데리에)

1 발은 1번 포지션으로 서고,
팔은 2번 포지션(알 라 쓰공드)으로 한다.

2 호흡하며 다리를 뒤로 뻗어 포인한다(바뜨망 떵듀).

tip

반복할수록 엉덩이가 뒤로 빠질 수 있기 때문에 꼬리뼈는 항상 바닥을 향하게 하고,
발 1번 포지션을 지날 때마다 바른 자세를 체크하며 원을 그린다.

190

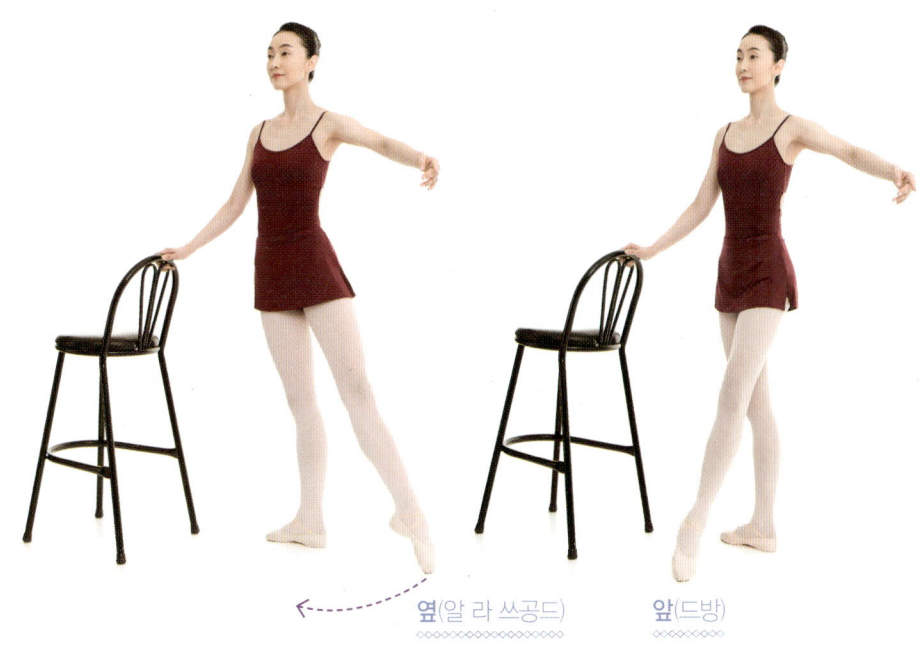

옆(알 라 쓰공드)　　　　앞(드방)

3 이어서 옆, 앞으로 연결시켜 천천히 반원을 그린다.

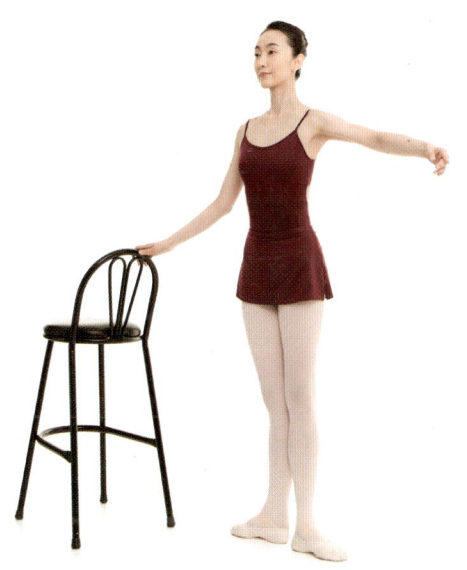

4 이어서 발 1번 포지션으로 들어온다.
호흡하며 4회 반복하고, 반대쪽도 같은 방법으로 한다.

11

천천히 다리 올리기

를르베 렁 *relevé lent*

발 5번 포지션
....
앞

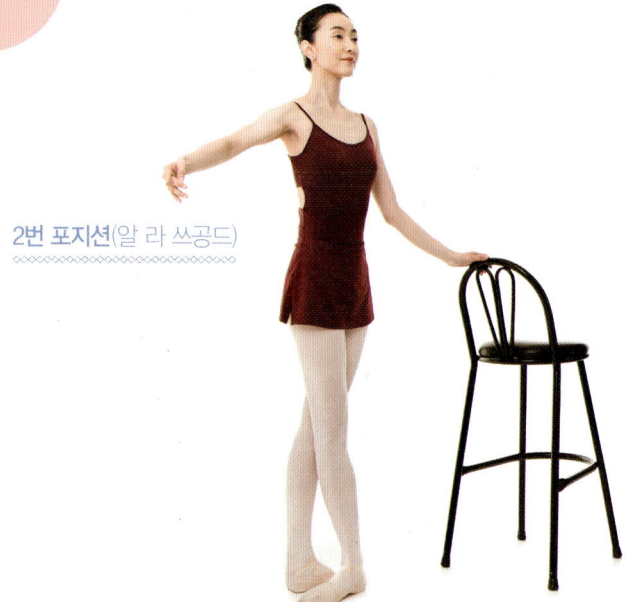

2번 포지션(알 라 쓰공드)

5번 포지션

1 발은 5번 포지션으로 서고,
팔은 2번 포지션(알 라 쓰공드)으로 한다.

tip

지탱하는 다리와 올리는 다리가 서로 팽팽하게 당기는 느낌으로 올리면
골반의 바른 자세와 턴아웃을 유지하는 데 도움이 된다.

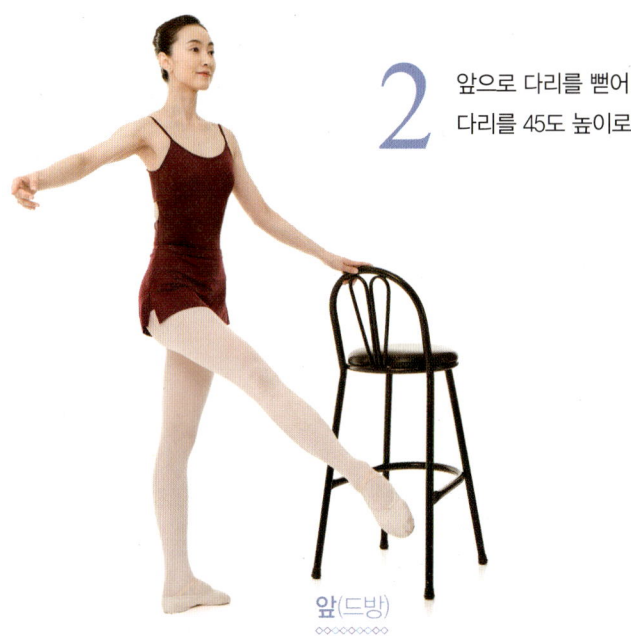

2 앞으로 다리를 뻗어 포인한 후(바뜨망 떵듀),
다리를 45도 높이로 천천히 올리고 중심을 잡는다.

앞(드방)
◇◇×◇×◇×◇◇

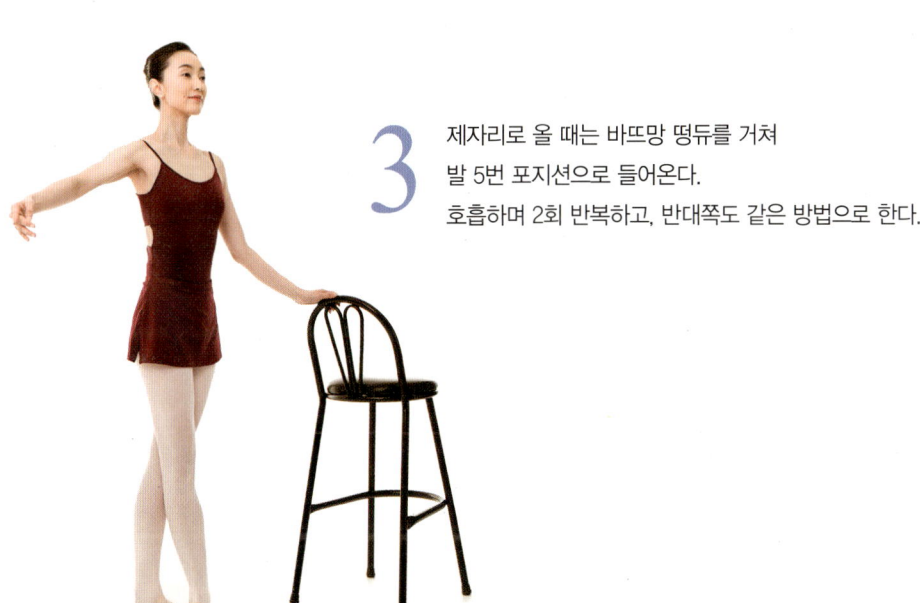

3 제자리로 올 때는 바뜨망 떵듀를 거쳐
발 5번 포지션으로 들어온다.
호흡하며 2회 반복하고, 반대쪽도 같은 방법으로 한다.

2번 포지션(알 라 쓰공드)

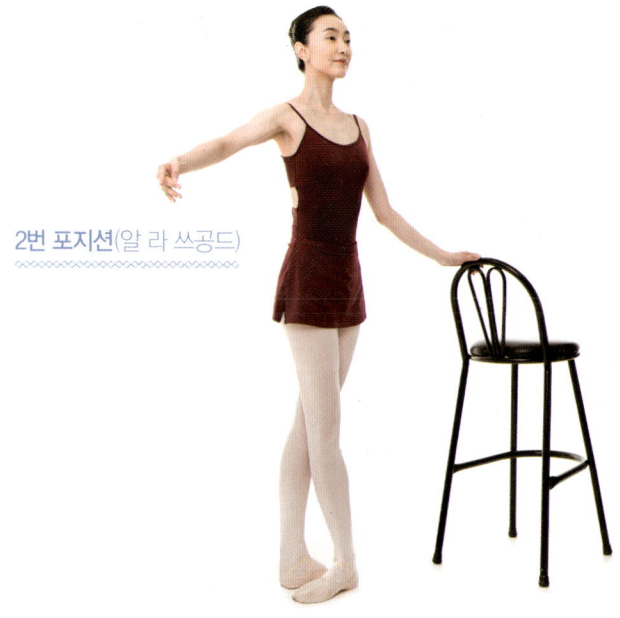

5번 포지션

1 발은 5번 포지션으로 서고,
팔은 2번 포지션(알 라 쓰공드)으로 한다.

tip

발 5번 포지션에서 럴르베 렁을 옆에서 할 때는 지탱하는 다리 앞, 뒤에서 나가고 들어올 수 있다.

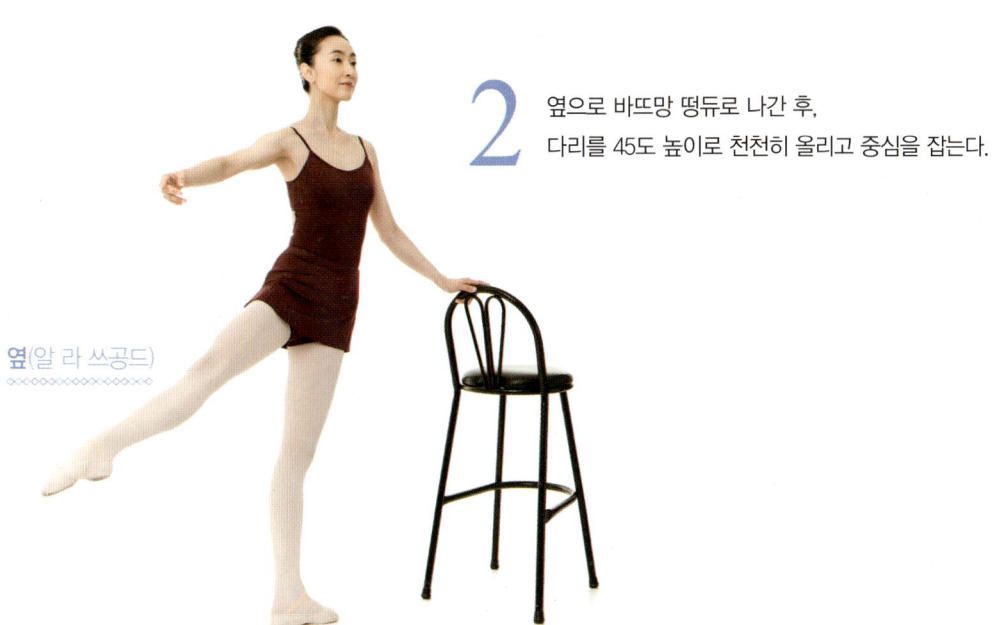

2 옆으로 바뜨망 떵듀로 나간 후,
다리를 45도 높이로 천천히 올리고 중심을 잡는다.

옆(알 라 쓰공드)

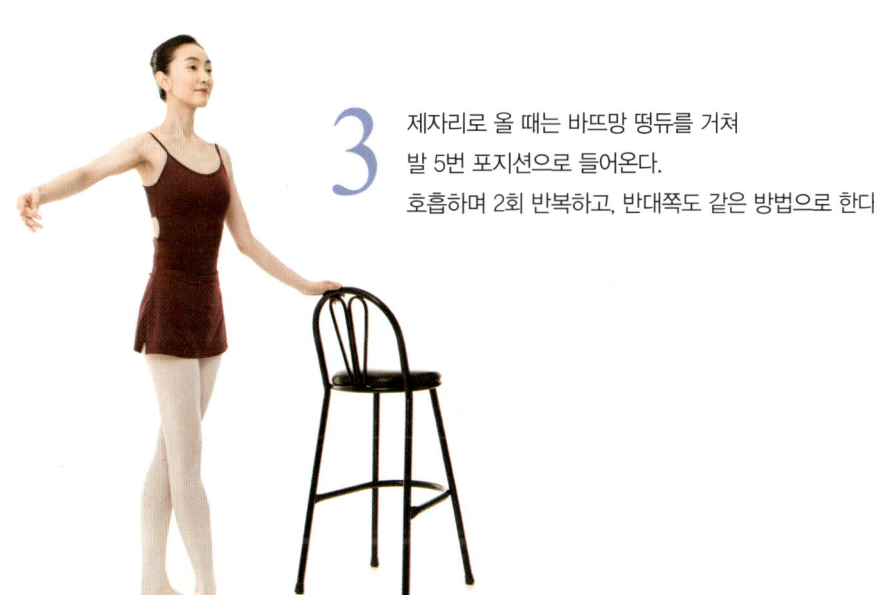

3 제자리로 올 때는 바뜨망 떵듀를 거쳐
발 5번 포지션으로 들어온다.
호흡하며 2회 반복하고, 반대쪽도 같은 방법으로 한다.

2번 포지션(알 라 쓰공드)

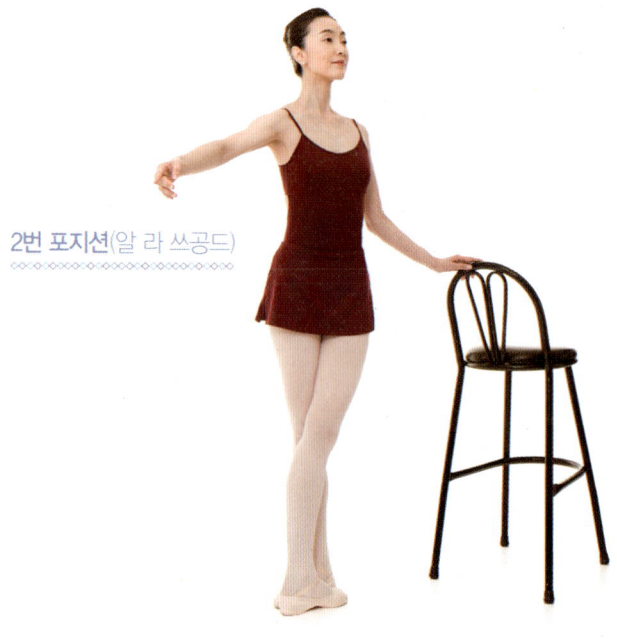

뒤 5번 포지션

1 발은 뒤 5번 포지션으로 서고,
팔은 2번 포지션(알 라 쓰공드)으로 한다.

tip

뒤로 들 때는 상체를 약간 앞으로 하되, 꼬리뼈를 바닥으로 향하게 해야
엉덩이가 뒤로 빠지지 않고 골반을 바르게 할 수 있다.

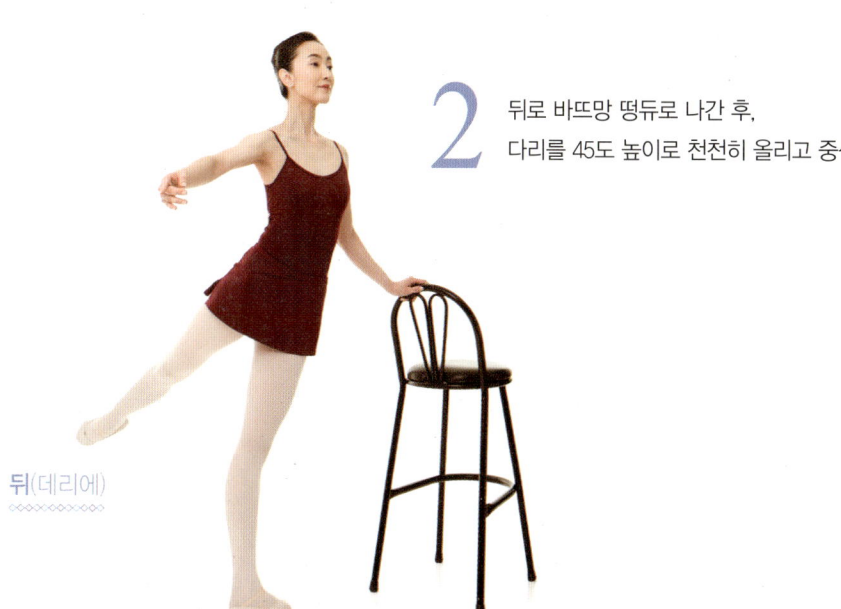

2 뒤로 바뜨망 떵듀로 나간 후,
다리를 45도 높이로 천천히 올리고 중심을 잡는다.

뒤(데리에)

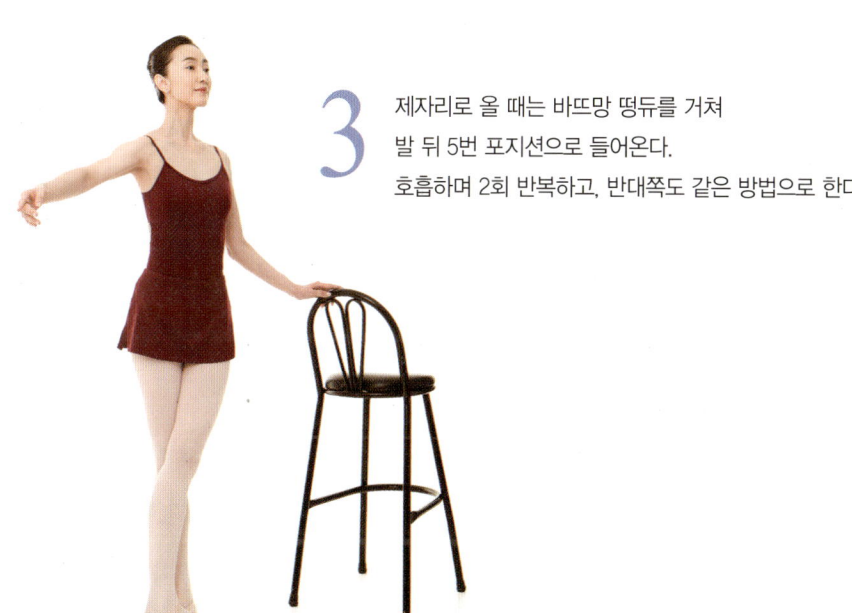

3 제자리로 올 때는 바뜨망 떵듀를 거쳐
발 뒤 5번 포지션으로 들어온다.
호흡하며 2회 반복하고, 반대쪽도 같은 방법으로 한다.

12

무릎 구부려 다리 올리기

아띠뜌드 *attitude*

발 5번 포지션
앞

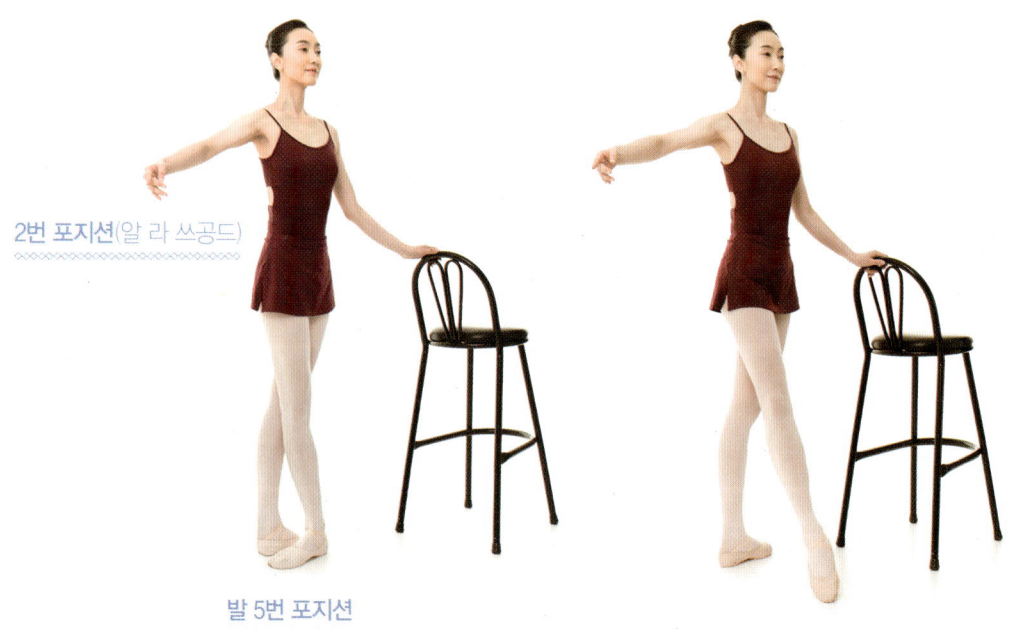

2번 포지션(알 라 쓰공드)

발 5번 포지션

1 발은 5번 포지션으로 서고,
팔은 2번 포지션(알 라 쓰공드)으로 한다.

2 호흡하며 바뜨망 떵듀로 나간다.

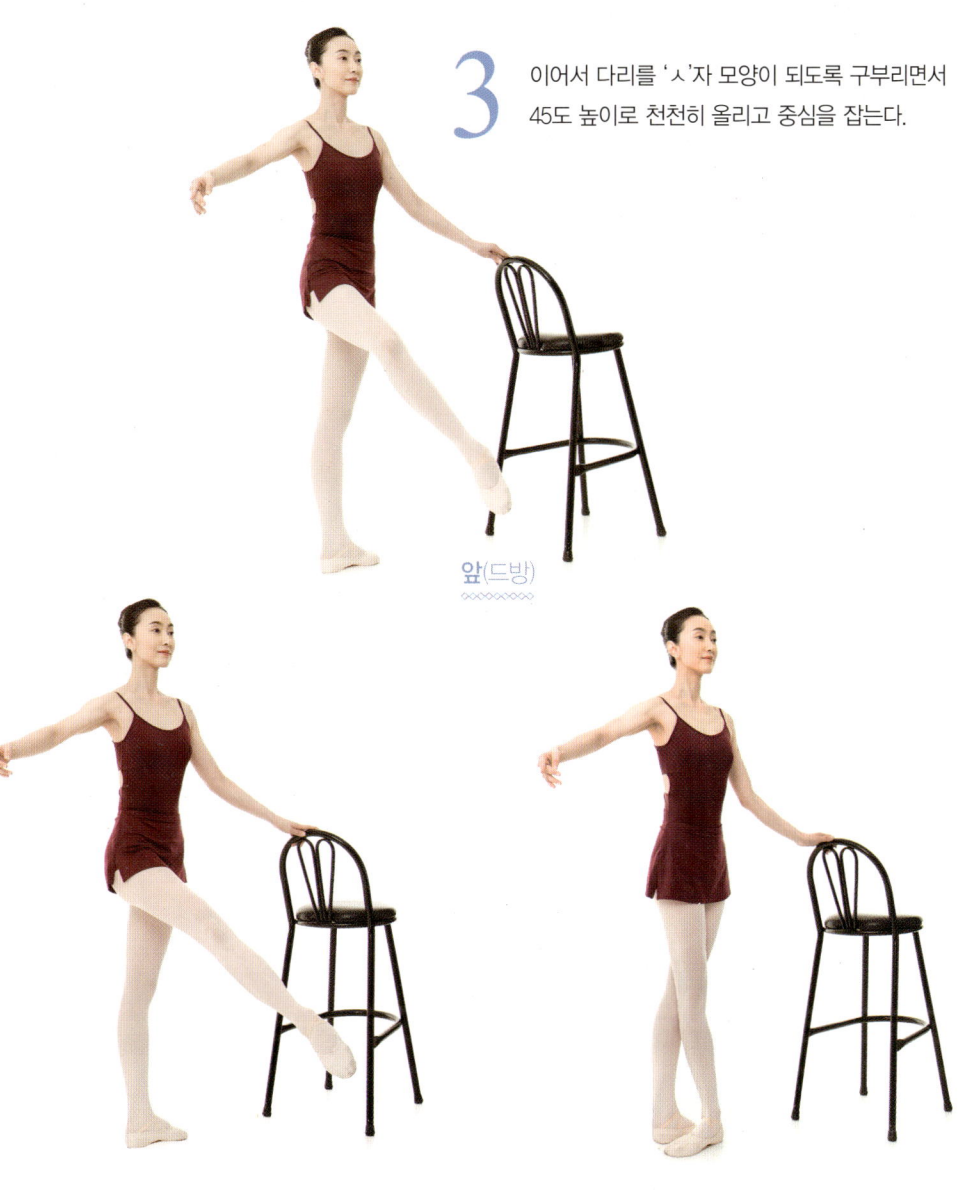

3 이어서 다리를 'ㅅ'자 모양이 되도록 구부리면서
45도 높이로 천천히 올리고 중심을 잡는다.

앞(드방)

4 호흡하며 무릎을 편다.

5 바뜨망 떵듀를 거쳐 발 5번 포지션으로 들어온다.
호흡과 함께 2회 반복하고,
반대쪽도 같은 방법으로 한다.

tip

무릎을 펼 때 다리 높이가 떨어지지 않게 주의하고, 내려올 때는 다리를 최대한 길게 한다.

발 5번 포지션
·············
옆

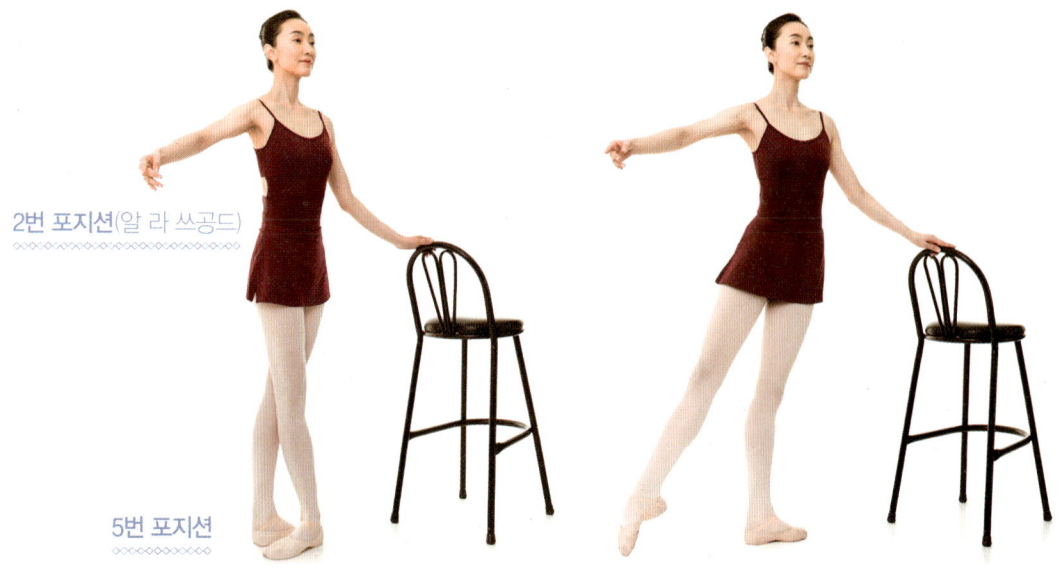

2번 포지션(알 라 쓰공드)

5번 포지션

1 발은 5번 포지션으로 서고,
팔은 2번 포지션(알 라 쓰공드)으로 한다.

2 호흡하며 바뜨망 떵듀로 나간다.

tip

발 5번 포지션에서 아띠뜌드를 옆에서 할 때는 지탱하는 다리 앞, 뒤에서 나가고 들어올 수 있다.

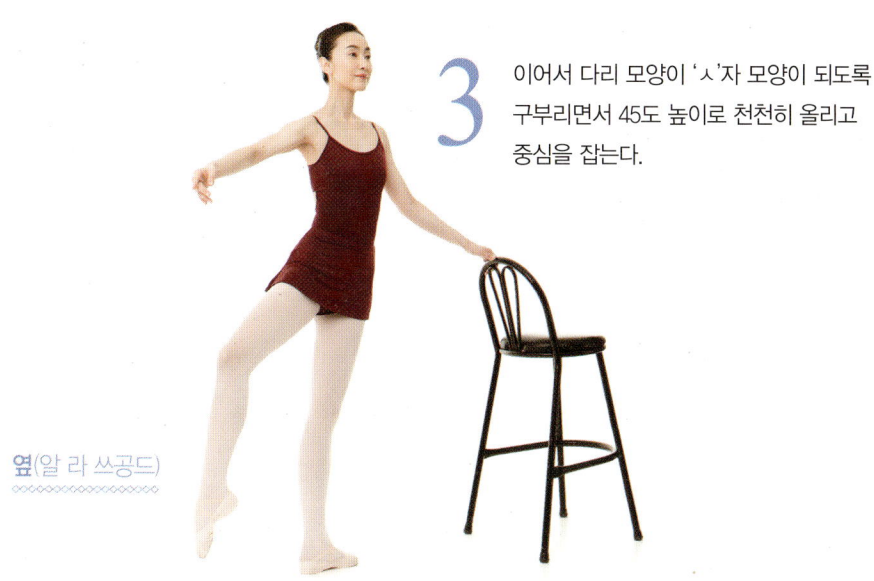

3 이어서 다리 모양이 'ㅅ'자 모양이 되도록
구부리면서 45도 높이로 천천히 올리고
중심을 잡는다.

옆(알 라 쓰공드)

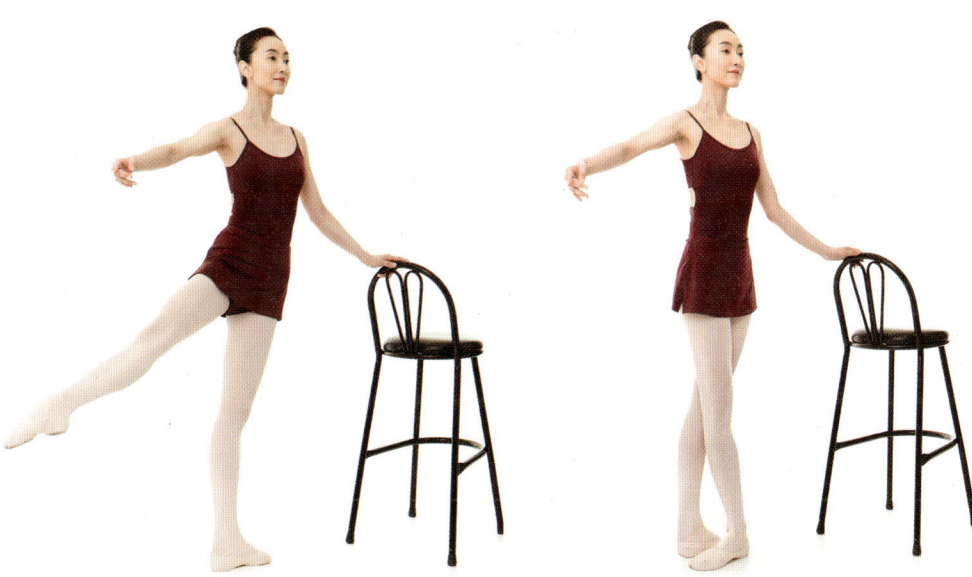

4 호흡하며 무릎을 편다.

5 바뜨망 떵듀를 거쳐
발 5번 포지션으로 들어온다.
호흡하며 2회 반복하고,
반대쪽도 같은 방법으로 한다.

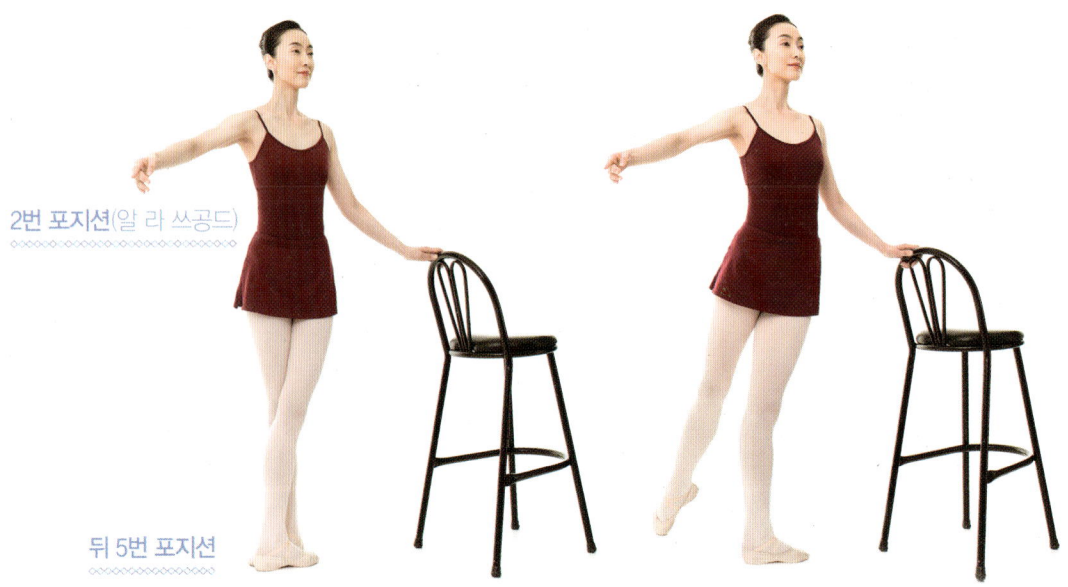

발 5번 포지션
....
뒤

2번 포지션(알 라 쓰공드)

뒤 5번 포지션

1 발은 뒤 5번 포지션으로 서고,
팔은 2번 포지션(알 라 쓰공드)으로 한다.

2 호흡하며 바뜨망 떵듀로 나간다.

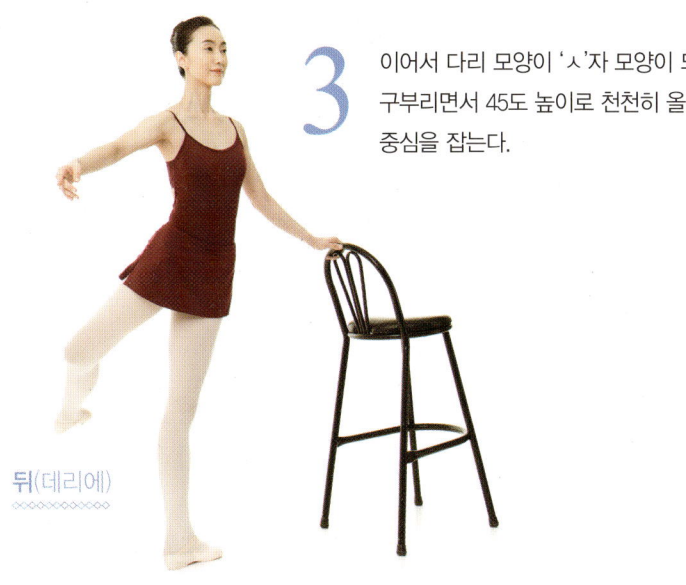

3 이어서 다리 모양이 'ㅅ'자 모양이 되도록
구부리면서 45도 높이로 천천히 올리고
중심을 잡는다.

뒤(데리에)

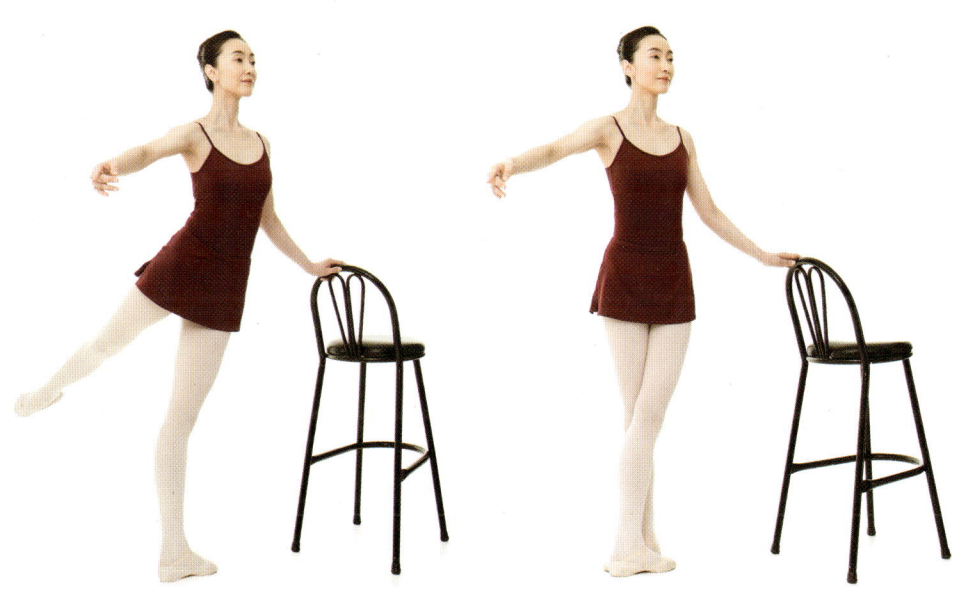

4 호흡하며 무릎을 편다.

5 바뜨망 떵듀를 거쳐 발 뒤 5번 포지션으로 들어온다.
호흡하며 2회 반복하고,
반대쪽도 같은 방법으로 한다.

13

공중에서 원 그리기

롱 드 잠 앙 레르 *rond de jambe en l'air*

바깥으로
앙 디올

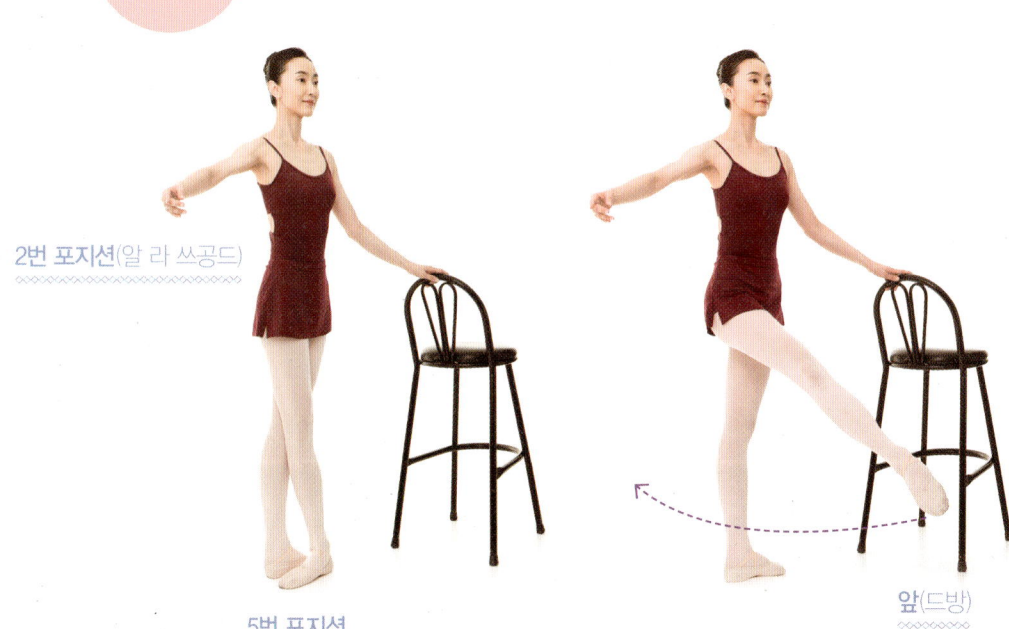

2번 포지션(알 라 쓰공드)

5번 포지션

앞(드방)

1 발은 5번 포지션으로 서고,
팔은 2번 포지션(알 라 쓰공드)으로 한다.

2 호흡하며 다리를 앞으로
45도 높이로 든다(럴르베 렁).

tip

지탱하는 다리에 무게중심을 확실히 두고 다리 높이를 유지해서 원을 그리고,
직사각형의 몸 자세를 유지해야 복부, 허리, 허벅지, 엉덩이의 하체 근력을 높이는 운동 효과가 있다.

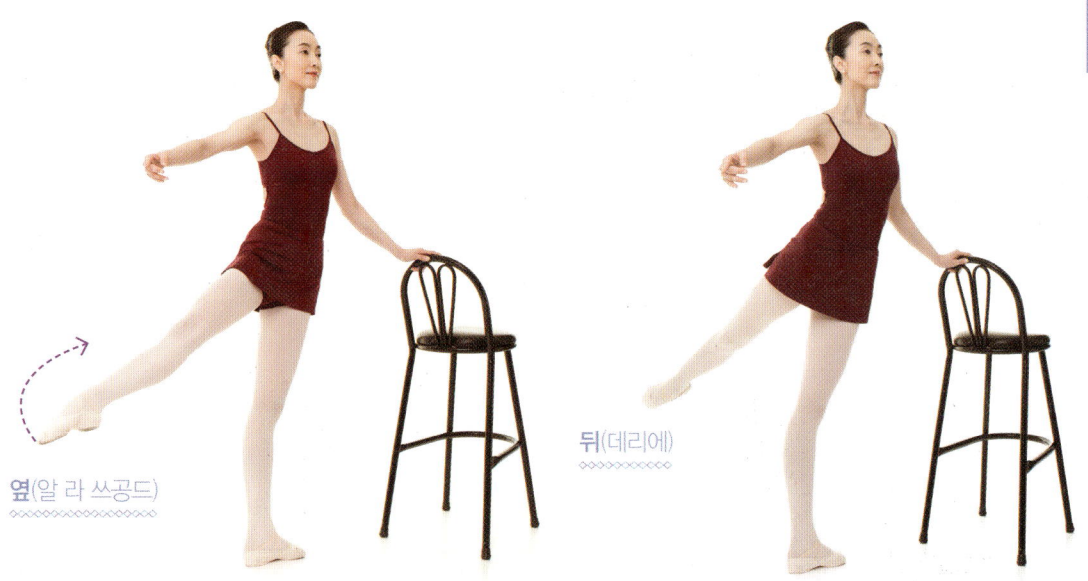

옆(알 라 쓰공드)

뒤(데리에)

3 이어서 다리 높이와 턴아웃 자세를 유지하며 옆, 뒤로 연결시켜 공중에서 반원을 그린다.

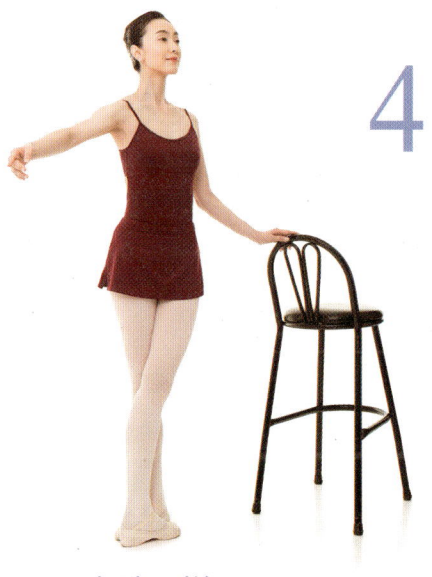

4 내릴 때는 바뜨망 떵듀로 거쳐 발 뒤 5번 포지션으로 들어온다. 호흡하며 천천히 2회 반복하고, 반대쪽도 같은 방법으로 한다.

뒤 5번 포지션

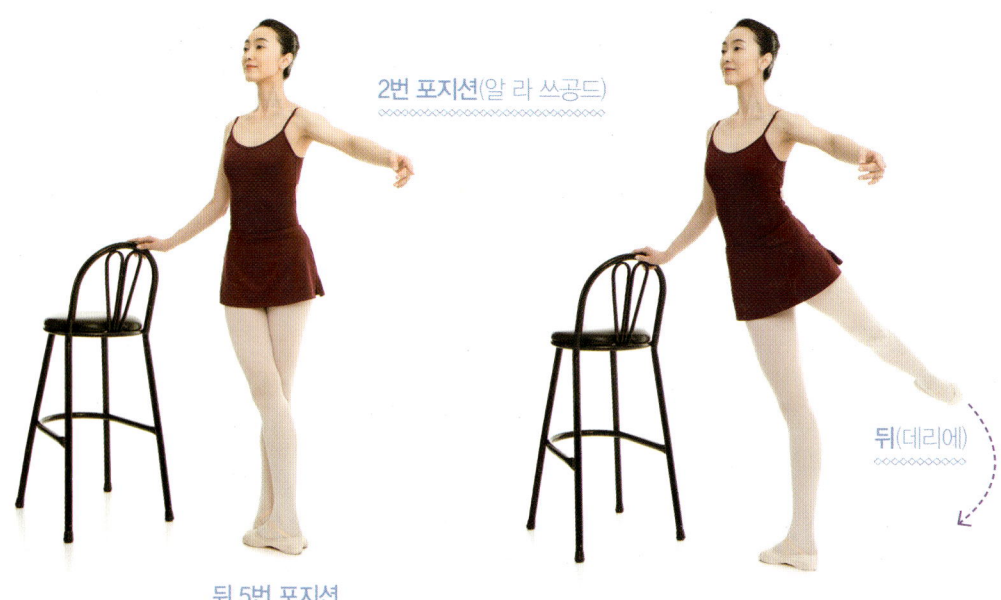

안쪽으로

앙 디당

2번 포지션(알 라 쓰공드)

뒤(데리에)

뒤 5번 포지션

1 다리는 발 뒤 5번 포지션으로 서고
팔은 2번 포지션(알 라 쓰공드)으로 한다.

2 호흡하며 다리를 뒤로
45도 높이로 든다(럴르베 렁).

tip

이 동작은 상당한 근력이 필요하기 때문에 근육이 경직되고 몸에 불필요한 힘이 들어가기 쉽다.
호흡을 적극 활용하면 몸이 경직되는 것을 줄일 수 있다.

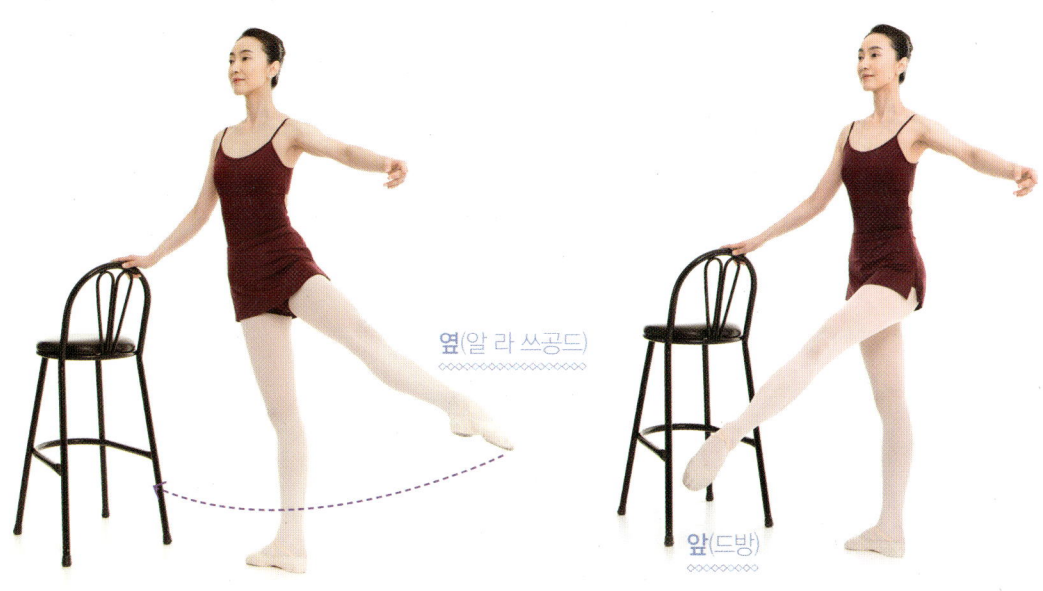

옆(알 라 쓰공드)

앞(드방)

3 이어서 다리 높이와 턴아웃 자세를 유지하며 옆, 앞으로 연결시켜 반원을 그린다.

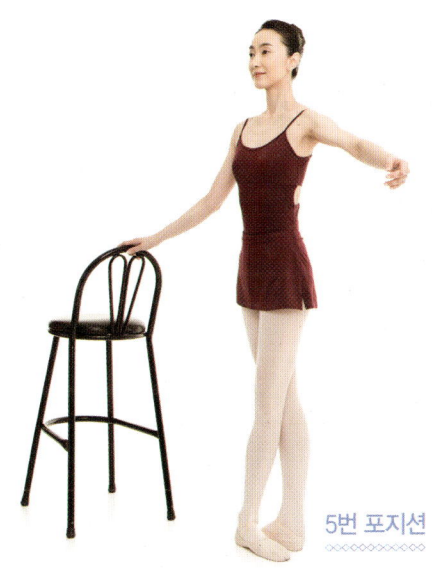

5번 포지션

4 바뜨망 떵듀 자세로 내려 발 5번 포지션으로 들어온다.
호흡하며 천천히 2회 반복하고, 반대쪽도 같은 방법으로 한다.

* 바닥에서 원 그리기(롱 드 잠 빠 떼르) 동작과 연결시킬 때는 발 1번 포지션에서 올리고 내린다.

14

두 무릎 동시에 구부리고 펴기

바뜨망 뽕듀 *battement fondu*

발 5번 포지션
··················
앞

2번 포지션(알 라 쓰공드)

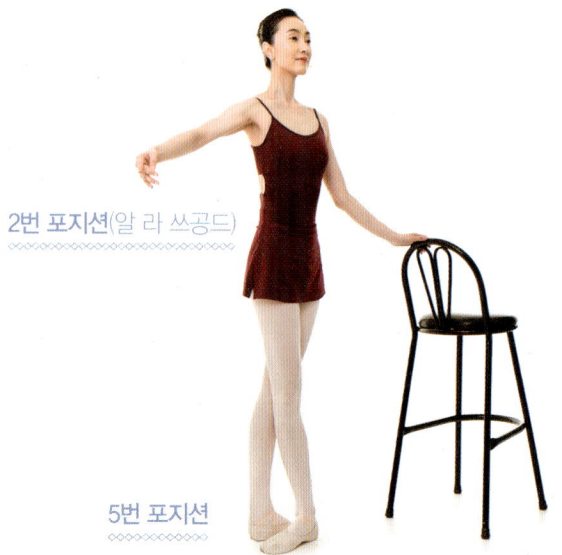

5번 포지션

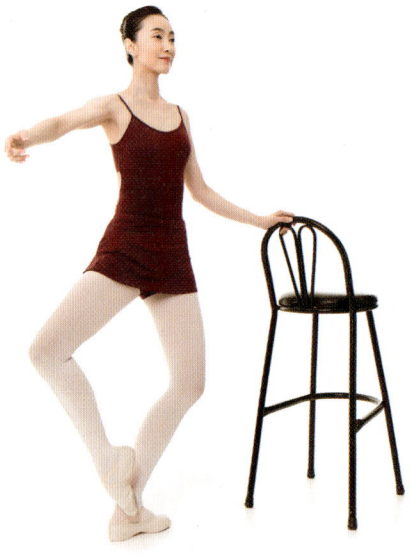

1 발은 5번 포지션으로 서고,
팔은 2번 포지션(알 라 쓰공드)으로 한다.

2 호흡과 함께 앞발을 쑬 루 꾸드삐에하면서
뒷다리 무릎을 구부린다(데미 쁠리에).
이때 다리의 모양은 턴아웃을 유지시켜
다이아몬드 모양이고,
무게중심은 쁠리에 하는 다리에 싣는다.

tip

각 자세를 부드럽게 연결시키는 동작으로, 다리의 탄력과 근력을 높이면서 근육을 유연하게 만든다.

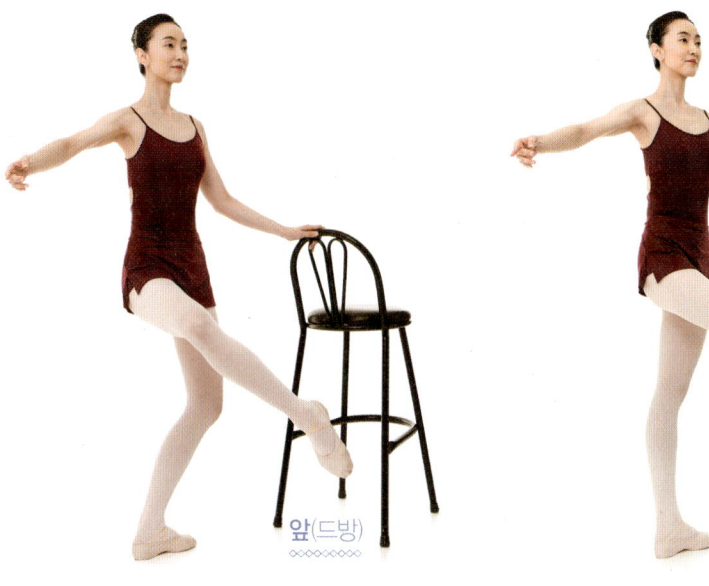

앞(드방)

3 이어서 무릎을 구부린 채로 앞을 향해
45도 높이로 올린다(아띠뜌드).
이때 지탱하는 다리는 계속 쁠리에하고 있다.

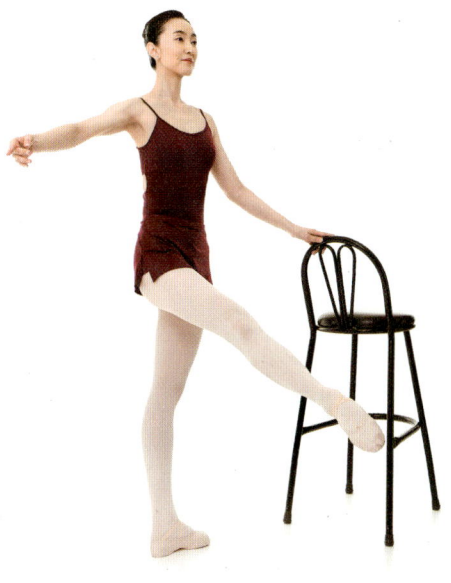

4 이어서 턴아웃 자세를 생각하며
양쪽 무릎을 동시에 편다.
호흡하며 밸런스를 유지한다.

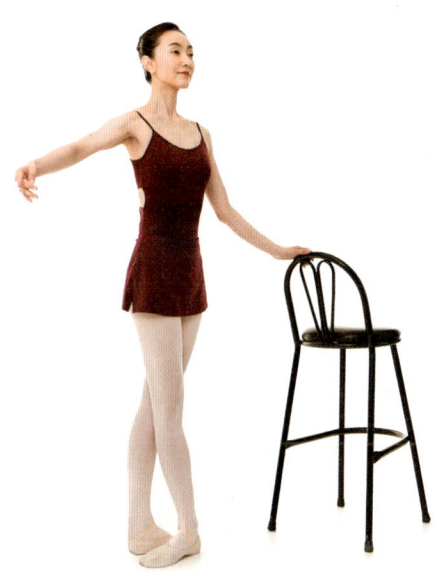

5 내릴 때는 바뜨망 떵뒤를 거쳐 발 5번 포지션으로 들어온다.
호흡하며 천천히 2회 반복하고, 반대쪽도 같은 방법으로 한다.

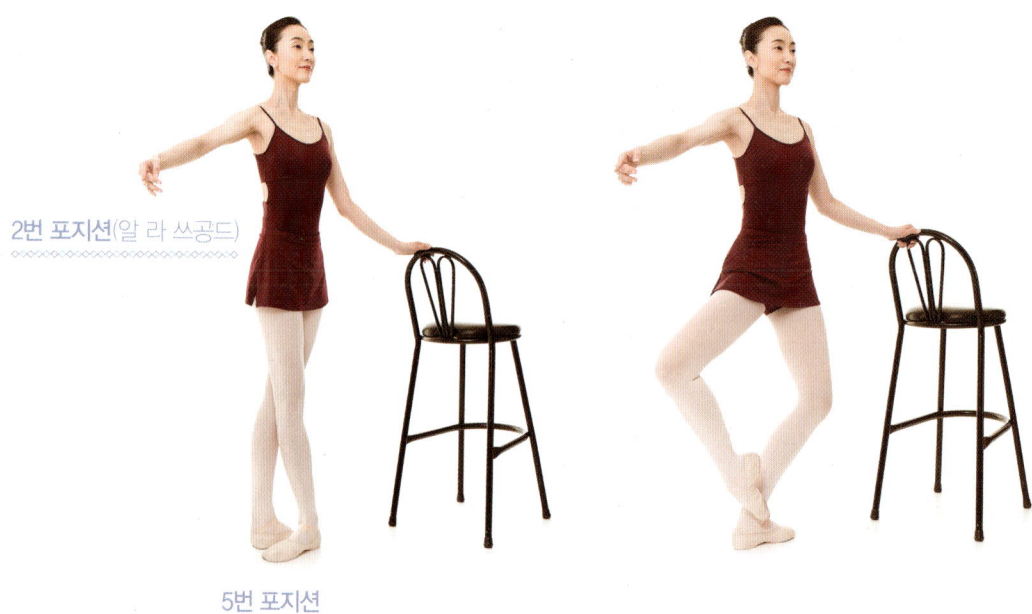

2번 포지션(알 라 쓰공드)

5번 포지션

1 발은 5번 포지션으로 서고,
팔은 2번 포지션(알 라 쓰공드)으로 한다.

2 호흡과 함께 쑬 루 꾸드삐에하면서
뒷다리의 무릎을 구부린다(데미 쁠리에).

tip

발 5번 포지션에서 바뜨망 뽕듀를 옆에서 할 때는 지탱하는 다리 앞, 뒤에서 나가고 들어올 수 있다.

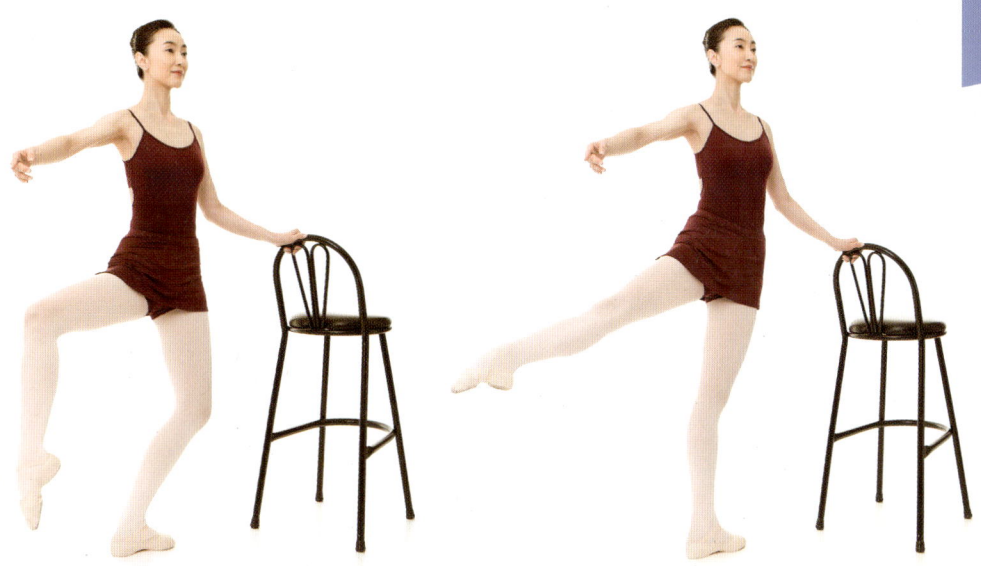

옆(알 라 쓰공드)
◇◇◇◇◇◇◇◇◇◇◇◇

3 이어서 무릎을 구부린 채로
옆을 향해 45도 높이로 올린다(아띠뜌드).
이때 지탱하는 다리는 계속 쁠리에하고 있다.

4 이어서 턴아웃 자세를 생각하며
양쪽 무릎을 동시에 편다.
호흡하며 밸런스를 유지한다.

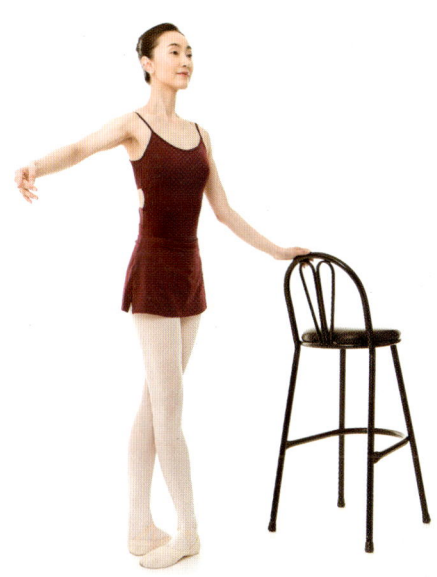

5 내릴 때는 바뜨망 떵듀를 거쳐 발 5번 포지션으로 들어온다.
호흡하며 천천히 2회 반복하고, 반대쪽도 같은 방법으로 한다.

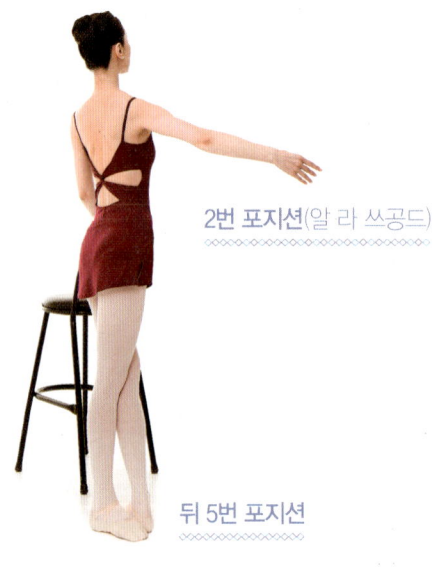

2번 포지션(알 라 쓰공드)

뒤 5번 포지션

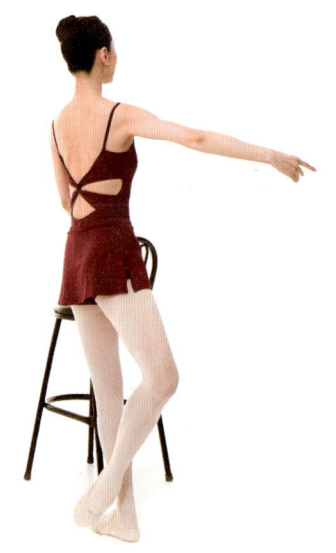

1 발 뒤 5번 포지션으로 서고, 팔은 2번 포지션(알 라 쓰공드)으로 한다.

2 호흡과 함께 뒷발을 쑬 루 꾸드삐에하면서 앞다리 무릎을 구부린다(데미 쁠리에).

tip

무릎을 구부리는 동작은 보통 등, 허리, 엉덩이가 풀리고 주저앉게 되는 경우가 많다. 오히려 허리를 더욱 곧추세우고 엉덩이를 위로 올린다는 느낌으로 무릎을 구부리고, 꼬리뼈를 항상 바닥 쪽으로 해서 엉덩이가 뒤로 빠지지 않게 유의한다.

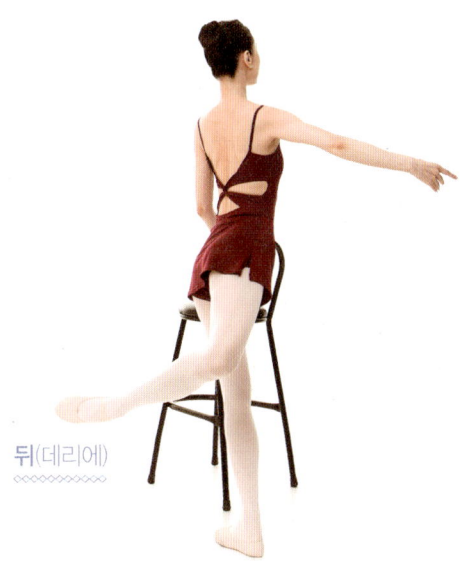

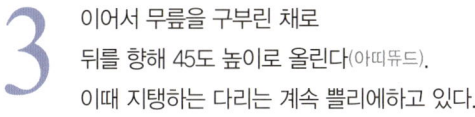
뒤(데리에)

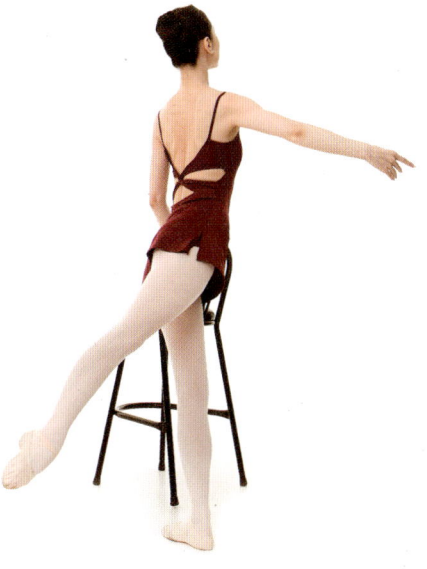

3 이어서 무릎을 구부린 채로
뒤를 향해 45도 높이로 올린다(아띠뜌드).
이때 지탱하는 다리는 계속 쁠리에하고 있다.

4 이어서 턴아웃 자세를 생각하며
양쪽 무릎을 동시에 편다.
호흡하며 밸런스를 유지한다.

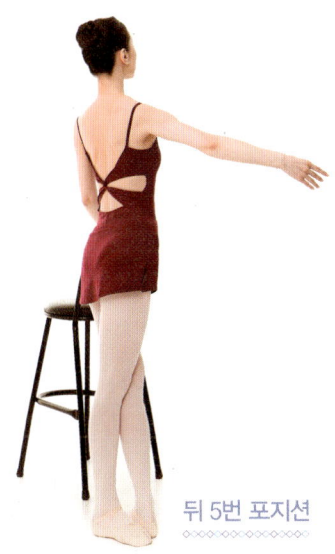
뒤 5번 포지션

5 내릴 때는 바뜨망 떵듀를 거쳐 발 뒤 5번 포지션으로 들어온다.
호흡하며 천천히 2회 반복하고, 반대쪽도 같은 방법으로 한다.

15

무릎, 발목 절도 있게 펴고 구부리기

바뜨망 후라뻬 *battement frappé*

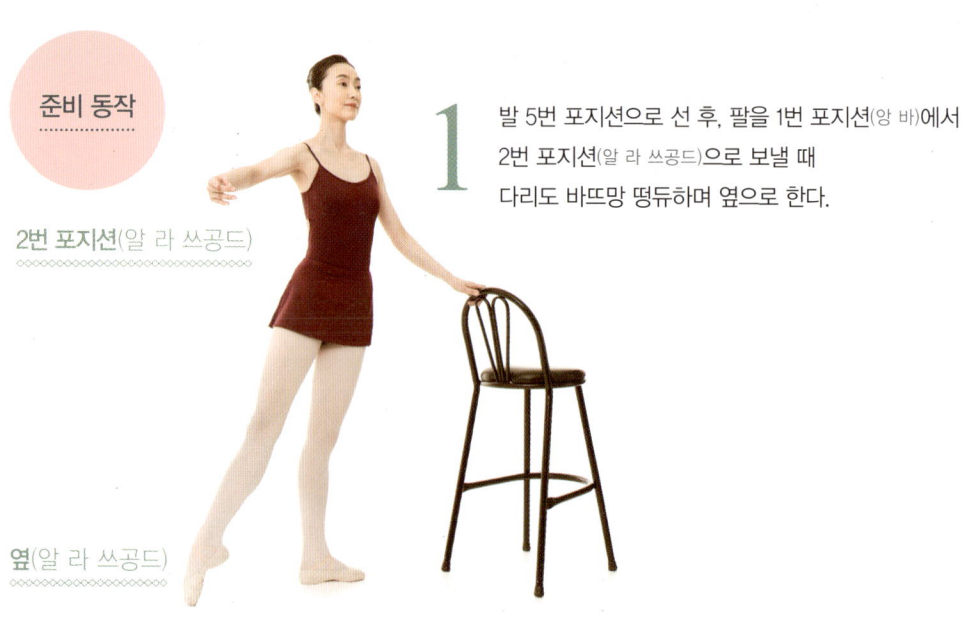

준비 동작

2번 포지션(알 라 쓰공드)

옆(알 라 쓰공드)

1 발 5번 포지션으로 선 후, 팔을 1번 포지션(앙 바)에서
2번 포지션(알 라 쓰공드)으로 보낼 때
다리도 바뜨망 떵듀하며 옆으로 한다.

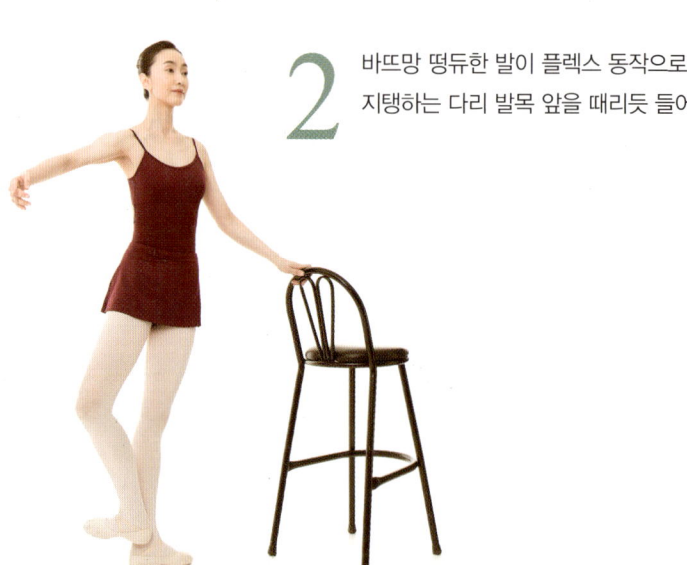

2 바뜨망 떵듀한 발이 플렉스 동작으로 바뀌면서
지탱하는 다리 발목 앞을 때리듯 들어온다.

발 5번 포지션
앞

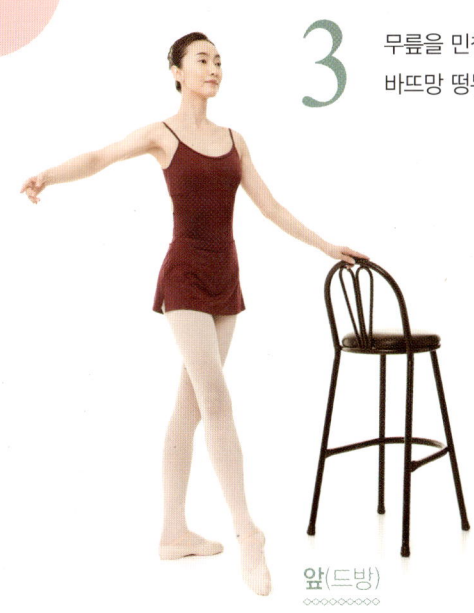

3 무릎을 민첩하고 강하게 펴면서
바뜨망 떵듀 앞 자세를 절도 있게 취한다.

앞(드방)

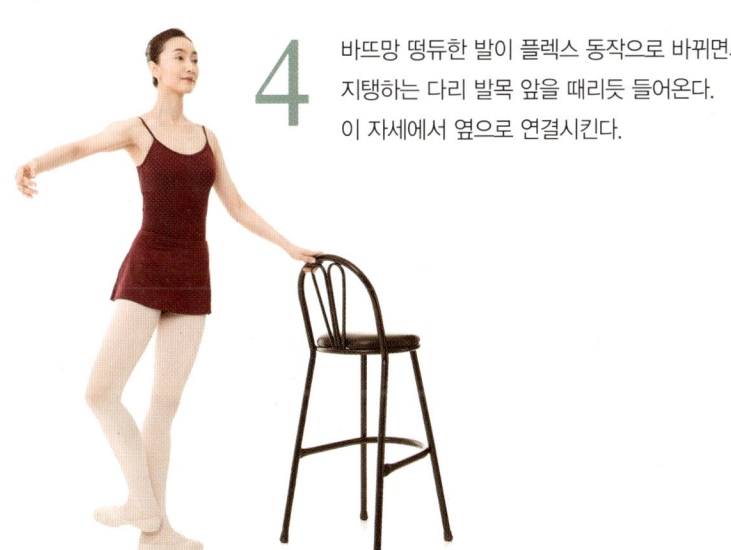

4 바뜨망 떵듀한 발이 플렉스 동작으로 바뀌면서
지탱하는 다리 발목 앞을 때리듯 들어온다.
이 자세에서 옆으로 연결시킨다.

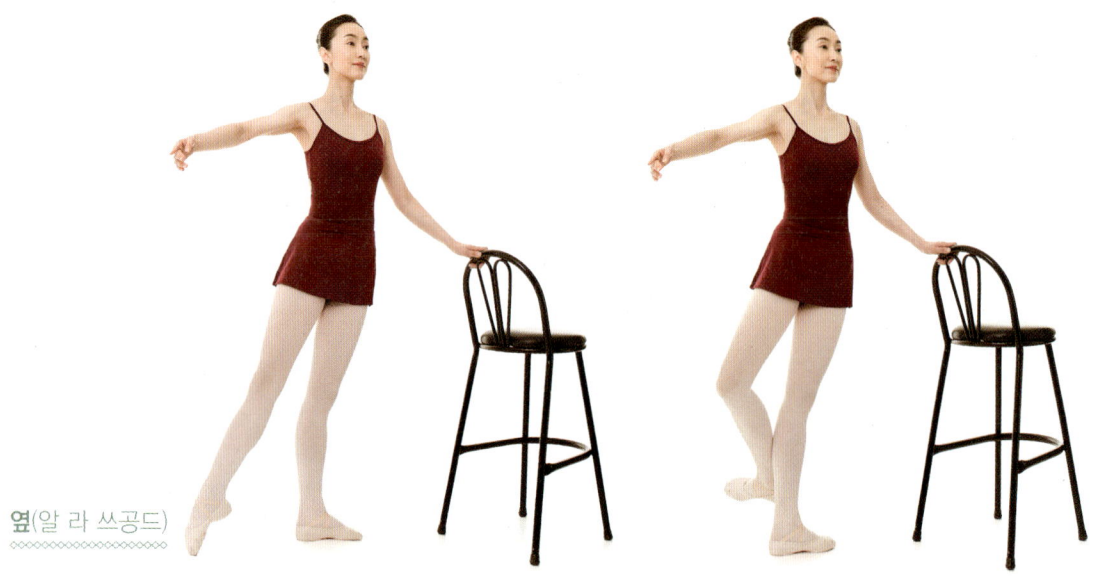

발 5번 포지션
⋯⋯⋯⋯⋯⋯⋯⋯⋯
옆

옆(알 라 쓰공드)
◇◇◇◇◇◇◇◇◇◇◇◇◇◇◇◇◇◇

5 무릎을 강하고 민첩하게 펴면서
바뜨망 떵듀 옆 자세를 절도 있게 취한다.

6 지탱하는 다리 발목 뒤를 때리듯 들어온다.
이 자세에서 뒤로 연결시킨다.

발 5번 포지션에서 바뜨망 후라뻬를 옆에서 할 때는 지탱하는 다리 앞, 뒤에서 나가고 들어올 수 있다.

발 5번 포지션
·············
뒤

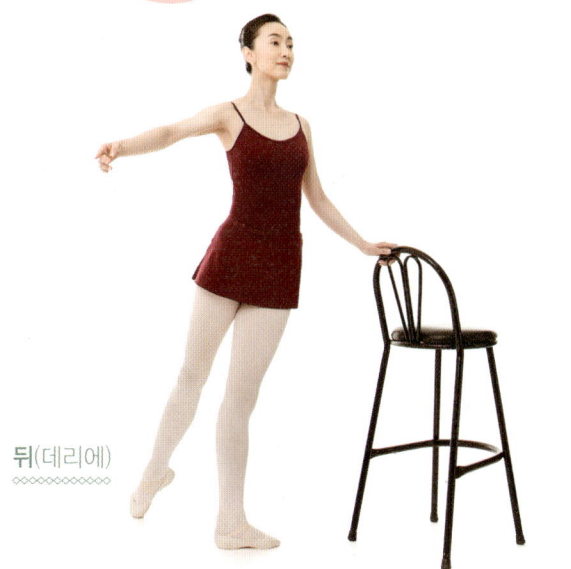

뒤(데리에)
◇◇◇◇◇◇◇◇◇◇◇◇◇◇

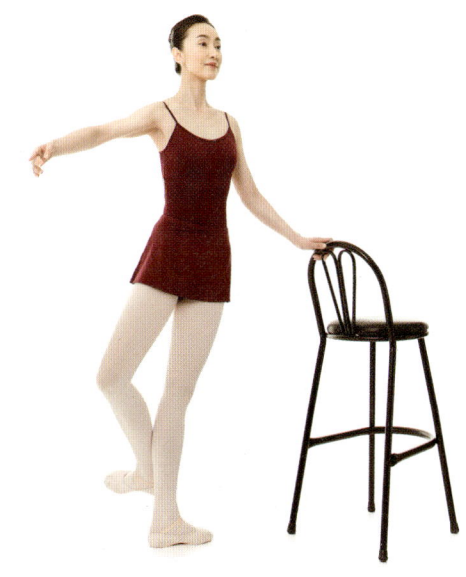

7 무릎을 민첩하고 강하게 펴면서
바뜨망 떵듀 뒤 자세를 절도 있게 취한다.

8 포인한 발이 플렉스 동작으로 바뀌면서
지탱하는 다리 발목 뒤를 때리듯 들어온다.

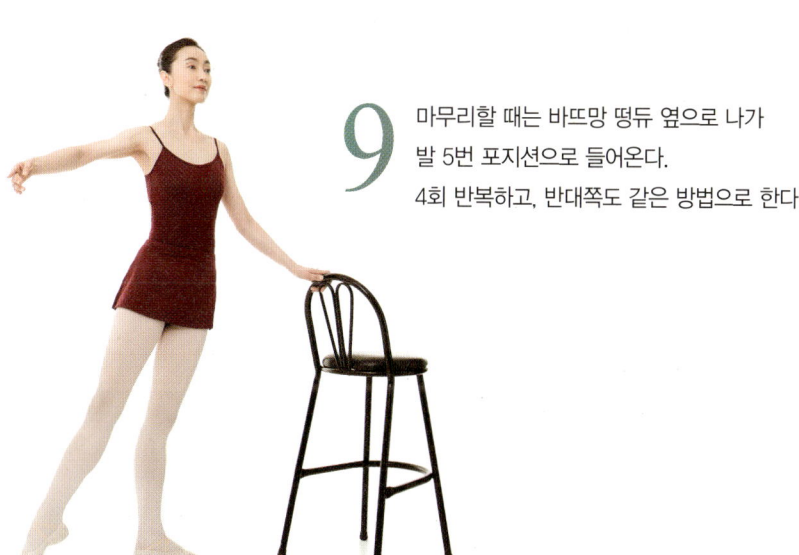

9 마무리할 때는 바뜨망 떵듀 옆으로 나가
발 5번 포지션으로 들어온다.
4회 반복하고, 반대쪽도 같은 방법으로 한다.

16

무릎 끌어올려 다리 올리기

발 5번 포지션
앞

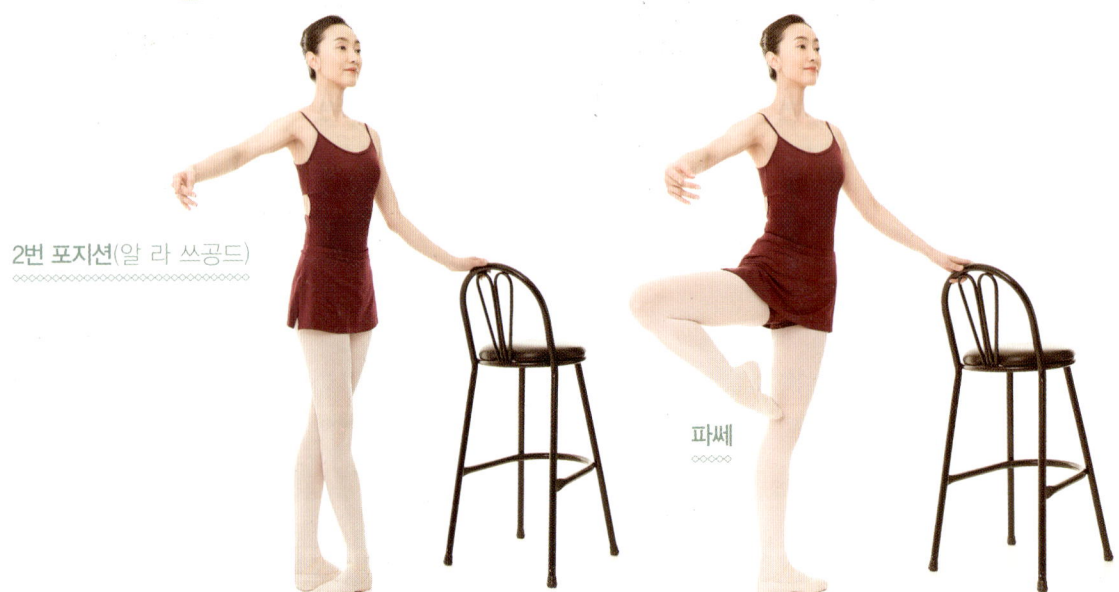

2번 포지션(알 라 쓰공드)

5번 포지션

파쎄

1 발은 5번 포지션으로 서고,
쌀은 2번 포지션(알 라 쓰공드)으로 한다.

2 호흡과 함께 앞발을
쑬 루 꾸드삐에를 지나 파쎄로 올린다.

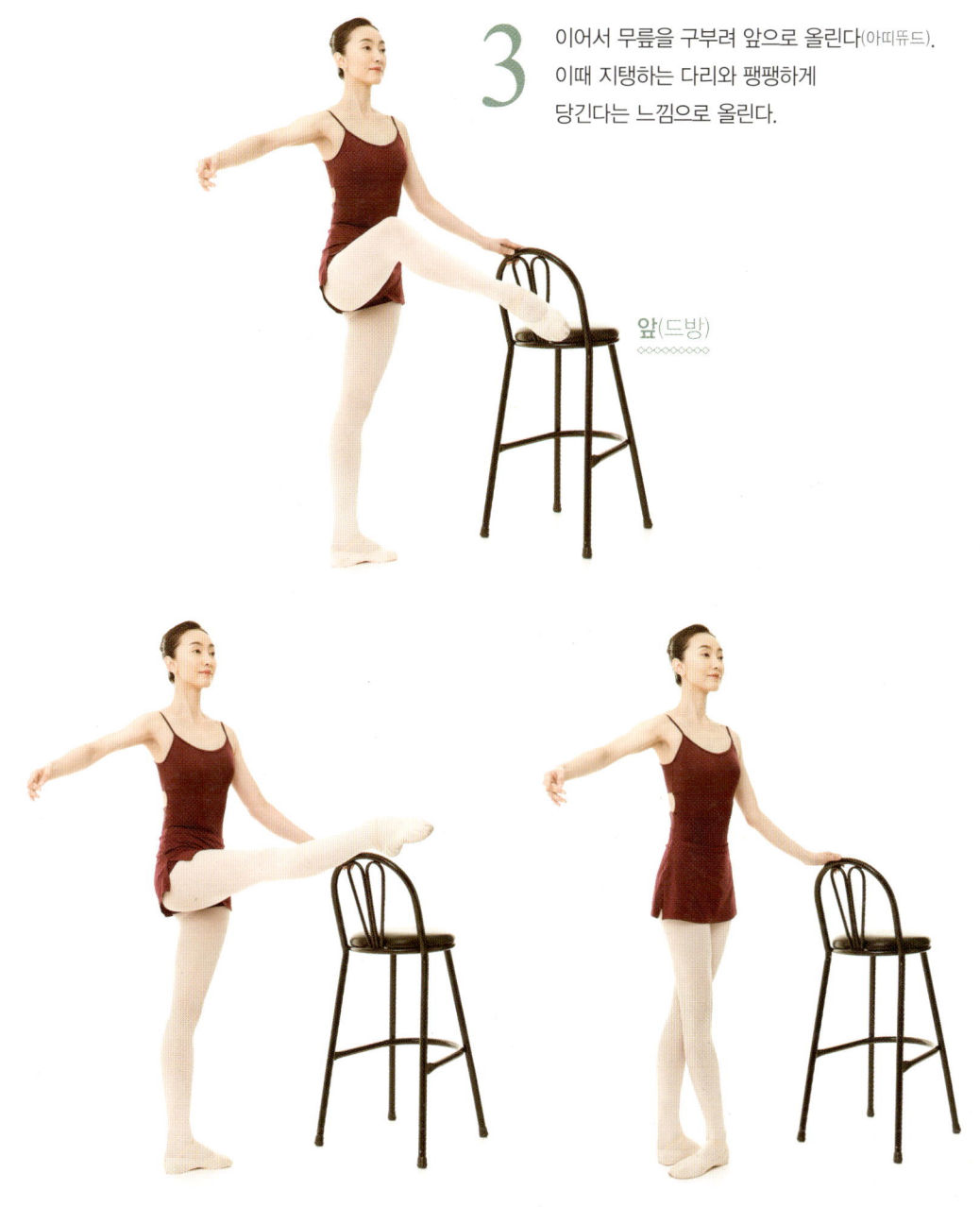

3 이어서 무릎을 구부려 앞으로 올린다(아띠뜌드).
이때 지탱하는 다리와 팽팽하게
당긴다는 느낌으로 올린다.

앞(드방)

4 이어서 아띠뜌드한 무릎을 편다.
이때도 지탱하는 다리와 팽팽하게 당긴다는 느낌으로
무릎을 펴고 최대한 올릴 수 있는 높이까지 든다.
호흡하며 밸런스를 유지한다.

5 내릴 때는 바뜨망 떵듀를 거쳐
발 5번 포지션으로 들어온다.
2회 반복하고, 반대쪽도 같은 방법으로 한다.

발 5번 포지션

옆

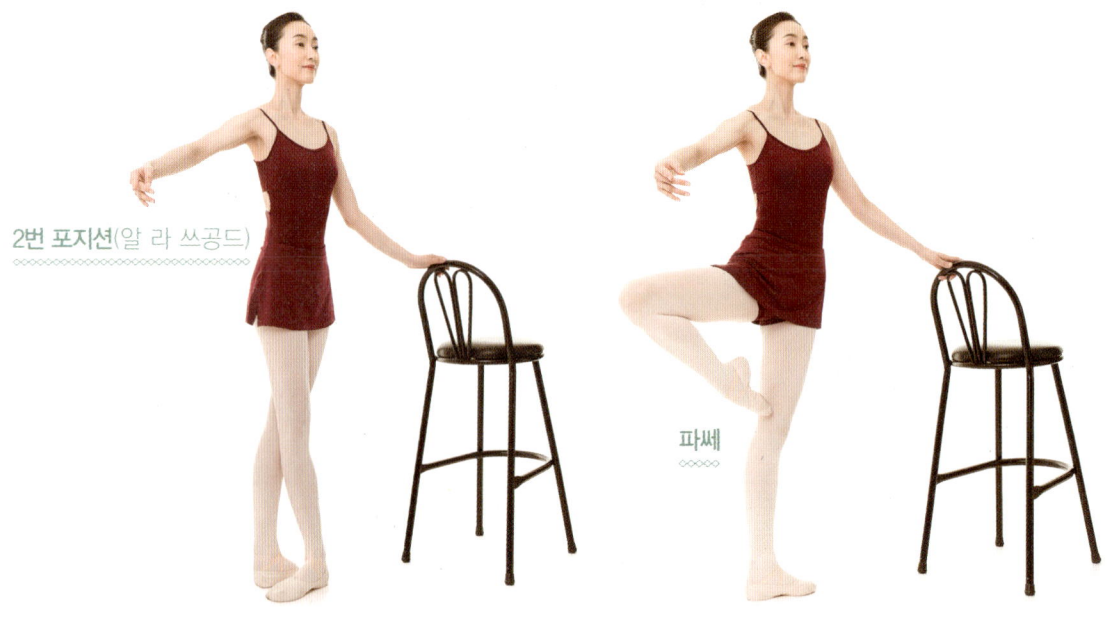

2번 포지션(알 라 쓰공드)

파쎄

발 5번 포지션

1 발은 5번 포지션으로 서고,
팔은 2번 포지션(알 라 쓰공드)으로 한다.

2 호흡과 함께 앞발을
쑬 루 꾸드삐에를 지나 파쎄로 올린다.

tip

발 5번 포지션에서 바뜨망 데벨로뻬를 옆에서 할 때는 지탱하는 다리 앞, 뒤에서 올리고 내릴 수 있다.

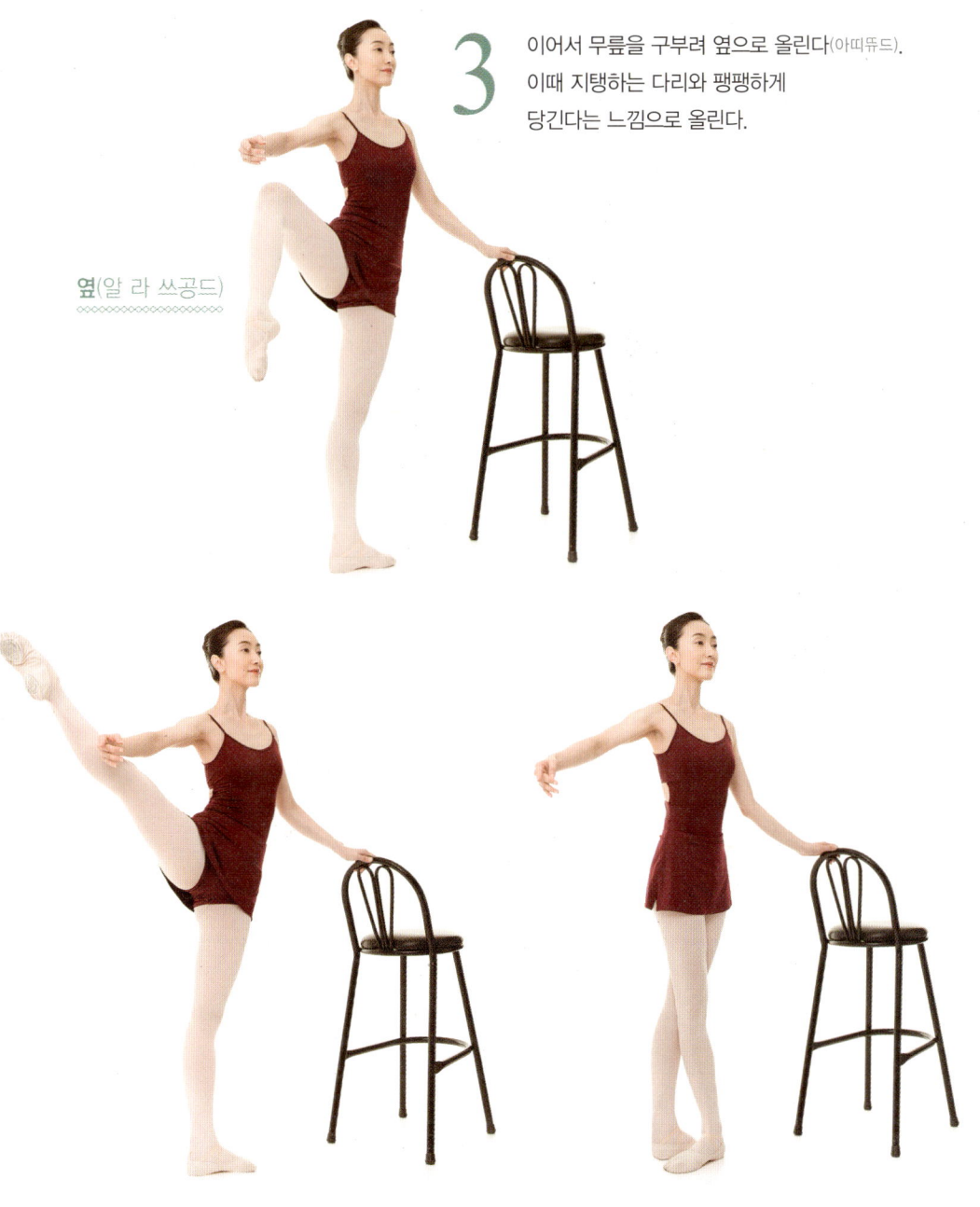

3 이어서 무릎을 구부려 옆으로 올린다(아띠뜌드).
이때 지탱하는 다리와 팽팽하게
당긴다는 느낌으로 올린다.

옆(알 라 쓰공드)

4 이어서 아띠뜌드한 무릎을 편다.
이때도 지탱하는 다리와 팽팽하게 당긴다는
느낌으로 무릎을 펴고 최대한 올릴 수 있는
높이까지 든다. 호흡하며 밸런스를 유지한다.

5 내릴 때는 바뜨망 떵듀를 거쳐
발 5번 포지션으로 들어온다.
2회 반복하고, 반대쪽도 같은 방법으로 한다.

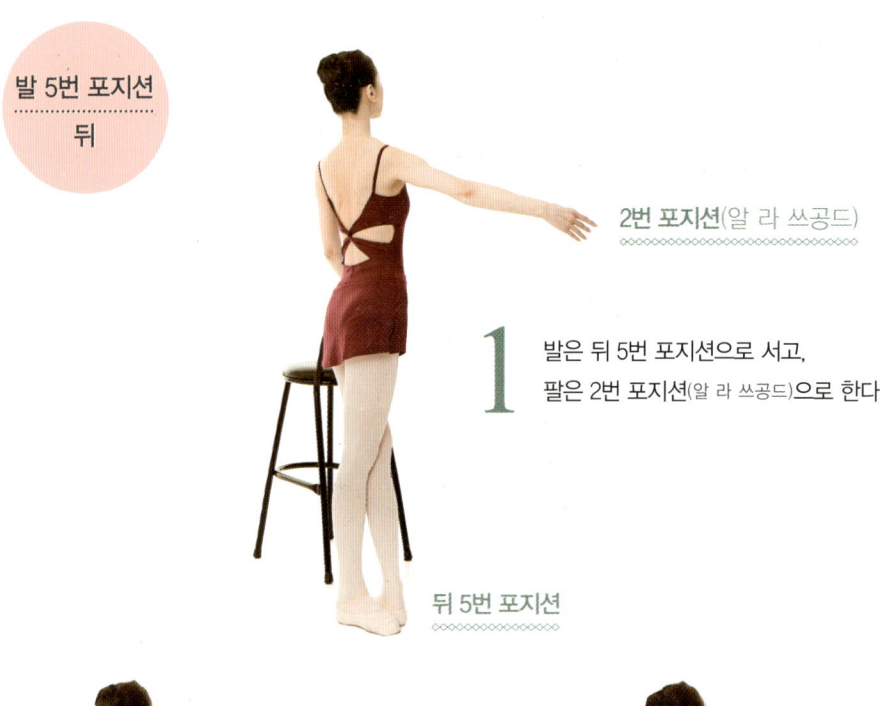

2번 포지션(알 라 쓰공드)

1 발은 뒤 5번 포지션으로 서고,
팔은 2번 포지션(알 라 쓰공드)으로 한다.

뒤 5번 포지션

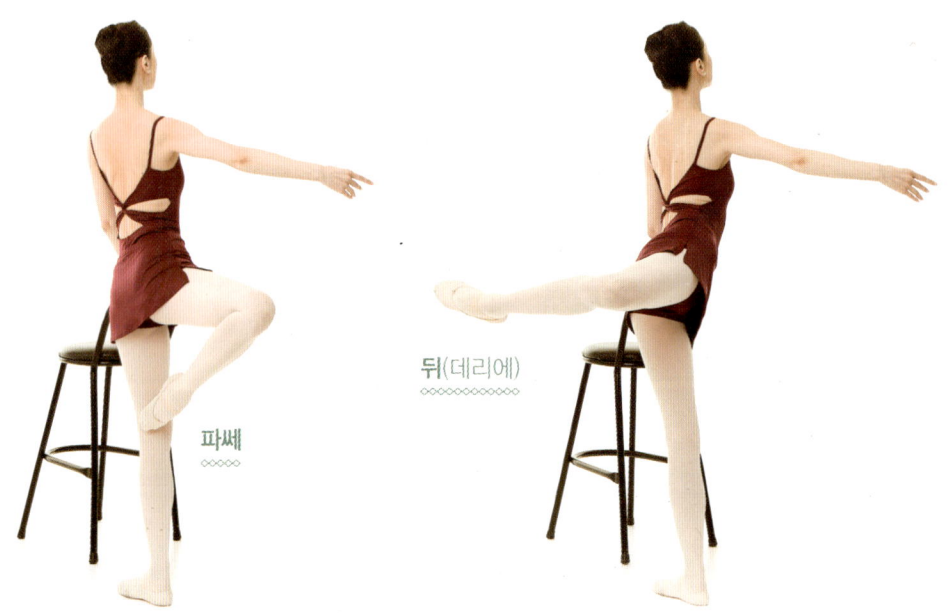

파쎄

뒤(데리에)

2 호흡과 함께 뒷발을
쑬 루 꾸드삐에를 지나 파쎄로 올린다.

3 이어서 무릎을 구부려 뒤로 올린다(아띠뜌드).
이때 지탱하는 다리와 팽팽하게 당긴다는
느낌으로 위로 끌어올린다.

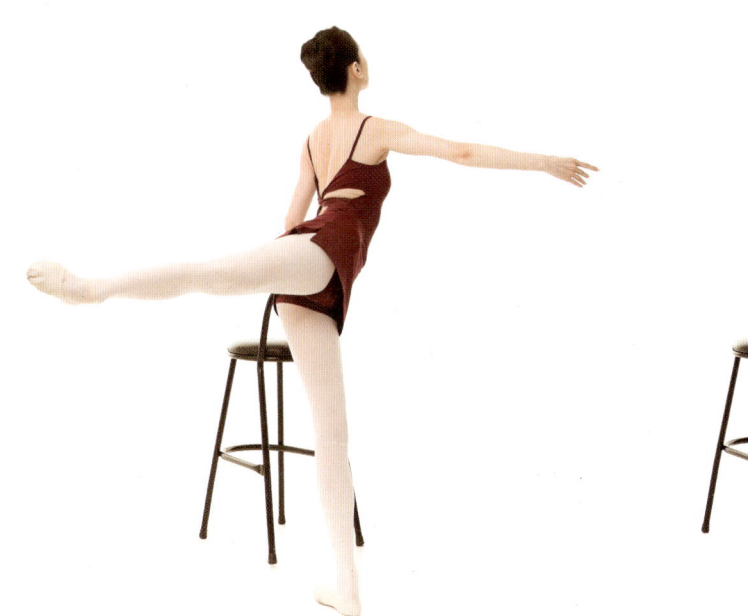 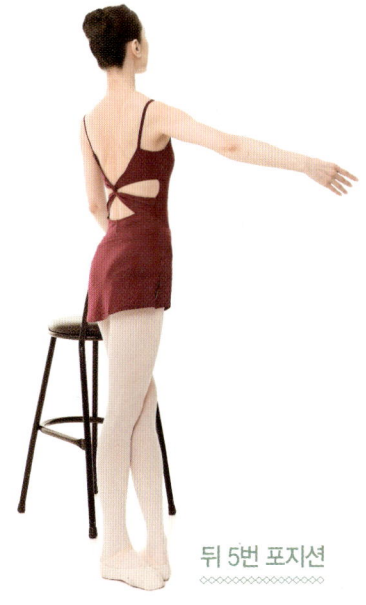

뒤 5번 포지션

4 이어서 아띠뜌드한 무릎을 편다.
이때도 지탱하는 다리와 팽팽하게
당긴다는 느낌으로 무릎을 펴고
최대한 올릴 수 있는 높이까지 든다.
호흡하며 밸런스를 유지한다.

5 내릴 때는 바뜨망 떵듀를 거쳐
발 뒤 5번 포지션으로 들어온다.
2회 반복하고, 반대쪽도 같은 방법으로 한다.

> *tip*
>
> 다리의 유연성과 근력을 높이기 위해 다리를 최대한 높이 올리는 동작이지만,
> 낮은 높이라도 직사각형의 상체 자세가 흐트러지지 않는 범위 내에서
> 최선을 다해 올리는 것이 더 중요하다.

17

다리 크게 던지기

그랑 바뜨망 쥬떼 *grand battement jeté*

발 5번 포지션
⋯⋯⋯⋯⋯⋯⋯
앞

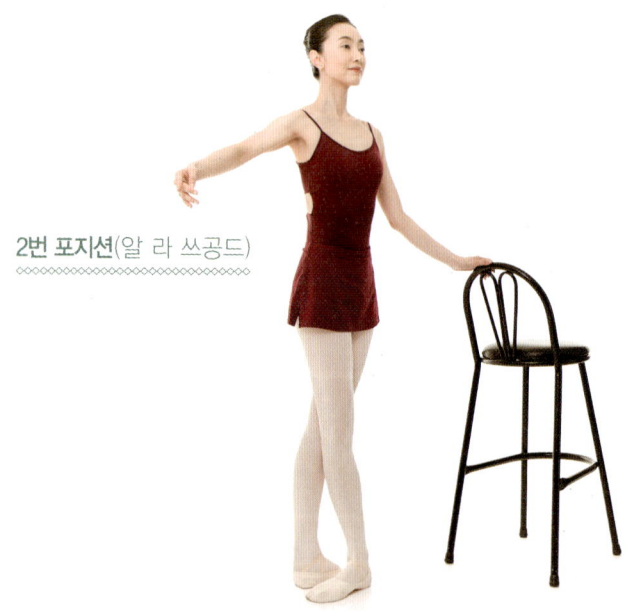

2번 포지션(알 라 쓰공드)

5번 포지션

1 발은 5번 포지션으로 서고,
팔은 2번 포지션(알 라 쓰공드)으로 한다.

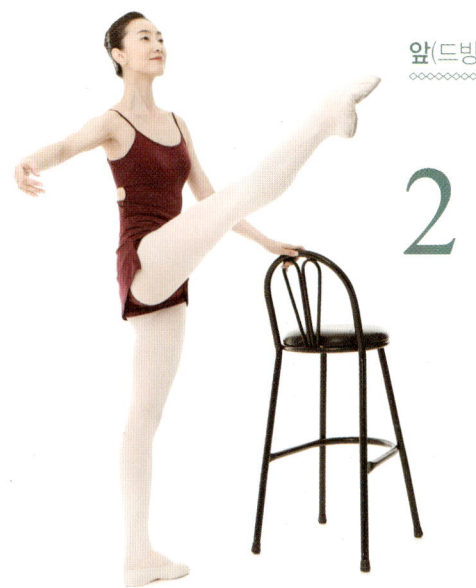

앞(드방)

2 호흡하며 앞으로 바뜨망 떵듀를 지나
다리를 최대한 위로 찬다.

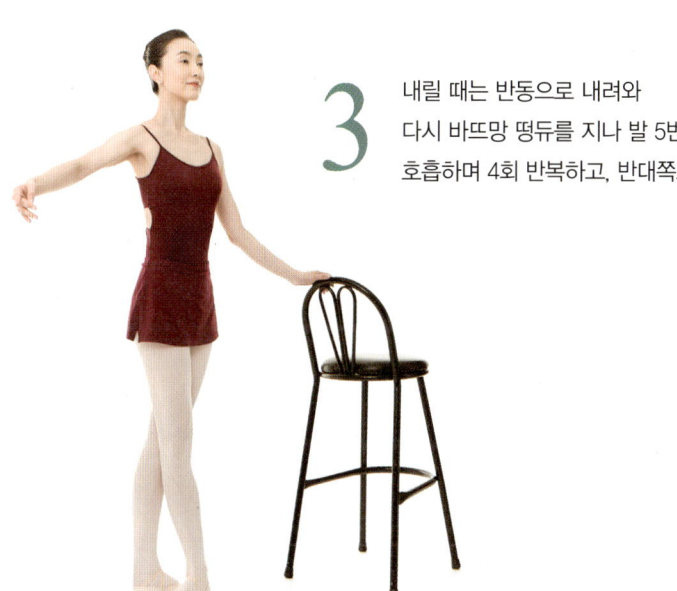

3 내릴 때는 반동으로 내려와
다시 바뜨망 떵듀를 지나 발 5번 포지션으로 들어온다.
호흡하며 4회 반복하고, 반대쪽도 같은 방법으로 한다.

tip

상체가 굽거나 지탱하는 다리의 무릎이 구부러지지 않는 범위 내에서 최대한 높이 차는 것이 중요하다.
강하게 차는 동작이므로, 지탱하는 다리, 복부, 허리, 엉덩이, 허벅지를 더욱 강하게 한다.

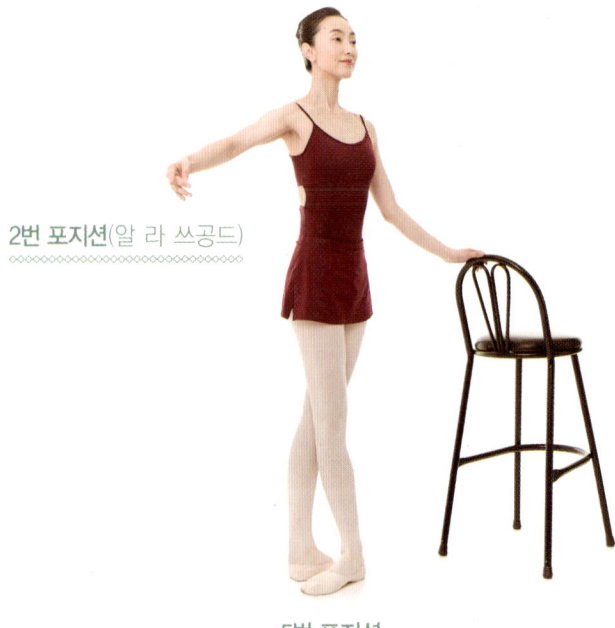

발 5번 포지션
옆

2번 포지션(알 라 쓰공드)

5번 포지션

1 발은 5번 포지션으로 서고,
팔은 2번 포지션(알 라 쓰공드)으로 한다.

옆(알 라 쓰공드)

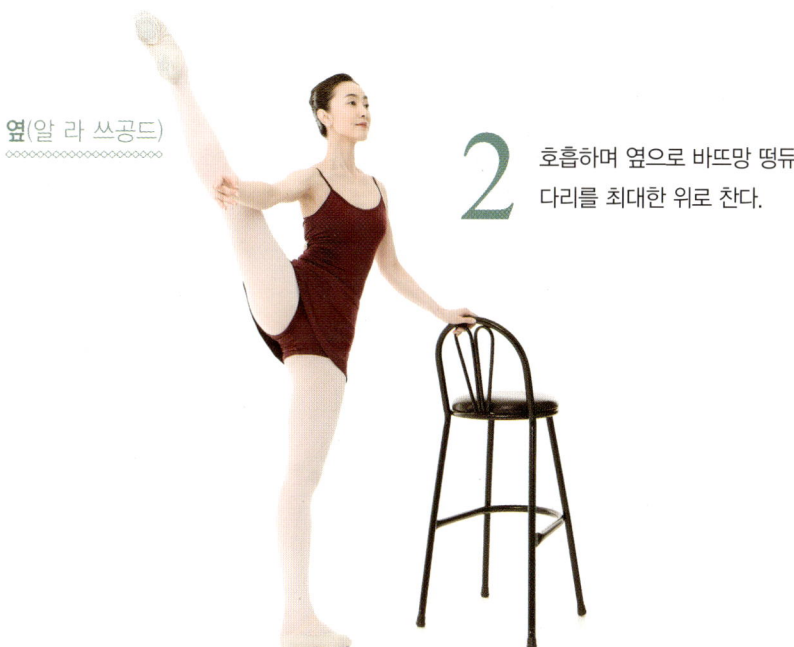

2 호흡하며 옆으로 바뜨망 떵듀를 지나
다리를 최대한 위로 찬다.

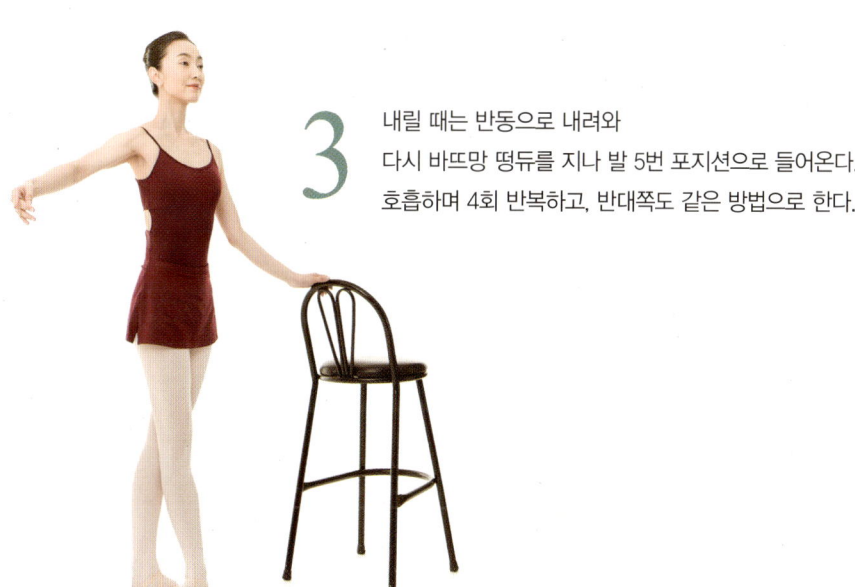

3 내릴 때는 반동으로 내려와
다시 바뜨망 떵듀를 지나 발 5번 포지션으로 들어온다.
호흡하며 4회 반복하고, 반대쪽도 같은 방법으로 한다.

tip

발 5번 포지션에서 그랑 바뜨망 쥬떼를 옆에서 할 때는 지탱하는 다리 앞, 뒤에서 차고 내릴 수 있다.

발 뒤 5번 포지션
뒤

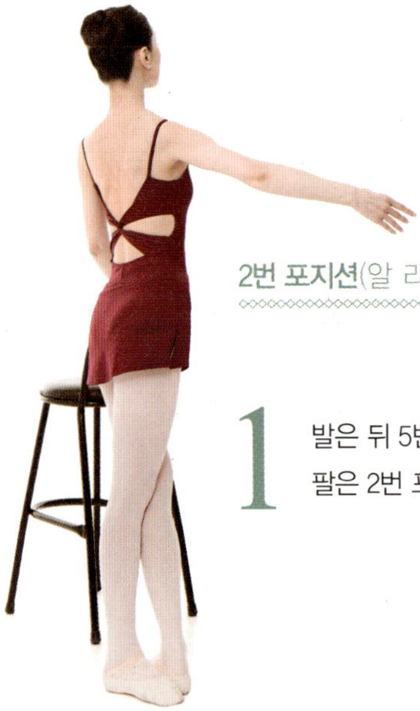

2번 포지션(알 라 쓰공드)

1 발은 뒤 5번 포지션으로 서고,
팔은 2번 포지션(알 라 쓰공드)으로 한다.

뒤 5번 포지션

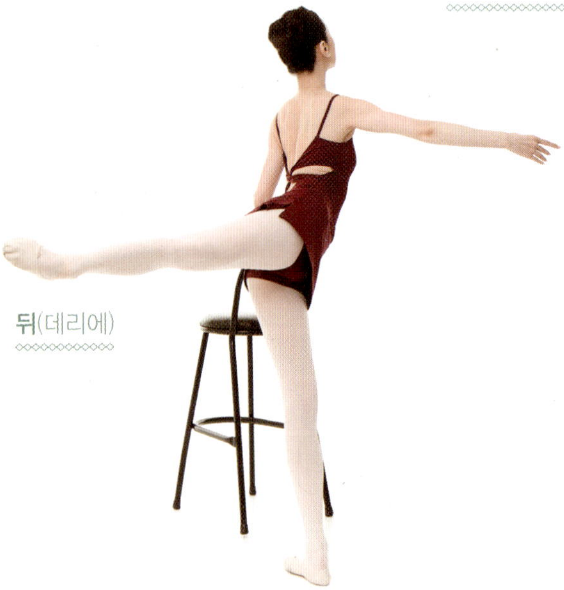

뒤(데리에)

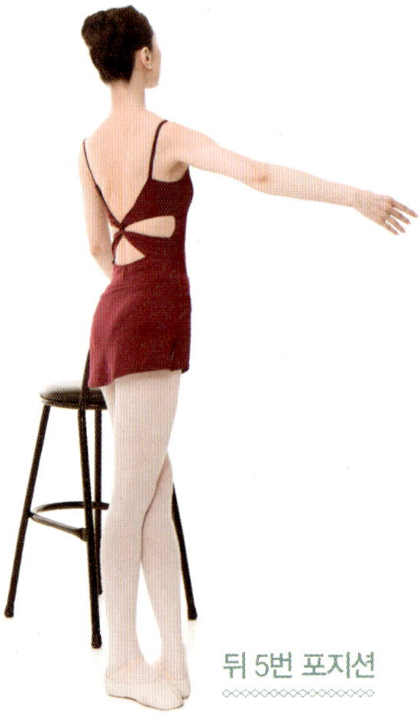

뒤 5번 포지션

2 호흡하며 뒤로 바뜨망 떵듀를 지나
다리를 최대한 위로 찬다.

3 내릴 때는 반동으로 내려와 다시 바뜨망 떵듀를 지나
발 뒤 5번 포지션으로 들어온다.
호흡하며 4회 반복하고, 반대쪽도 같은 방법으로 한다.

여기까지가 발레 기초 동작을 연습하는 바의 단계적 순서다.

발레 클래스에는 여러 레벨이 있지만 모든 레벨에 이 기초 동작이 꼭 들어가고, 이 순서대로 몸의 근력과 유연성을 차분히 높이면서 자태를 가꾼다. 레벨에 따라 개별 동작들을 조합해 좀 더 다양하고 응용된 동작을 만들고, 동작의 연결도 무한대로 만들 수 있다.

실제로 발레리나들도 여기에 소개된 기초 동작에 많은 시간을 할애하고, 또 제아무리 실력이 출중한 발레리나라고 해도 이 기초 동작들을 중요하게 생각하고 매일 갈고닦는다.

이 책에 실린 모든 동작들로 꾸준히 연습하여 균형 감각과 근력을 높였다면, 바를 잡았던 한 팔을 바에서 떼고 두 팔로 시도해보자. 이것이 센터 동작이다. 센터 동작은 모든 동작을 내 몸의 근력으로 책임지기 때문에 내 몸을 더 잘 이해하게 되고, 좀 더 섬세하고 단단하게 사용할 수 있다.

어깨와 목선이 강조되는 에뽈르망 자세

발레는 관객이 객석에 앉아 봤을 때
발레리나의 목선과 어깨가 강조되어 보이는 사선 방향을 주로 쓴다.
이것을 '에뽈르망épaulement' 자세라 하고 '어깨를 돌려준다'는 뜻이다.
이 에뽈르망 자세는 주로 발 5번 포지션으로 서는데,
다리 모양이 관객에게 어떻게 보이느냐에 따라
'크로와제croisé' '에빠쎄efface'로 나뉜다.

| 8가지 기본 방향 |

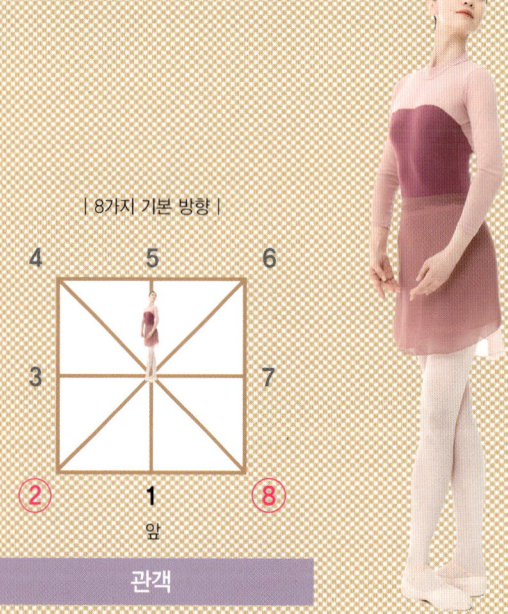

크로와제

크로와제는 '교차하다'는 뜻으로, 앞에서 봤을 때 다리가 닫히고 교차돼 보이는 특성을 갖고 있다.
왼발 앞 5번 포지션으로 해서 내 몸이 사선 2번 방향으로 향해 있다면, 고개는 반대 사선 8번 방향으로 돌려
목선과 어깨를 강조한다.

* 처음엔 어려울 수 있으니 정면에 있던 몸을 사선 방향에 두고,
고개만 왼쪽 사선으로 돌린다고 생각하면 훨씬 이해하기 쉽다.

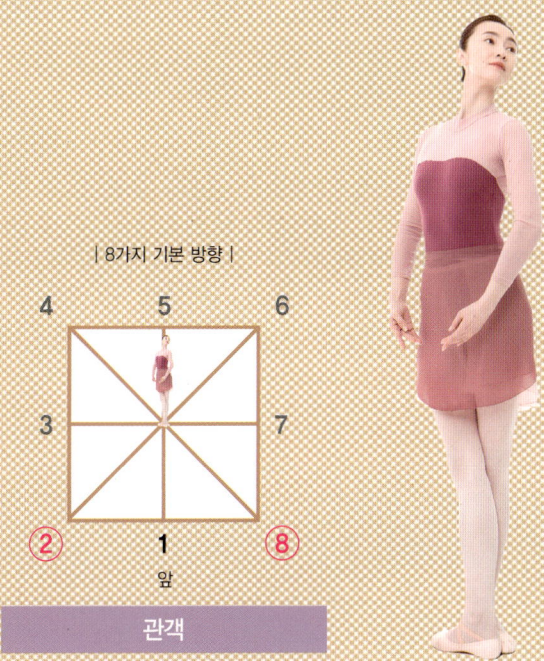

| 8가지 기본 방향 |

```
4        5        6


3                 7


2        1        8
         앞
```

관객

에빠쎄

에빠쎄는 '비켜서다'라는 뜻으로, 앞에서 봤을 때 다리가 열린 듯 보이는 특성을 갖고 있다.
왼발 뒤 5번 포지션으로 해서 내 몸이 사선 2번 방향으로 향해 있다면, 고개는 반대 사선 8번 방향으로 돌려
목선과 어깨를 강조한다.

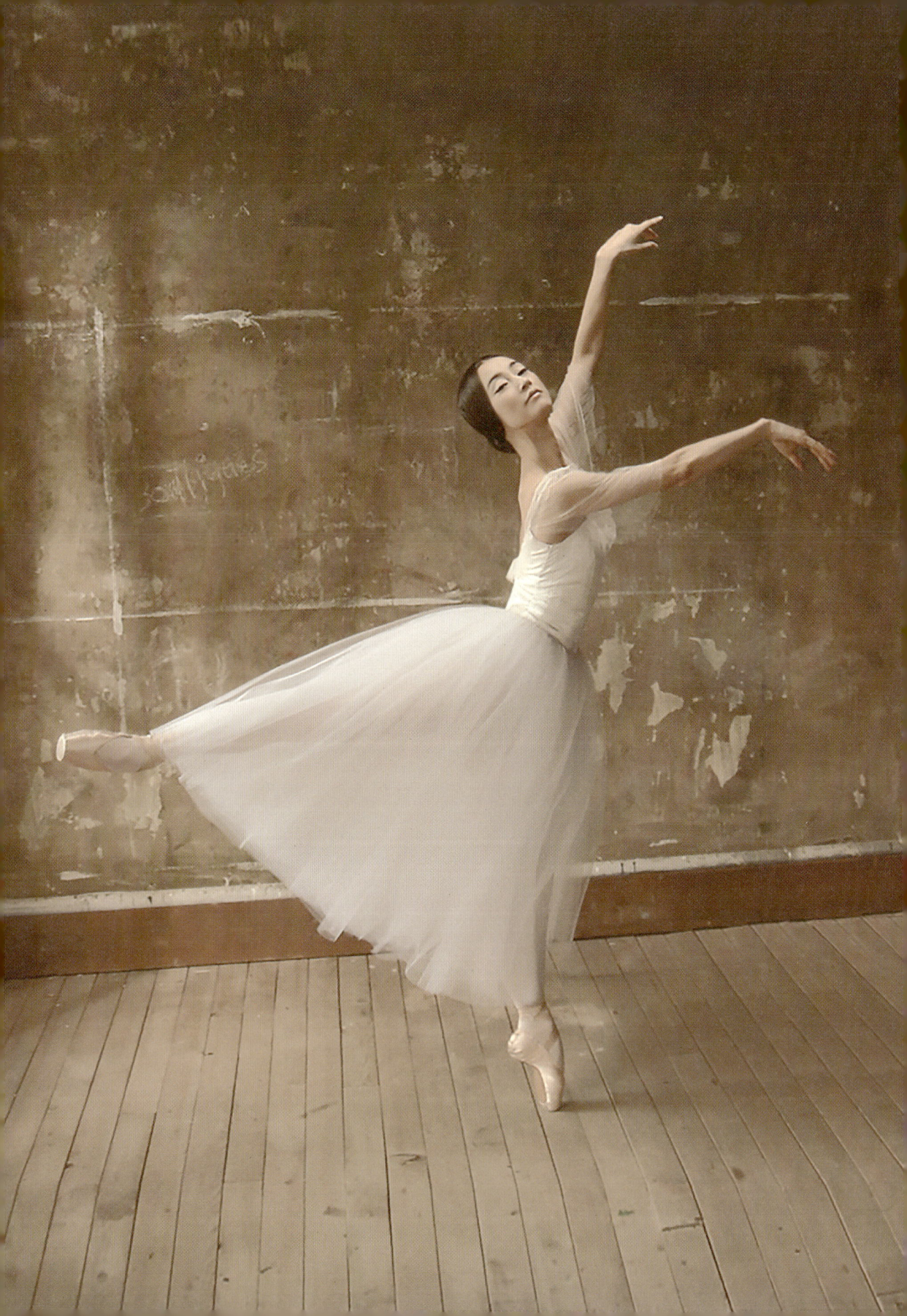

PART
05

우아한 선율이 흐르는
센터 동작

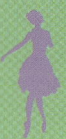

바 동작으로 몸자세를 바르게 하고, 근력과 유연성을 키웠다면
이제 바에서 손을 떼고 우아한 상체와 팔 동작을 선율이 흐르듯 연습할 차례다.
발레가 갖는 예술적인 자세를 생각하면서 시선, 손끝까지 세심하게 연결하며
우아한 몸짓이 스며들도록 해보자.

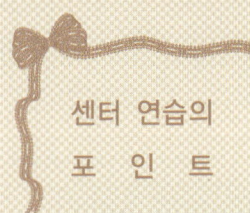

센터 연습의
포 인 트

센터에서 연습하는 상체와 팔 동작

센터에서의 연습은 넓은 공간을 활용해 다양한 동작을 하는 순서지만, 두 팔을 쓴다는 의미도 있다. 시선과 함께 두 팔을 이용해 아름다운 상체 동작을 해보자. 정면만 보고 했던 팔 연결 동작(뽈 드 브라)을 시선과 함께 연결시키는 연습을 한다. 또 목선과 어깨선을 부각시켜주는 사선 방향에서도 다양한 뽈 드 브라를 해보자.

센터에서의 뽈 드 브라는 시선과 함께 움직이므로 균형 감각을 더욱 높일 수 있고, 지속적인 스트레칭 효과로 목, 어깨, 팔, 등 라인의 탄력과 아름다운 디테일을 더해준다. 또한 머리와 팔의 부드러운 연결은 전신을 좀 더 길게 쓸 수 있는 섬세한 감각을 길러주고, 내 몸으로 음악을 표현하고 선을 만드는 예술적 감각을 높여준다.

센터에서 뽈 드 브라를 충분히 연습한 후에 다시 발레 스트레칭, 바 동작을 하게 되면, 이전과는 다르게 좀 더 길고 부드럽게 동작들을 연결시킬 수 있는 감각이 생겼음을 느낄 수 있을 것이다. 단지 운동으로 몸을 움직이는 것이 아닌, 예술 동작으로 표현할 수 있게 된다.

〈 준비자세 앙 바 ——→ 준비자세 알론제 〉

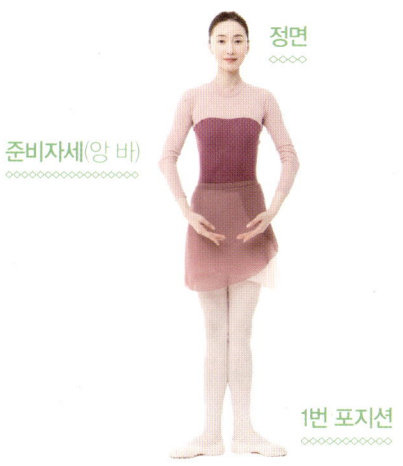

정면

준비자세(앙 바)

1번 포지션

1 발은 1번 포지션으로 서고, 팔은 준비자세(앙 바)로 한다. 시선은 턱을 살짝 들어 정면 멀리 본다.

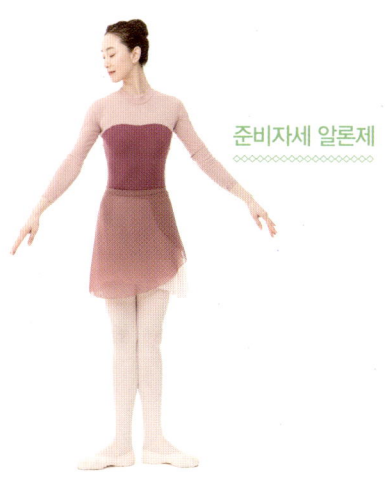

준비자세 알론제

2 숨을 들이마시며 팔을 준비자세 알론제로 편다.
시선은 오른쪽 손끝을 따라가고 고개도 자연스럽게 움직인다.
반대쪽을 할 때는 왼쪽 손끝을 따라간다.

＊ 모든 발레 동작의 시작에, 예절처럼 동작을 시작한다는 의미의 '준비 동작(프레빠라씨용preparation)'을 해준다.

시선과 함께하는 기본 팔 동작

뽈 드 브라 *port de bras*

작은
팔 동작

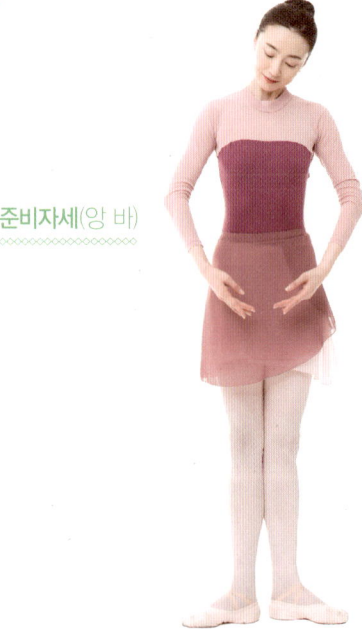

준비자세(앙 바)

1 준비 동작 후 호흡하며 준비자세(앙 바)로 들어온다.
시선은 오른쪽 손끝을 따라간다.

준비 동작

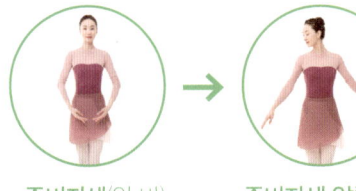

준비자세(앙 바)　　　　준비자세 알론제

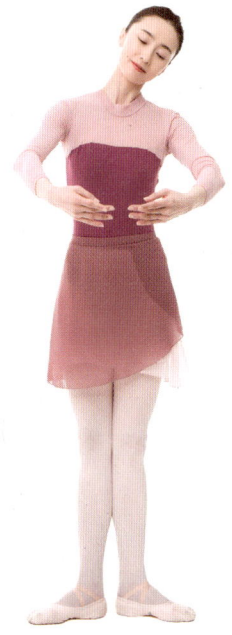

1번 포지션(안 아방)

2 호흡하며 양팔을
1번 포지션(안 아방)으로 올리고
시선은 계속 오른쪽 손끝을 따라간다.
고개는 살짝 왼쪽으로 기울어 있다.

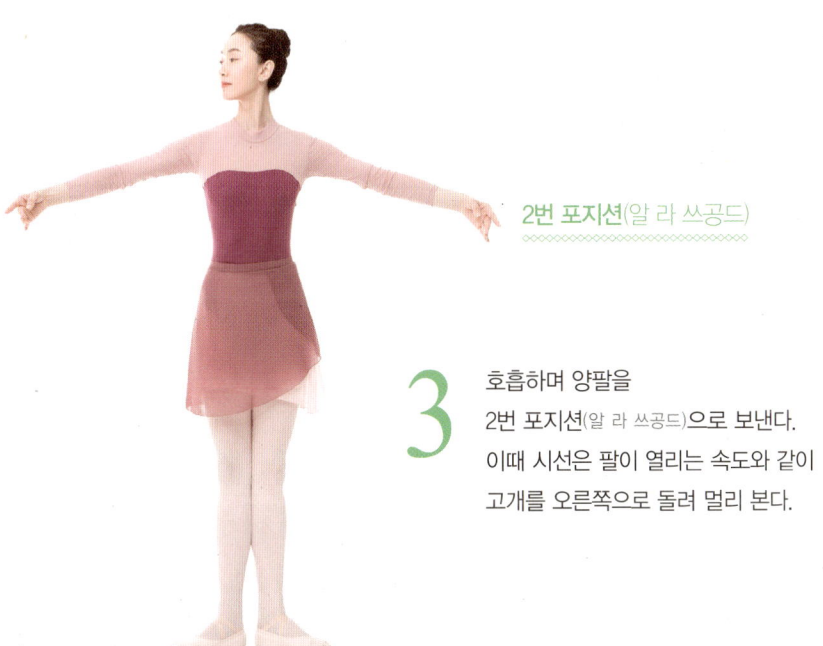

2번 포지션(알 라 쓰공드)

3 호흡하며 양팔을
2번 포지션(알 라 쓰공드)으로 보낸다.
이때 시선은 팔이 열리는 속도와 같이
고개를 오른쪽으로 돌려 멀리 본다.

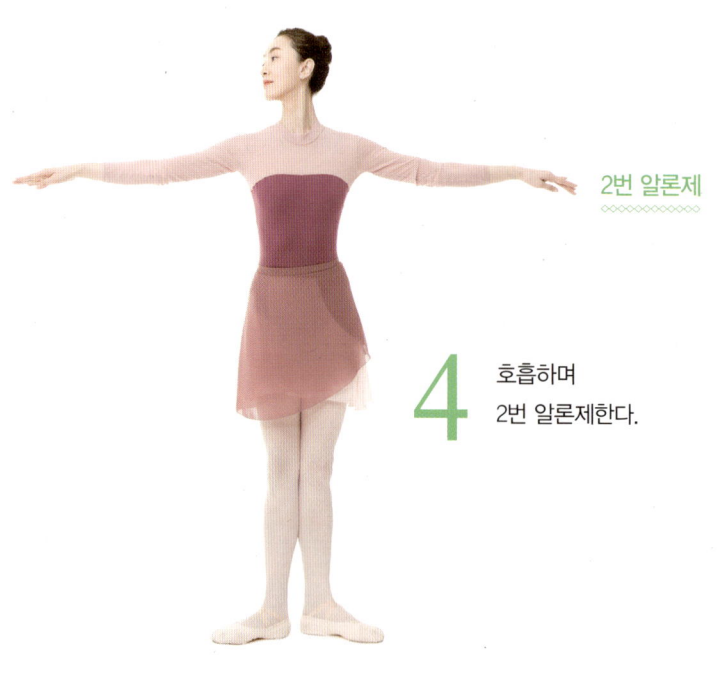

2번 알론제

4 호흡하며
2번 알론제한다.

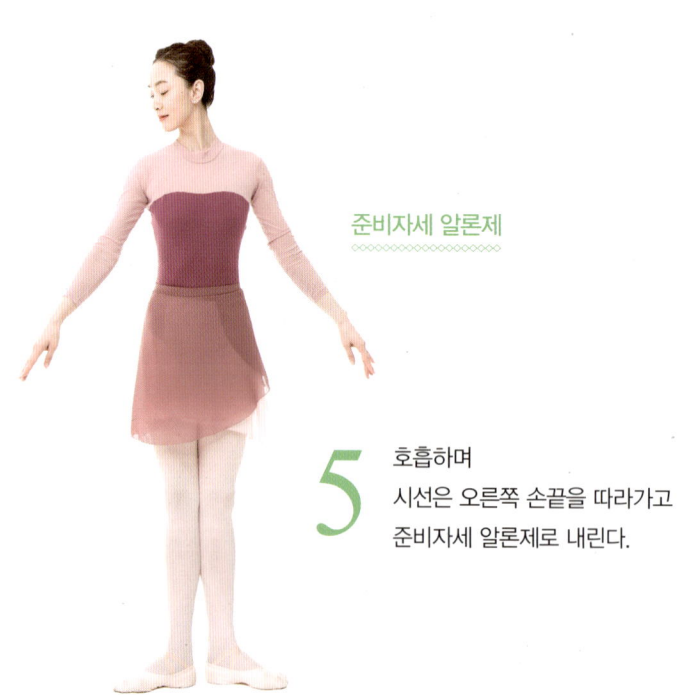

준비자세 알론제

5 호흡하며
시선은 오른쪽 손끝을 따라가고
준비자세 알론제로 내린다.

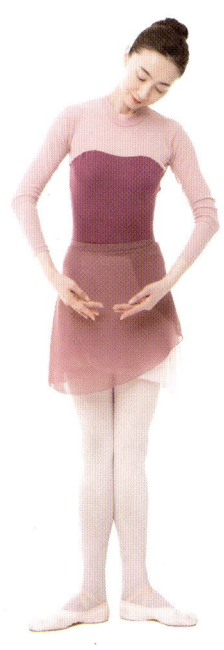

준비자세(앙 바)

6 이어서 오른쪽 손끝을 보면서
준비자세(앙 바)로 들어온다.

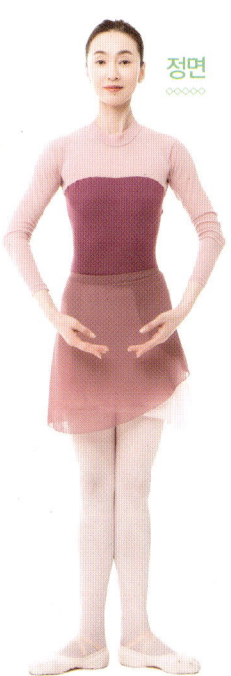

정면

준비자세(앙 바)

7 여러 번 반복하고 끝날 때 고개를 들어
정면 멀리 보고 마무리한다.
반대쪽도 같은 방법으로 하고
이때 시선은 왼쪽 손끝을 따라간다.

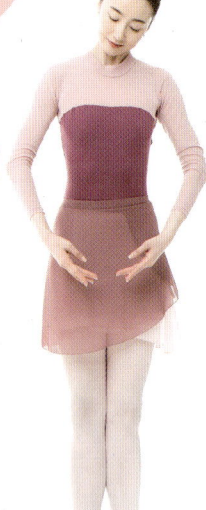

큰
팔 동작

준비자세(앙 바)

1 준비 동작 후 호흡하며
준비자세(앙 바)로 들어온다.
시선은 오른쪽 손끝을 따라간다.

준비 동작

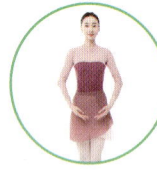 →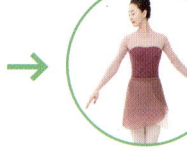

준비자세(앙 바)   준비자세 알론제

1번 포지션(안 아방)

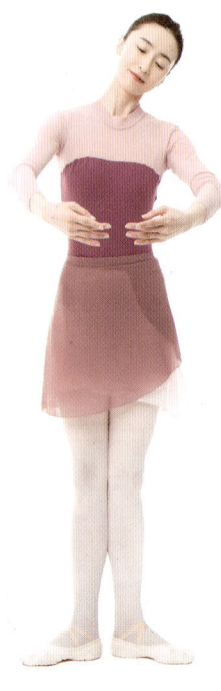

2 호흡하며 양팔을
1번 포지션(안 아방)으로 올리고
시선은 계속 오른쪽 손끝을 따라간다.
고개는 살짝 왼쪽으로 기울어 있다.

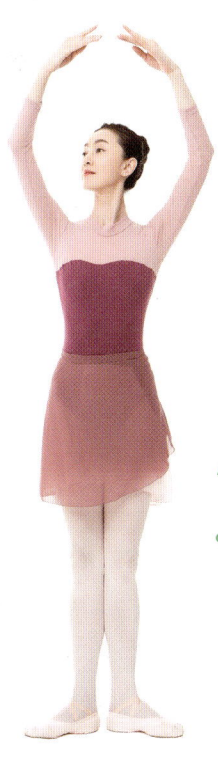

3번 포지션(앙 오)
◇◇◇◇◇◇◇◇◇◇◇◇◇◇◇◇◇◇◇◇◇◇◇◇◇

3 호흡하며 팔을 3번 포지션(앙 오)으로 올리고
시선은 팔 올리는 속도와 같이
오른쪽으로 고개를 돌려 위쪽 사선 멀리 본다.

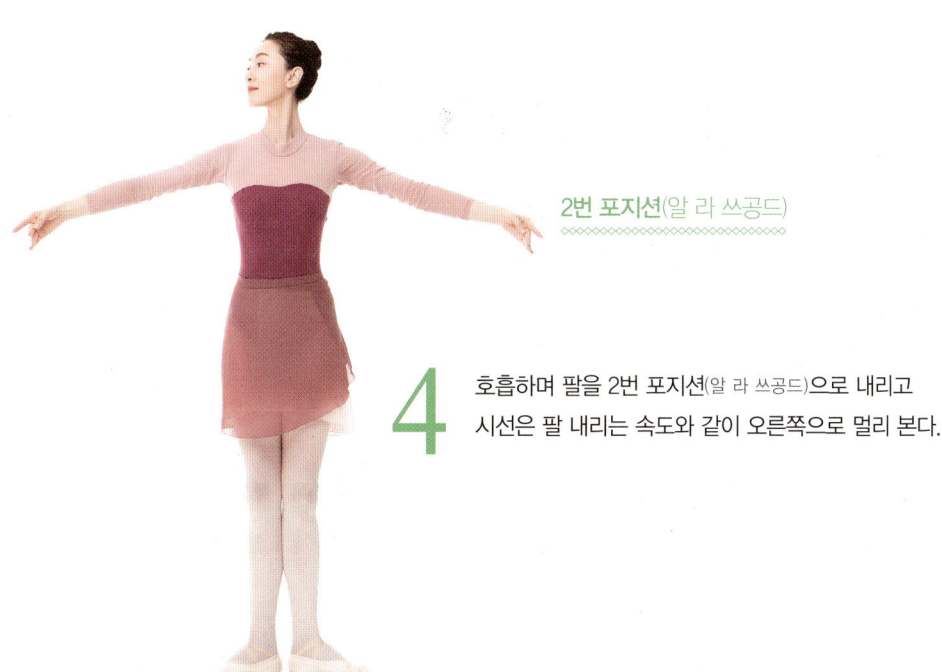

2번 포지션(알 라 쓰공드)
◇◇◇◇◇◇◇◇◇◇◇◇◇◇◇◇◇◇◇◇◇◇◇◇◇

4 호흡하며 팔을 2번 포지션(알 라 쓰공드)으로 내리고
시선은 팔 내리는 속도와 같이 오른쪽으로 멀리 본다.

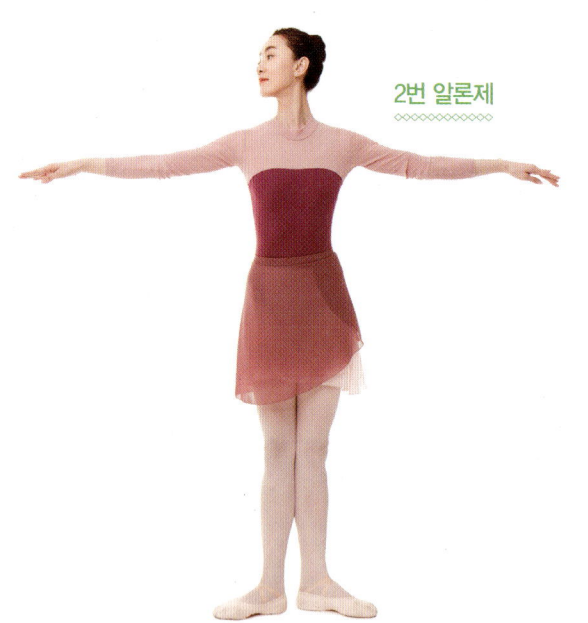

2번 알론제
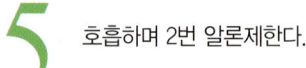

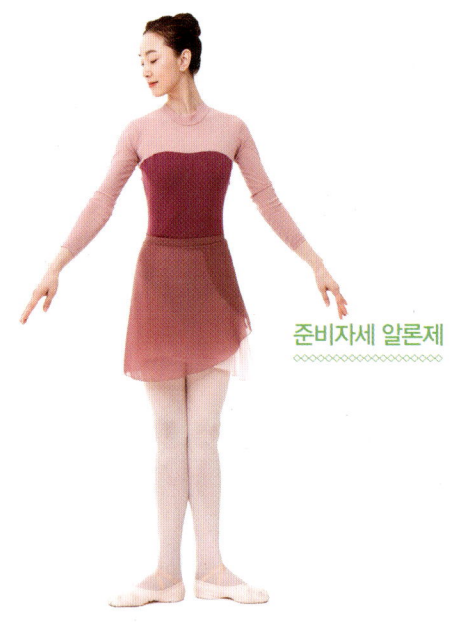

준비자세 알론제

5 호흡하며 2번 알론제한다.

6 호흡하며
시선은 오른쪽 손끝을 보면서
준비자세 알론제로 내린다.

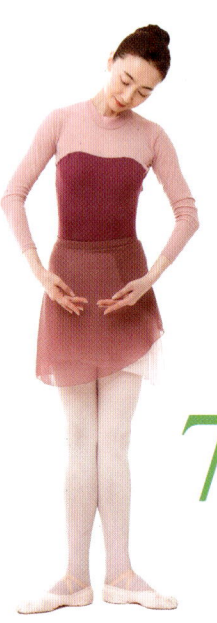

준비자세(앙 바)

7 이어서 오른쪽 손끝을 보면서
준비자세(앙 바)로 들어온다.

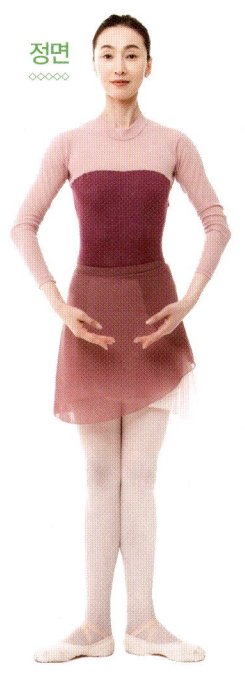

정면

준비자세(앙 바)

 여러 번 반복하고 끝날 때 고개를 들어 정면 멀리 보고 마무리한다.
반대쪽도 같은 방법으로 하고, 이때 시선은 왼쪽 손끝을 따라간다.

 tip

시선을 처리할 때 눈동자만 움직이지 말고, 코와 턱에도 눈이 있다고 생각하면
고개도 위, 아래, 옆으로 팔을 따라 자연스럽게 움직인다.

에쁠르망에서 하는 팔 동작

뽈 드 브라 *port de bras*

준비 동작

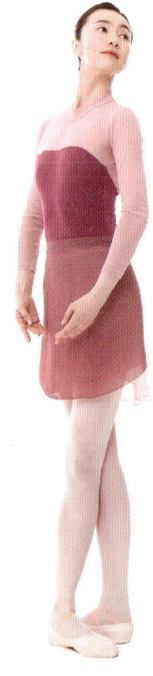 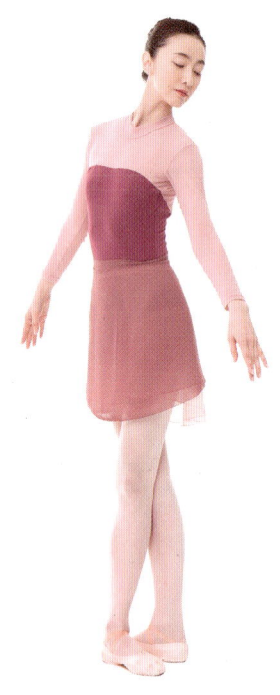

1 사선(2번 방향)으로,
왼발 앞 크로와제로 선다.

2 숨을 들이마시면서 준비자세 알론제하고
시선은 왼쪽 손끝을 본다.

tip

시선과 연결시키기 때문에 고개 돌리는 쪽으로 어깨가 딸려가지 않도록
직사각형 몸통 자세를 항상 체크한다.

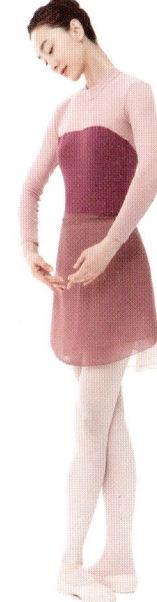

작은
팔 동작
·····················

앞다리 쪽 팔 2번
····················

1 왼발 앞 크로와제에서 준비 동작을 한 후,
숨을 내쉬며 준비자세(앙 바)로 들어온다.
시선은 왼쪽 손끝을 따라간다.

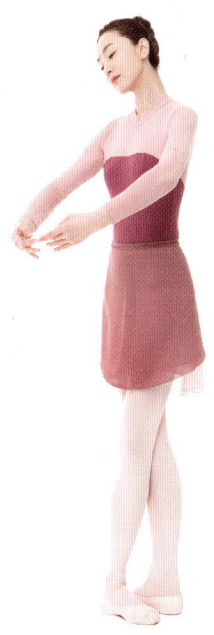

2 호흡하며 양팔을
1번 포지션(안 아방)으로 올리고,
시선은 계속 왼쪽 손끝을 따라간다.
고개는 살짝 오른쪽으로 기울어 있다.

3 호흡하며 왼팔은 2번 포지션(알 라 쓰공드)으로 보내고
오른팔은 1번 포지션(안 아방)을 유지한다.
시선은 왼팔 열리는 속도와 같이 고개를
왼쪽 옆으로 돌려 멀리 본다.
호흡하며 자세를 유지한다.

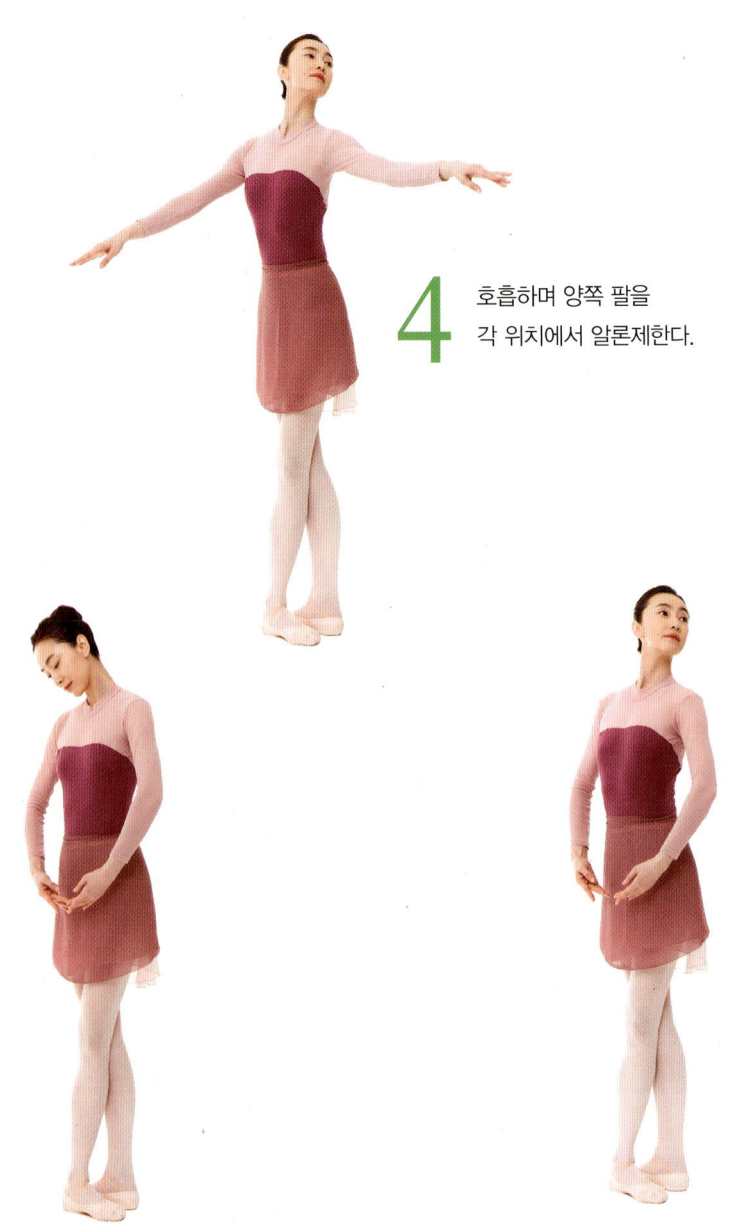

4 호흡하며 양쪽 팔을
각 위치에서 알론제한다.

5 호흡하며 준비자세로 내리고
고개도 팔 내리는 속도와 같이 내리면서
시선은 왼쪽 손끝을 따라간다.

6 여러 번 반복하고 끝날 때 고개를 다시
왼쪽 옆으로 돌려 멀리 보고 마무리한다.
반대쪽도 같은 방법으로 하고
이때 시선은 오른쪽 손끝을 따라간다.

뒷다리 쪽 팔 2번 포지션

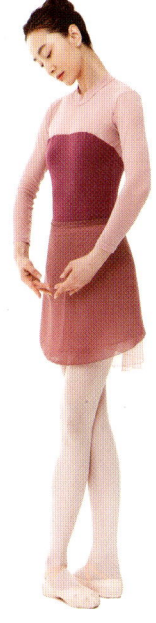

1 왼발 앞 크로와제에서 준비 동작을 한 후,
호흡하며 준비자세(앙 바)로 들어온다.
시선은 왼쪽 손끝을 따라간다.

준비 동작

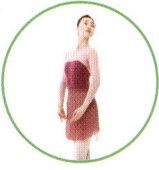 →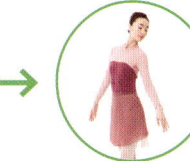

준비자세(앙 바)　　　준비자세 알론제

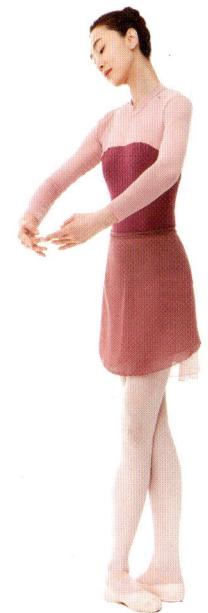

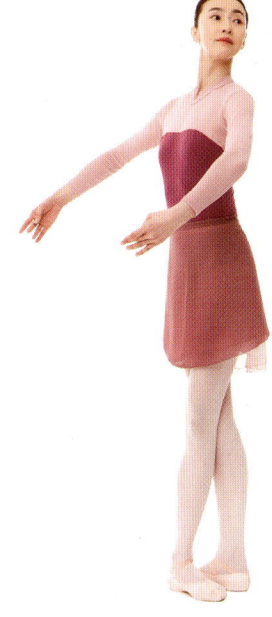

2 호흡하며 양팔을
1번 포지션(안 아방)으로 올리고
시선은 계속 왼쪽 손끝을 따라간다.
고개는 살짝 오른쪽으로 기울어 있다.

3 호흡하며 오른팔은 2번 포지션(알 라 쓰공드)으로 보내고,
왼팔은 1번 포지션(안 아방)을 유지한다.
시선은 오른팔 열리는 속도와 같이 고개를
왼쪽 옆으로 돌려 멀리 본다.
호흡하며 자세를 유지한다.

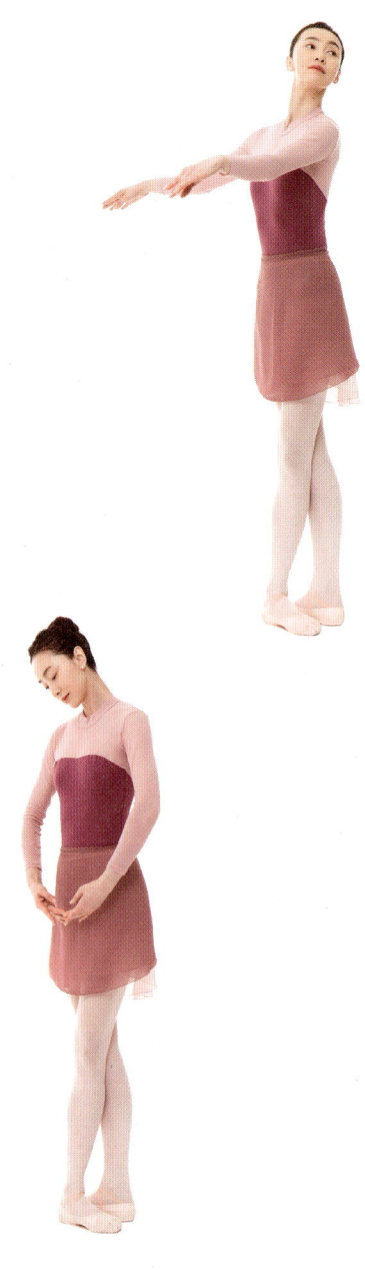

4 호흡하며 양쪽 팔을
각 위치에서 알론제한다.

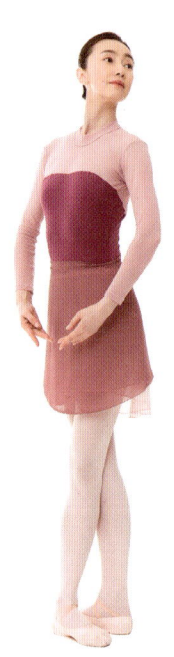

5 호흡하며 준비자세로 내리고
고개도 팔 내리는 속도와 같이 내리면서
시선은 왼쪽 손끝을 따라간다.

6 여러 번 반복하고 끝날 때 고개를 다시
왼쪽 옆으로 돌려 멀리 보고 마무리한다.
반대쪽도 같은 방법으로 하고
이때 시선은 오른쪽 손끝을 따라간다.

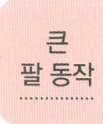

큰 팔 동작

앞다리 쪽 팔 3번

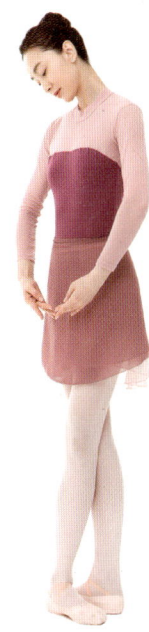

1 왼발 앞 크로와제에서 준비 동작을 한 후,
호흡하며 준비자세(앙 바)로 들어온다.
시선은 왼쪽 손끝을 따라간다.

준비 동작

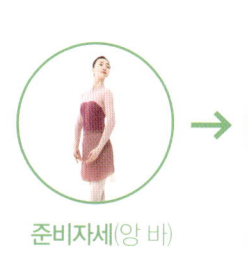 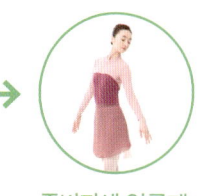

준비자세(앙 바) → 준비자세 알론제

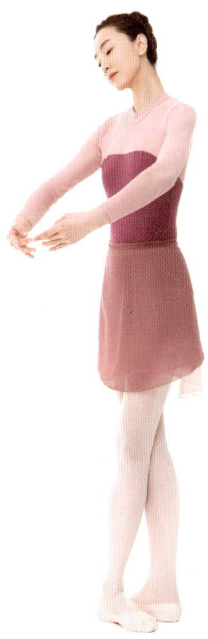

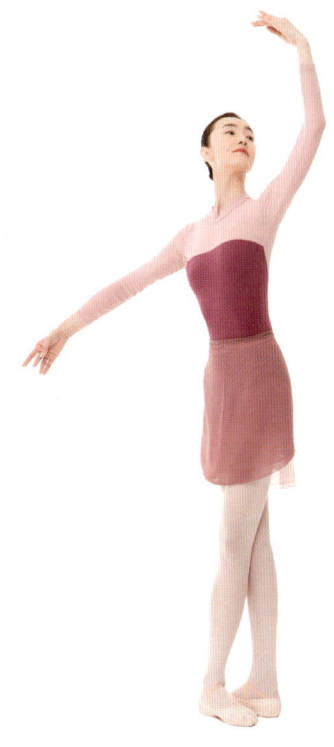

2 호흡하며 양팔을
1번 포지션(안 아방)으로 올리고
시선은 왼쪽 손끝을 따라간다.
고개는 살짝 오른쪽으로 기울어 있다.

3 호흡하며 왼팔은 3번 포지션(앙 오)으로 보내고
오른팔은 2번 포지션(알 라 쓰공드)으로 동시에 보낸다.
고개는 왼쪽 옆으로 돌려 위쪽 사선 멀리 본다.
호흡하며 자세를 유지한다.

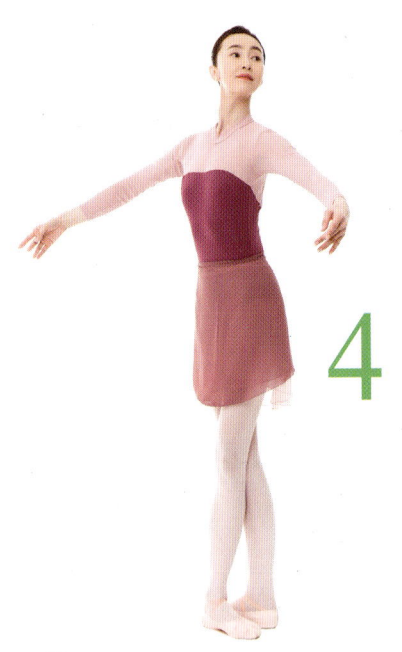

4 호흡하며 왼팔을
2번 포지션(알 라 쓰공드)으로 내린다.

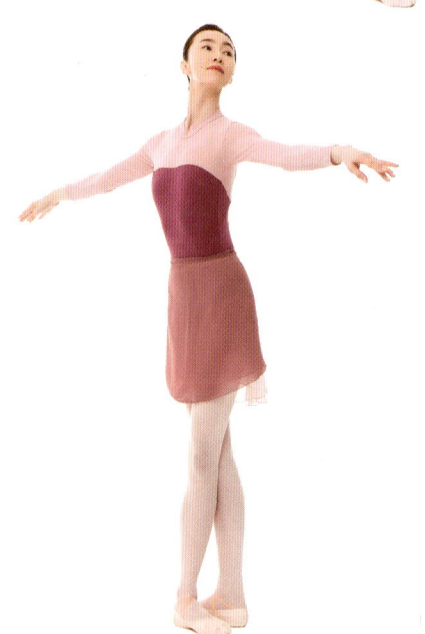

5 호흡하며 팔을 2번 알롱제한다.

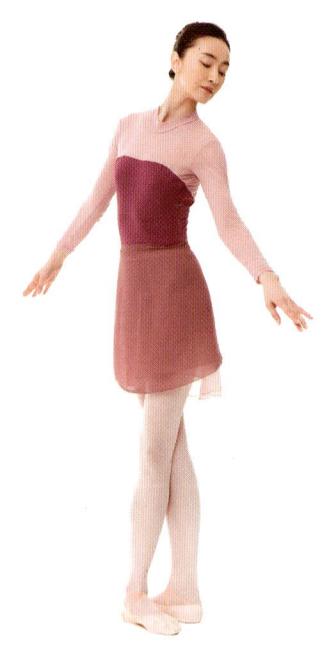

6 호흡하며 준비자세 알롱제로 내리고,
시선은 왼쪽 손끝을 따라간다.

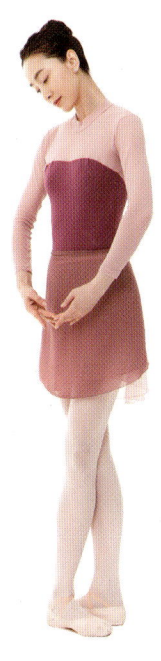

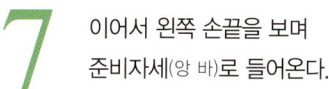

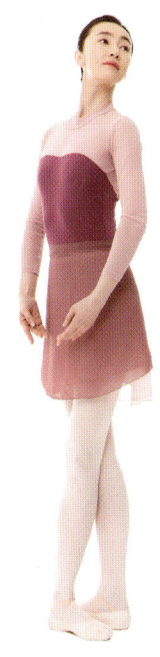

7 이어서 왼쪽 손끝을 보며
준비자세(앙 바)로 들어온다.

8 여러 번 반복하고 끝날 때 고개를 다시
왼쪽 옆으로 돌려 멀리 보고 마무리한다.
반대쪽도 같은 방법으로 하고
이때 시선은 오른쪽 손끝을 따라간다.

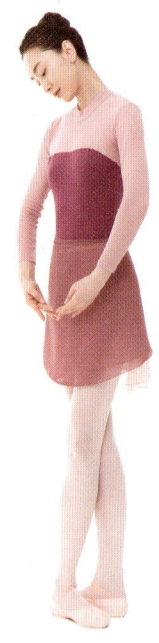

뒷다리 쪽 팔 3번 포지션

1 왼발 앞 크로와제에서 준비 동작을 한 후,
호흡하며 준비자세(앙 바)로 들어온다.
시선은 왼쪽 손끝을 따라간다.

준비 동작

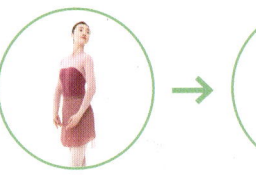 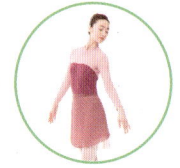

준비자세(앙 바)　　　준비자세 알론제

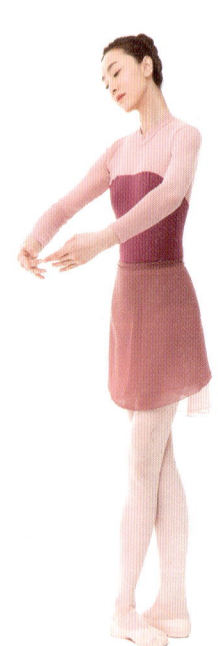

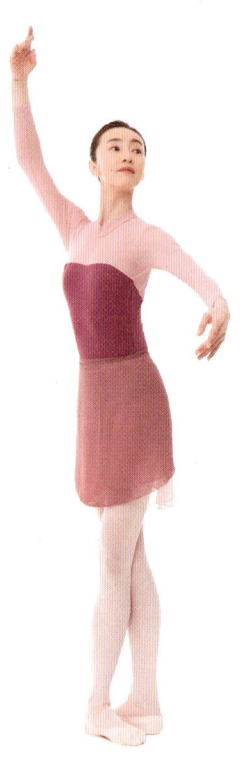

2 호흡하며 양팔을
1번 포지션(안 아방)으로 올리고
시선은 계속 왼쪽 손끝을 따라간다.
고개는 살짝 오른쪽으로 기울어 있다.

3 호흡하며 왼팔은 2번 포지션(알 라 쓰공드)으로 보내고,
오른팔은 3번 포지션(앙 오)으로 동시에 보낸다.
고개는 왼쪽 옆으로 돌려 위쪽 사선 멀리 본다.
호흡하며 자세를 유지한다.

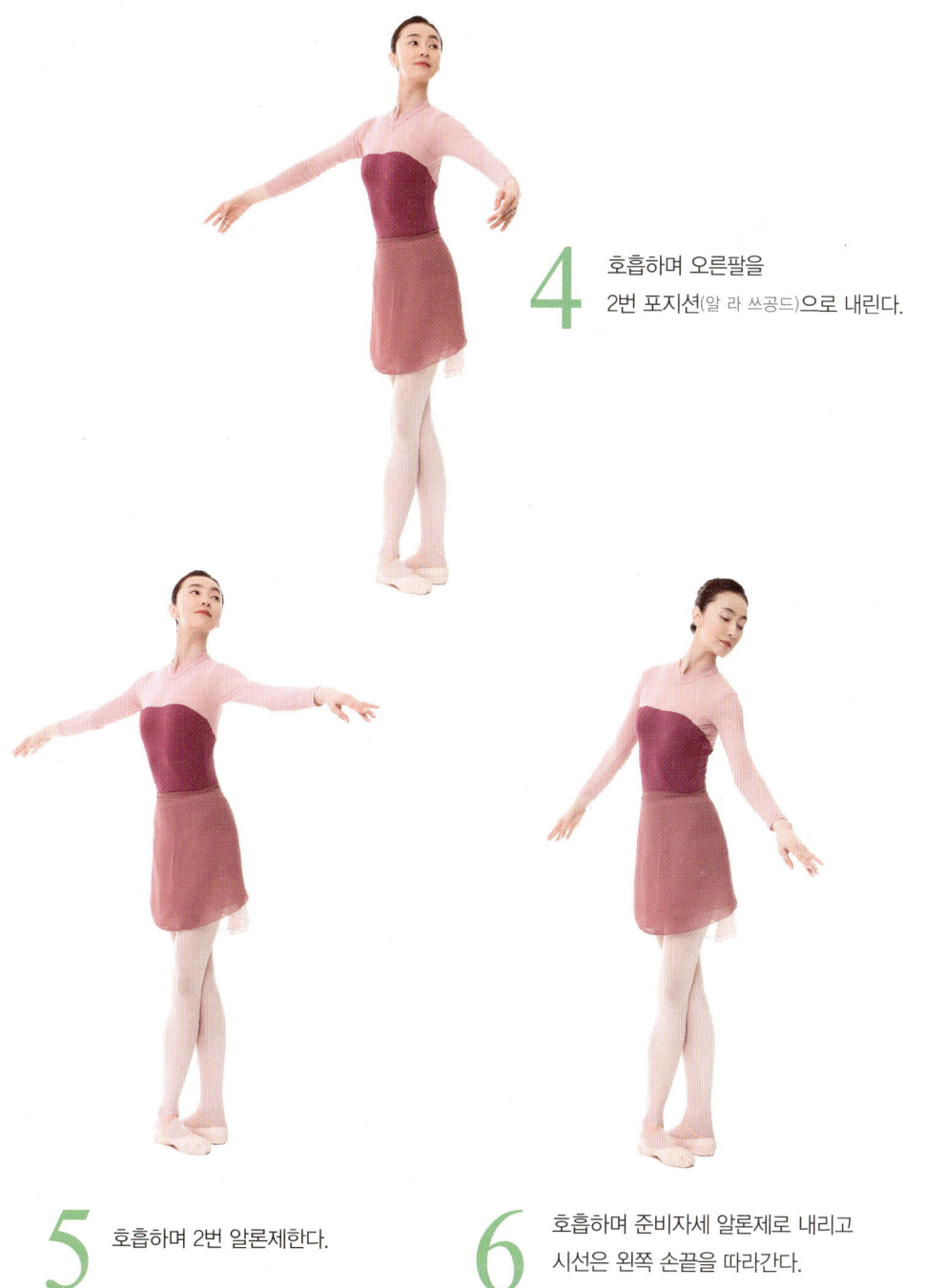

4 호흡하며 오른팔을
2번 포지션(알 라 쓰공드)으로 내린다.

5 호흡하며 2번 알롱제한다.

6 호흡하며 준비자세 알롱제로 내리고
시선은 왼쪽 손끝을 따라간다.

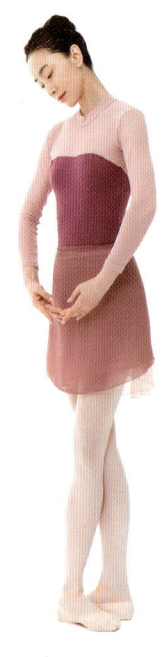

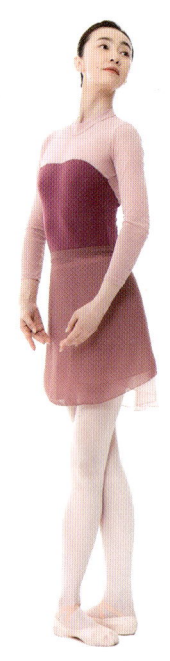

7 이어서 왼쪽 손끝을 보며
준비자세(앙 바)로 들어온다.

8 여러 번 반복하고 끝날 때 고개를 다시
왼쪽 옆으로 돌려 멀리 보고 마무리한다.
반대쪽도 같은 방법으로 하고
이때 시선은 오른쪽 손끝을 따라간다.

이 뽈 드 브라들은 가장 기본적인 작은 팔 동작, 큰 팔 동작으로
크로와제뿐만 아니라 에빠쎄 자세에서도 똑같이 할 수 있다.
이 자세들을 유지하면서 바에서 연습했던 다리 동작을 함께하면
에뽈르망 자세에서 다리 동작과 함께하는 센터 동작이 된다.

3

에쁠르망에서 상체 구부리기

뽈 드 브라 *port de bras*

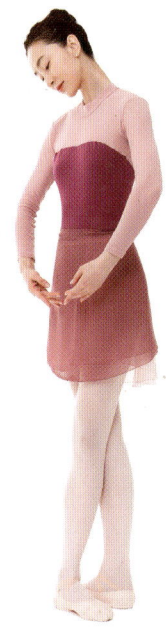

1 왼발 앞 크로와제에서 준비 동작을 한 후,
호흡하며 준비자세(앙 바)로 들어온다.
시선은 왼쪽 손끝을 따라간다.

2 호흡하며 양팔을 1번 포지션(안 아방)으로 올리고,
시선은 왼쪽 손끝을 따라간다.
고개는 살짝 오른쪽으로 기울어 있다.

준비 동작

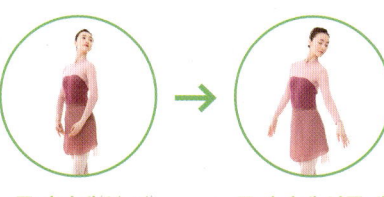

준비자세(앙 바) → 준비자세 알론제

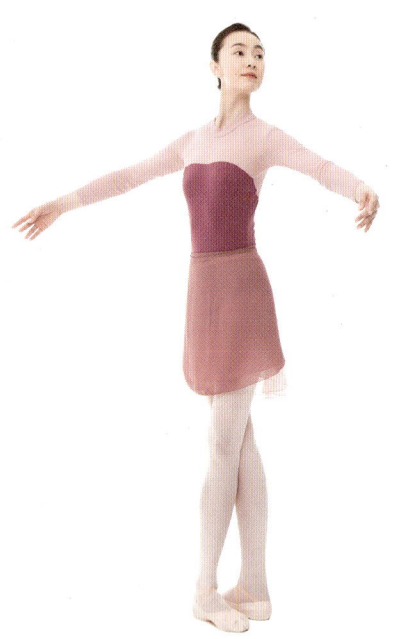

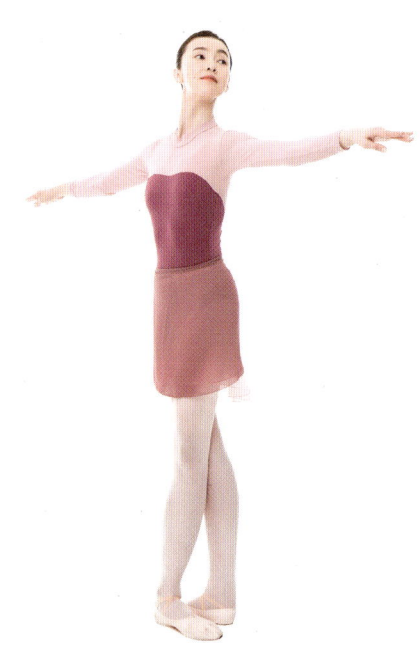

3 호흡하며 양팔을
2번 포지션(알 라 쓰공드)으로 한다.

4 호흡하며 2번 알론제해서
상체를 더욱 위로 당겨준다.

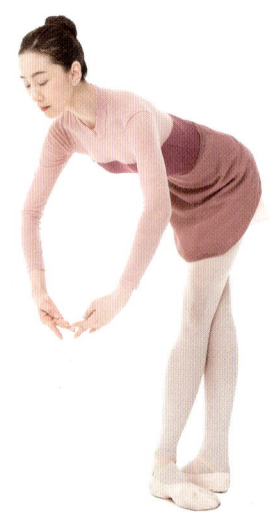

5 호흡과 함께 허리를 편 상태를 유지하면서 앞으로 내려가고
팔은 1번 포지션(안 아방)으로 모은다. 이때 시선은 왼쪽 손끝을 따라가고
팔이 1번 포지션(안 아방)으로 완전히 모아졌을 때 목선을 길게 해 바닥을 본다.

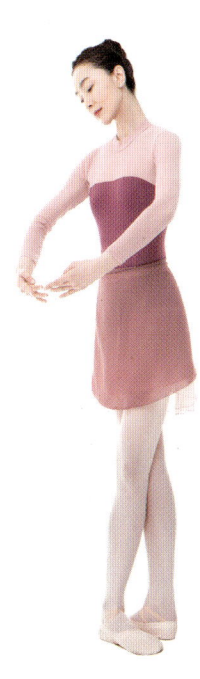

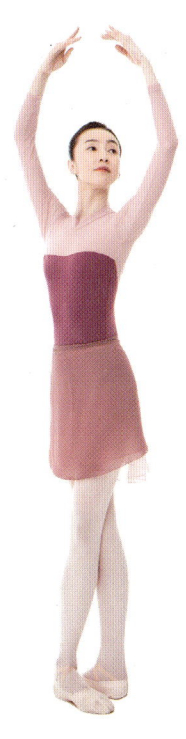

6 팔을 고정한 채 호흡하며
상체를 세우고 시선은 왼쪽 손끝을 본다.

7 호흡하며 팔을 3번 포지션(앙 오)으로 올리고
고개는 왼쪽 옆으로 돌려 위쪽 시선 멀리 본다.

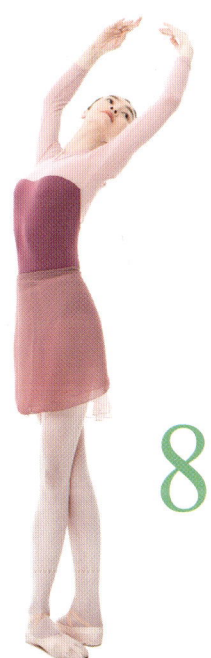

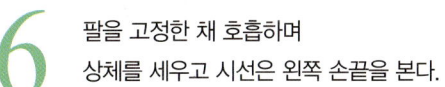

8 고개 방향을 유지하고 호흡하며 상체를 뒤로 젖힌다.
이때 허리가 짓눌리지 않게 곧추세우고
가슴이 천장을 민다는 느낌으로 가슴 위쪽을 뒤로 젖힌다.

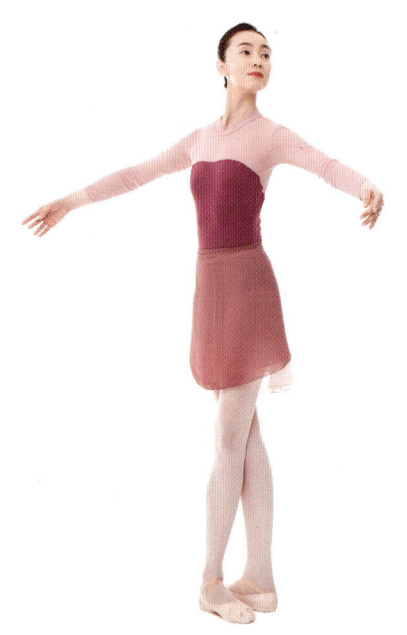

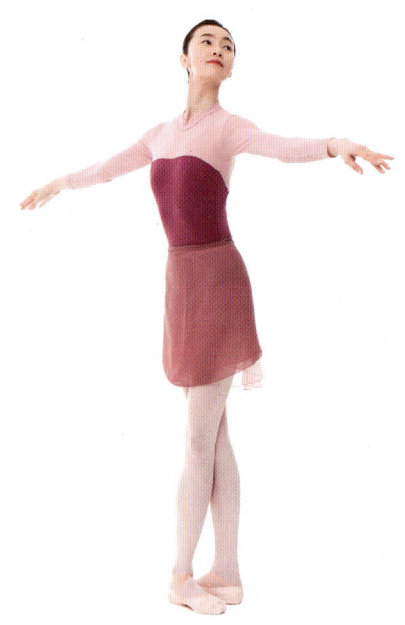

9 호흡과 함께 상체를 세우면서
팔은 2번 포지션(알 라 쓰공드)으로 보내고,
시선은 왼쪽 옆으로 멀리 본다.

10 호흡하며 2번 알론제한다.

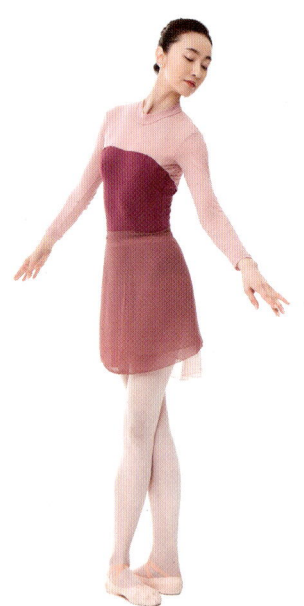

11 호흡하며 준비자세 알론제로 내리고 시선은 왼쪽 손끝을 따라간다.

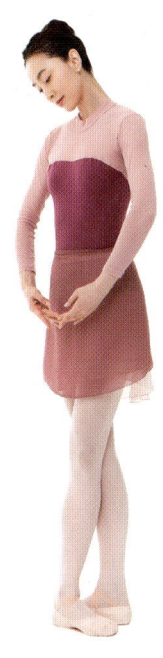

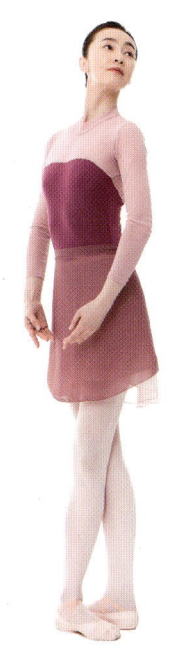

12 이어서 왼쪽 손끝을 보며
준비자세(앙 바)로 들어온다.

13 여러 번 반복하고 끝날 때
고개를 다시 왼쪽 옆으로 돌려
위쪽 사선 멀리 보고 마무리한다.
반대쪽도 같은 방법으로 하고
이때 시선은 오른쪽 손끝을 따라간다.

 tip

에뽈르망 자세에서 상체와 팔, 시선을 동시에 움직일 때는
하체를 더욱 튼튼히 해주고, 상체는 허리를 위로 당겨 앞으로 내려가고 뒤로 젖혀야
밸런스를 유지하며 팔과 머리를 부드럽게 연결시킬 수 있다.

몸 건강과 아름다움을 살리는 발레 클래스의 발레 스트레칭, 바 동작, 센터 동작을 통해 상체와 팔 동작을 자세히 배웠다. 내 몸 구석구석을 섬세하게 느끼고, 예전과 비교할 수 없을 만큼 내 근력을 이용한 몸 조절 능력 또한 길러졌을 것이다.

그리고 DVD를 보며 발레 클래스를 계속 연습하다 보면 처음에는 보이지 않던 부분들도 나중에는 디테일하게 볼 수 있을 것이다.

센터에서 하는 상체와 팔 동작까지 익숙해지고 몇 개월의 꾸준한 연습을 해왔다면, 바에서 정면을 바라보고 팔 2번 포지션알 라 쓰공드으로 고정시킨 동작들을 다른 포지션으로 바꿀 수 있고, 시선도 함께 연결시킬 수 있다. 또 다리 동작들은 DVD 음악의 리듬감과 박자를 이용해 횟수와 방향을 조금 달리한 새로운 조합을 만들어 얼마든지 재미를 느끼며 나만의 순서를 만들 수 있다. 그만큼 발레 동작에 대한 이해도가 높아졌다는 뜻이기도 하다.

집이나 작은 공간에서 할 수 있는 이 미니 발레 클래스를 가까이 하면서 내적으로는 체력을 키우고, 외적으로는 우아한 자태를 만들며 아름다움을 늘 가꾸길 바란다. 책을 통해 기본기를 정확히 마스터한 이상 앞으로 발레 스튜디오에 가더라도 별 어려움 없이 바로 따라 하거나 새로운 동작을 배우더라도 자신감 있게 발레 클래스를 즐길 수 있을 것이다.

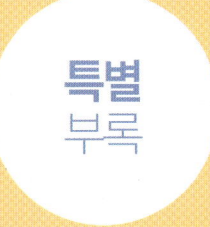

특별
부록

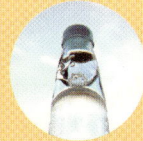

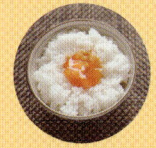

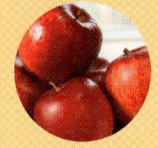

바쁜 일상생활 속 발레 동작 활용하기

다이어트 효과가 배가 되는 식이 조절

하루 10분이라도 내 몸을 가꾸자

바쁜 일상생활 속
발레 동작 활용하기

01 오랜 시간 의자에 앉아 있을 때 발레 스트레칭

요즘 현대인들은 의자에 앉아 보내는 시간이 많다. 공부를 하다가, 혹은 일을 하다 중간에 발레 동작을 이용한 스트레칭을 해준다면 어깨 결림, 요통 등 근육 통증을 막아주고 혈액순환, 척추·골반 건강도 두루 챙길 수 있다.

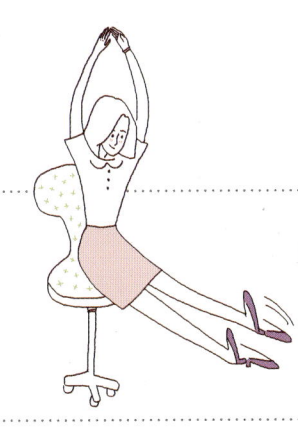

1 생각날 때마다 상체 기본자세를 해준다. 척추와 골반을 바르게 하고 턱을 아래로 당겨주면 척추가 바르게 펴지면서 어깨가 말리지 않은 상태로 책상 자세를 유지할 수 있다. 이 자세를 잘 유지해주는 것만으로도 복부, 어깨, 등 라인을 관리할 수 있다. 목 스트레칭도 자주 해준다.

2 오래 앉아 있다 보면 혈액순환이 잘 안 되어 다리가 붓거나 저릴 때가 있다. 상체 기본자세를 하고 한 다리 또는 두 다리를 무릎 편 상태로 직각으로 올려 발동작 '포인–플렉스'를 반복적으로 해주면 혈액순환에 도움이 된다.

3 다리를 꼬는 습관은 골반을 틀어지게 한다. 상체를 바로 하고 두 다리를 양쪽 옆으로 벌려 마치 발 2번 포지션으로 하는 그랑 쁠리에 자세를 만들고, 팔을 들어 상체를 옆으로 구부리는 상체 스트레칭을 해준다. 골반, 허벅지, 옆구리를 시원하게 이완시킬 수 있다.

4 의자 등받이를 이용해서 상체를 뒤로 젖히는 스트레칭을 할 수 있다. 이때 팔은 1번 포지션으로 올리고, 뒤로 젖힐 때 3번 포지션으로 바꿔 허리, 등, 목을 시원하게 이완시켜준다.

집안일을 할 때에는 남의 시선을 의식하지 않고 자유롭게 발레 동작을 활용할 수 있다. 운동을 하는 데 시간을 할애할 수 없다면 틈틈이 시간을 활용해 집에서 스트레칭을 해보자.

주방에 있을 때

보통 선 채로 10kg 정도 무게의 머리를 숙이고 장시간 일하는 경우가 많다. 목, 허리에도 부담이 많이 가고 자세도 구부정해진다. 먼저 씽크대를 두 팔로 잡고 다리와 허리를 바닥과 직각으로 만들어서 몸을 길게 늘이며 스트레칭해준다. 그리고 꼼짝 않고 서 있기보다는 중간에 무릎 구부리기(데미 쁠리에), 다리 펴는 동작(바뜨망 떵듀), 다리 차는 동작(바뜨망 떵듀 쥬떼), 뒤꿈치 드는 동작(럴르베) 등을 해주면 근육 통증을 완화시키면서 몸 관리도 같이 된다.

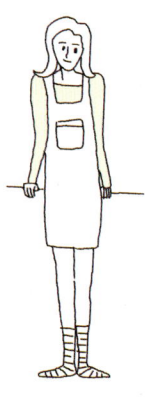

청소할 때

주로 허리를 구부리는 자세를 많이 취하게 되는데, 이때 뒤꿈치 무릎이 당겨지도록 다리의 보폭을 최대한 넓힌다. 뒤꿈치로 바닥을 힘 있게 밀어주면서 허리를 앞으로 스트레칭한다는 느낌으로 쭉 펴서 청소기를 사용하거나 걸레질을 할 수 있다. 앉아서 걸레질을 하더라도 허리가 위로 둥글게 굽지 않도록 신경 쓰면서 복부를 조이고 밑으로 원만한 곡선을 이루는 허리 스트레칭을 한다. 집안일은 매일 하는 것이기 때문에 이 시간을 잘 활용하면 꽤 많은 운동 시간을 확보할 수 있다.

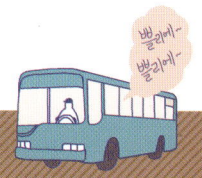

03 틈새 시간 이용하기

1 대중교통을 이용하기 위해 기다리는 시간이나 대중교통 안에 있는 시간도 충분히 좋은 운동 시간이 될 수 있다. 요즘에는 스마트폰을 보느라 오히려 목 건강을 해치는데, 무거운 머리 무게가 앞으로 쏠린 상태로 구부정하게 장시간 있게 되면 척추 건강에도 좋지 않고, 몸의 균형 및 온몸 건강에도 좋을 리 없다. 스마트폰 보는 것은 잠시 미루고 상황에 맞게 발끝을 조금만 바깥으로 벌린 발 1번 포지션으로 서서 반듯하게 서 있는 연습도 충분히 운동이 된다. 이어 살짝 뒤꿈치를 들어볼 수도 있다. 이 자세만으로도 다리, 복부, 엉덩이, 골반, 척추 운동이 되면서 탄력감도 더할 수 있으니, 버리는 시간을 제대로 활용하는 셈이다.

2 걸을 때도 상체 기본자세를 늘 염두에 두고 걷도록 하자. 훨씬 많은 칼로리 소모가 되고 몸 라인도 같이 관리할 수 있다. 그 외 발레 스트레칭은 앉아서 하는 동작들이 많이 있기 때문에 TV 시청 시간을 활용할 수 있다.

마음만 먹는다면 일상생활에서도 충분히 발레 동작을 활용할 수 있으며, 이를 습관화한다면 건강과 아름다움은 항상 내 옆에 머무를 것이다.

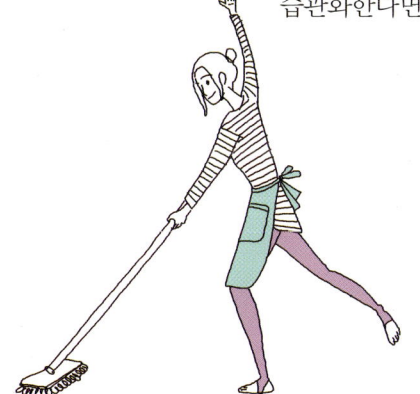

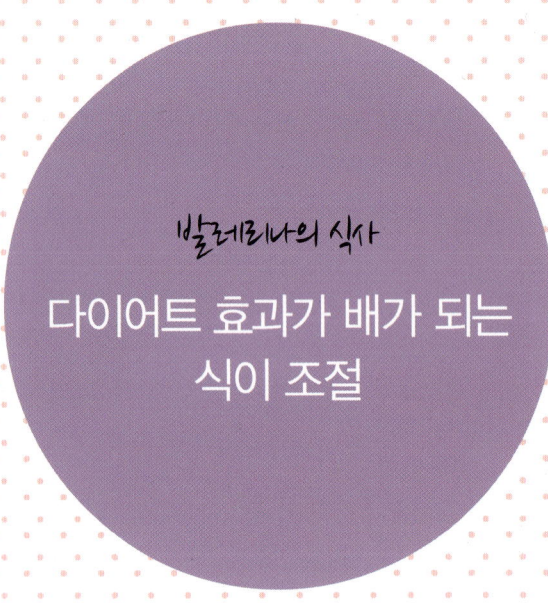

발레리나의 식사

다이어트 효과가 배가 되는
식이 조절

다이어트는 직업, 연령, 성별에 상관없이 평생 따라다니는 숙제와도 같다. 발레를 운동으로 시작하는 이들 중에는 다이어트를 목표로 하는 이들도 많고, 발레리나들에게도 식이 조절은 피할 수 없는 과제다.

아무리 운동을 열심히 하거나 운동량을 늘려도 먹는 양을 조절하지 못한다면 애써 노력한 보람이 없을뿐더러 의욕 상실까지 올 수 있다. 단번에 운동량과 강도를 높일 수 없는 운동 시작 단계에서 식이 조절을 같이 해준다면 체지방의 연소가 2배로 빨라져 몸이 더욱 가벼워지면서 운동 효과도 배가 될 것이다.

여기서 식이 조절이란 먹는 양을 지나치게 많이 줄이거나 매번 먹는 음식마다 칼로리를 재가며 스트레스를 받자는 것이 아니다. 음식을 먹을 때 몇 가지만 기억하고 주의해도 다이어트에 좋은 반응을 기대할 수 있는 간단한 방법들이 있다. 나 또한 발레리나 치고 잘 먹는다는 소릴 듣고 있지만, 174cm 키에 몸무게 52~53kg을 유지할 수 있는 것도 이 몇 가지 방법과 습관의 도움이라 생각한다.

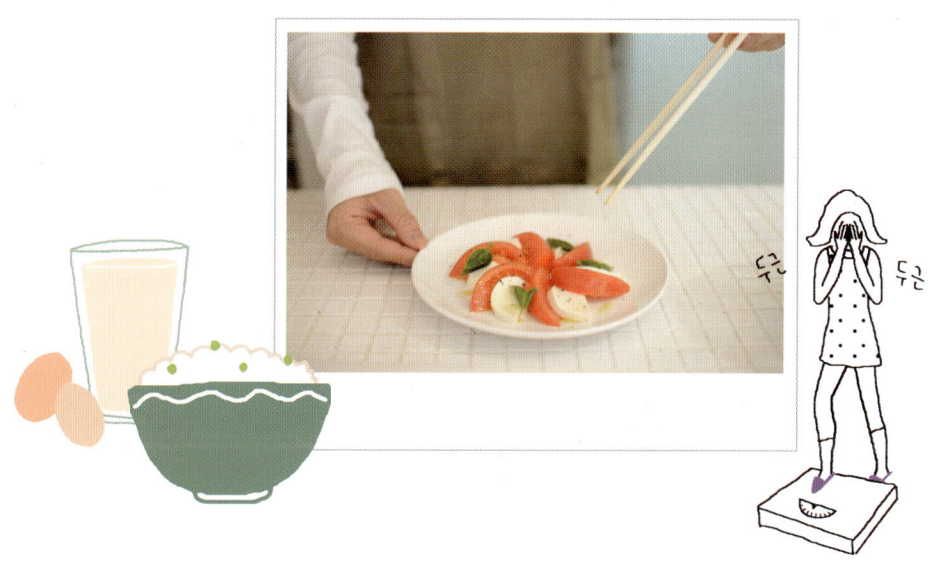

01 저염식으로 균형 있는 영양 식사

먹는 즐거움이 없다면 그것도 일종의 스트레스다. 하지만 먹고 싶은 거 다 먹어가며 다이어트를 할 수는 없는 법. 그래서 인스턴트 음식, 과자, 달콤한 간식, 후식들을 삼가하고 매 끼니를 잘 먹는 방법으로 똑똑한 다이어트를 해보자.

가장 기본이 되는 것은 탄수화물 양을 줄이고 저염식으로 균형 있는 영양 식사를 하는 것이다. 탄수화물밥, 빵, 밀가루은 당도 많고 에너지원으로 쓰다 남으면 지방으로 변하기 때문에 과하게 먹으면 그만큼 체지방으로 쌓이게 된다. 과한 나트륨 섭취나 나트륨 함량이 높은 양념류는 건강에도 좋지 않을뿐더러 몸을 붓게 한다. 이에 탄수화물 섭취량을 대폭 줄이고 운동 시 필요한 단백질 종류콩류, 어류, 계란, 살코기와 채소를 충분히 섭취하면서 원 식재료 맛을 최대한 즐기는 것이 필요하다.

하지만 매 끼니 삶은 닭 가슴살과 생 채소를 먹을 수만은 없다. 또 직장생활 등으로 밖에서 사람들과 어울리다 보면 혼자만 도시락을 싸가지고 다닐 수도 없는 노릇이다. 다양한 음식을 먹더라도 되도록 탄수화물 양을 줄이고 저염식으로 먹도록 상황에 맞게 조절해보자. 다음은 내가 습관화하고 있는 저염식 식단 활용법이다.

영양과 포만감은 주되 칼로리를 낮출 수 있어서 스트레스 없이 체지방을 빼는 데 도움이 되고 몸도 훨씬 가벼워진다. 이 방법은 빠른 다이어트는 안 되지만 어느 기간이 지나면 나도 모르는 사이에 체중도 줄고 요요현상도 없는 건강한 다이어트 방법이자 좋은 식습관이기도 하다.

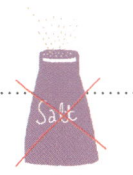

고기를 먹을 때는 고기와 채소 위주로 적당하게 섭취하되 그 뒤에 선택하는 찌개나 밥, 면 종류는 먹지 않거나 최소량으로 먹는다.

삼계탕을 먹을 때도 소금 간을 따로 하지 않고, 육수와 고기의 고소한 본래 맛을 느끼며 먹는다.

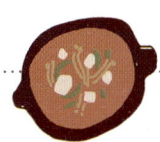

국이나 찌개를 먹을 땐 나트륨 함량이 많은 국물보다는 영양분이 많은 건더기 위주로 먹는다.

비빔밥을 먹을 때는 밥을 조금 덜어내고 장을 따로 넣지 않거나 적게 넣는다. 채소에 이미 어느 정도 간이 되어 있기 때문이다.

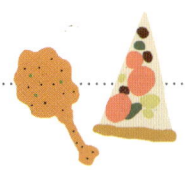

간혹 프라이드 치킨이나 피자 등 기름지고 칼로리 높은 음식이 당길 때가 있다. 일주일 이상 발레 연습과 식이 조절을 잘했다면 한 번쯤은 먹도록 하자. 중간 중간에 욕구 충족도 되어야 지치지 않고 더 오랜 기간 동안 식이 조절을 할 수 있다.

식사는 되도록 천천히 한다. 식후 20분 후에 포만감이 몰려오기 때문에 빨리 먹게 되면 포만감을 느끼지 못해 훨씬 많은 양을 먹게 된다. 천천히 먹게 되면 양 조절이 한결 쉬워진다. 숟가락 대신 젓가락을 이용하는 것도 식사 속도를 천천히 할 수 있는 방법 중 하나다.

배불리 먹지 말고 조금 모자란 듯 먹는 것이 건강에도, 다이어트에도 가장 좋다. 하지만 말처럼 쉽지 않은 것이 조금 모자라게 먹는 것이다. 늘 식사 후 바로 백 미터 빨리 달리기를 한다고 상상해보자. 부담스러울 속을 생각하면 조금 덜 먹게 될 것이다.

발레리나들도 하루 평균 6~8시간의 연습 스케줄 동안에는 식사를 가볍게 하는 것이 몸에 배어 있다. 어쩔 수 없이 식이 조절이 될 수밖에 없는 게, 배불리 먹은 채로 연습하는 것은 너무 고역스럽기 때문이다.

02 식사 후 먹는 과일, 쉽게 생각하지 말자

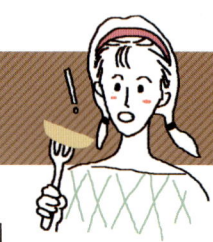

과일은 몸에 좋은 비타민 함량이 많아 꼭 챙겨 먹어야 할 식품이다. 한데 이 과일도 어떻게 먹느냐에 따라 살찌는 주범이 될 수 있다.

배 1개 200kcal, 사과 1개 150kcal, 귤 1개 60kcal 등 과일은 당분이 많아 생각보다 칼로리가 높다. 식사 후에 꼭 후식으로 과일을 챙겨 먹는 이들이 많은데, 귤 2, 3개를 뚝딱 해치우면 식사 후 밥 한 공기를 더 먹는 셈이다. 그래서 과일은 식사 전이나 식사 대용으로 먹는 것이 식이 조절에 도움이 된다.

03 무심코 마시는 음료는 살찌는 주범

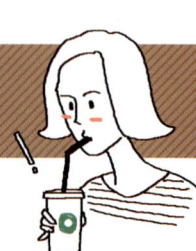

요즘 음료수들은 종류도 다양하고 맛도 천차만별이다. 탄산음료, 캔 커피, 첨가물이 들어간 주스, 스포츠 드링크 등 물 대신 마시기도 편리하다. 하지만 작은 용기에 담겨 있는 이 음료수에 단맛을 내기 위해 들어간 설탕의 양이 어마어마하다고 한다. 콜라의 경우 2g짜리 각 설탕이 15개 정도가 들어가고, 그나마 덜 단 스포츠 드링크도 만만치 않은 양의 설탕이 들어 있다고 한다. 시중에 파는 음료에는 여러 가지 맛을 내는 첨가물까지 들어 있다.

하루에도 몇 번씩 음료수를 마실 기회가 생길 수 있는데, 이때마다 물을 마시는 것이 어떨까. 이것 또한 현명한 식이 조절이다.

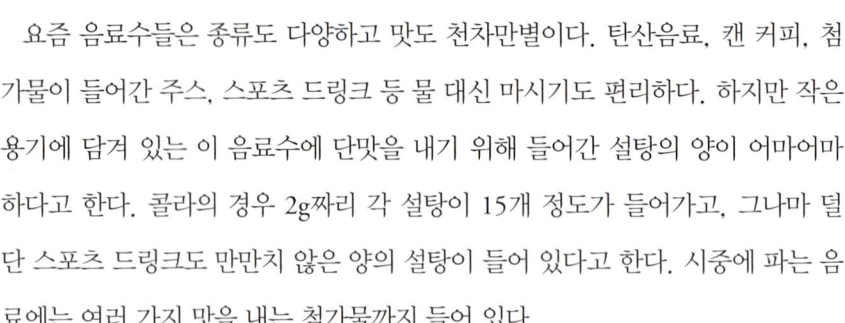

04 물만 잘 마셔도 살이 빠진다

물은 체온을 조절하고, 건강한 피부와 근육을 유지하고, 관절에 윤활유 역할을 하는 등 우리 몸에 꼭 필요한 작용을 한다. 특히 공복에 마시는 물은 노폐물을 씻어주고 체내 대사를 활성화해 다이어트에 큰 도움이 된다. 하지만 식사 30분 전부터 식사 중, 식사 직후엔 물을 마시지 않는 것이 좋다. 그 이유는 식사 중에 마시는 물은 소화력을 떨어뜨리면서 동시에 음식물과 함께 위에 흡수되어 혈당을 높여 오히려 살찌게 만들 수 있기 때문이다.

이왕 식이 조절에 들어갔다면 배가 출출하다고 느껴질 때 간식 대신 물을 한 잔 마셔보자. 공복감을 없애는 한 방법이다. 또한 목마른 것을 배고프다고 착각하는 경우도 많다.

송골송골 땀을 흘리며 발레 연습을 끝내고 나면 일단 먹고 싶은 생각이 없다가도 몸이 진정되고 나면 갑자기 식욕이 올라올 수 있다. 이때 한 박자 늦춘다는 생각으로 물을 충분히 마셔주면 과식도 방지할 수 있고, 몸에 수분도 보충이 되어서 근육 피로 회복에도 도움이 된다.

무리한 다이어트는 단기간에 체중은 줄일 수 있을지 모르지만 발레를 꾸준히 할 수 없도록 몸을 망치는 지름길이다. '잘 먹는 것' 또한 건강하고 즐겁게 발레를 할 수 있는 비결이라는 점을 알아두자. 발레를 하는 것도 결국 행복하기 위한 것이고, 다이어트도 현명하게 할 때 행복감이 배가 될 수 있다.

아름다움과 건강을 만드는 시간

데일리 **발레 클래스**

1판 1쇄 2014년 6월 1일
　　11쇄 2020년 8월 31일

지 은 이 임혜경

발 행 인 주정관
발 행 처 북스토리㈜
주 　 소 경기도 부천시 길주로 1 한국만화영상진흥원 311호
대표전화 032-325-5281
팩시밀리 032-323-5283
출판등록 1999년 8월 18일 (제22-1610호)
홈페이지 www.ebookstory.co.kr
이 메 일 bookstory@naver.com

ISBN 979-11-5564-018-0 13510

※잘못된 책은 바꾸어드립니다.

이 도서의 국립중앙도서관 출판시도서목록(CIP)은 서지정보유통지원시스템 홈페이지
(http://seoji.nl.go.kr)와 국가자료공동목록시스템(http://www.nl.go.kr/kolisnet)에서
이용하실 수 있습니다.(CIP제어번호: CIP2014012114)